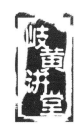

岐黄讲堂

听名师讲中医诊断

刘家义　审

徐琬梨　任　健　编著

U0235703

人民卫生出版社

图书在版编目（CIP）数据

听名师讲中医诊断/徐琬梨,任健编著.—北京:人民卫生出版社,2018

（岐黄讲堂系列）

ISBN 978-7-117-26930-8

Ⅰ.①听… Ⅱ.①徐…②任… Ⅲ.①中医诊断学 Ⅳ.①R241

中国版本图书馆 CIP 数据核字（2018）第 129249 号

| 人卫智网 | www.ipmph.com | 医学教育、学术、考试、健康，购书智慧智能综合服务平台 |
| 人卫官网 | www.pmph.com | 人卫官方资讯发布平台 |

听名师讲中医诊断

编　　著：徐琬梨　任　健

出版发行：人民卫生出版社（中继线 010-59780011）

地　　址：北京市朝阳区潘家园南里 19 号

邮　　编：100021

E - mail：pmph @ pmph.com

购书热线：010-59787592　010-59787584　010-65264830

印　　刷：三河市博文印刷有限公司

经　　销：新华书店

开　　本：710×1000　1/16　印张：25

字　　数：371 千字

版　　次：2018 年 8 月第 1 版　2023 年 12 月第 1 版第 3 次印刷

标准书号：ISBN 978-7-117-26930-8

定　　价：58.00 元

打击盗版举报电话：010-59787491　E-mail：WQ @ pmph.com

（凡属印装质量问题请与本社市场营销中心联系退换）

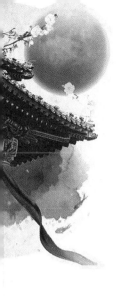

出版者的话

  为了让中医学子们有机会原汁原味地听取到老一辈名老教师的教授，同时，也为了让新一代青年教师得以学习和传承老中医严谨的治学、教学态度，风趣生动的教学方式，所以，我们计划推出"岐黄讲堂"系列丛书。

  该系列丛书由各中医院校备受学生喜爱和推崇的名老教师教学录像、教案、讲稿等整理而成，如《听名师讲中医诊断》由山东中医药大学名师刘家义教授主讲，《听名师讲中医基础理论》由北京中医药大学名师郭霞珍教授主讲，《听名师讲〈伤寒论〉》由成都中医药大学名师傅元谋教授主讲，《听名师讲〈金匮要略〉》由北京中医药大学尉中民教授主讲，等等。通过"岐黄讲堂"系列丛书，我们希望为中医爱好者们创造一所没有围墙的中医学堂，使其得以"身临课堂"，聆听各位名师绘声绘色、形象而又深入浅出的讲解，能让想学中医的人从这里获得中医界名师的讲授，学到实实在在的中医知识。

  美丽中国有中医！

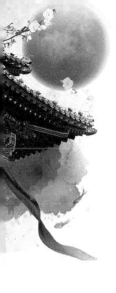

前言

"如果说讲台是中医殿堂的一扇大门，那么刘家义教授当之无愧是一位手持这扇大门钥匙的智者；如果说中医课堂的学生是颗颗等待雕琢的顽石，那么刘家义教授无疑是一位让我们绽放智慧之光的点石成金者"。（《山东中医药大学校报》2007-07-30 版）

刘家义老师是山东中医药大学著名教授，是广大师生公认的教学名师和优秀教师。在近 40 年的《中医诊断学》教学工作中，努力探索中医教学规律，推崇"授人以鱼不如授人以渔"的教学理念，力主开发学生发现问题和解决问题的能力，创建了多种中医课堂教学新方法和《中医诊断学》教学新模式，形成了以趣、简、实、活为特点的教学风格。

所谓"趣"，是指刘老师的讲课风趣幽默，富有感染力和吸引力，充分激发学生的学习兴趣。所谓"简"，是指刘老师将教学内容化繁为简，用最简单的方法把复杂的内容讲清楚。所谓"实"，是指刘老师的教学讲究实效，理论结合实际，注重实践能力的培养。所谓"活"，是指刘老师的教学方法灵活，能够把教材讲活，让学生学活、用活。刘老师认为，"趣"是教学艺术的核心，"简"是教学的最高境界，"实"是教学的主要宗旨，"活"是教学成功的关键。

听刘老师讲课是一种享受。因为，刘老师的课堂气氛非常活跃，能够轻松愉快地接受知识，用较少的时间，学更多的内容，而且负担轻，学习成绩好。跟刘老师学中医，不但能学到课本上的知识，而且能学到课本以外的知识，更能学到中医的辩证思维和学习方法。这，将使学生终生受益。所以，刘老师深受学生欢迎和爱戴，而他讲的《中医诊断学》是最受

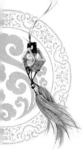

欢迎的一门课程。问卷调查显示：100%的学生对刘老师的课堂教学满意，其中非常满意的占62%。刘老师的每一堂课，都座无虚席，甚至教室的角落也站满了学生。刘老师的授课笔记，很多同学都在传抄，甚至视为珍宝来收藏。

我与师兄任健，都是刘老师的博士生，并都从事了《中医诊断学》教学工作。多年来，受恩师师德和医德之熏陶，得恩师教学和临床之指导，我们迅速成长为受学生欢迎的优秀青年教师，并在全国青年教师教学大赛中取得优秀成绩。

听过多遍恩师讲课，每一堂课都有新意，每一堂课都有亮点，每听一遍都有新的收获，每听一遍都有不同的心得。为了让更多的学生分享刘老师的课堂精华，感受名师的教学风采，让更多的教师了解刘老师的教学方法与教学风格，让更多的中医师学习刘老师的诊断思维与学术思想，我们一直有个心愿，想把恩师的讲课录音和课堂笔记，结合我们的心得体会，整理成册出版。恰逢出版社邀稿，于是我们欣然应允。其中绪论、四诊与病性辨证、脏腑辨证部分由我完成，八纲辨证、六经辨证、卫气营血辨证和三焦辨证部分由师兄执笔。历时半年，我和师兄终于完成书稿，并由恩师亲自审稿，字句斟酌，可谓是我们师生三人的心血之作。

我们相信，通过阅读本书，学生可以近距离感受名师的教学风采，会感觉书本知识不再枯燥，中医诊断不再神秘难学；年轻教师可以借鉴刘老师的教学方法，模仿刘老师的教学风格，尽快成为优秀教师；中医师可以掌握更多的中医诊断知识，夯实中医临床基本功，迅速提高四诊和辨证水平。

徐琬梨

2018 年 3 月于山东中医药大学

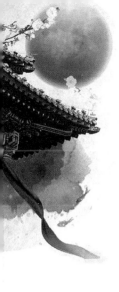

目录

上篇 诊 法

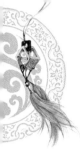

下篇　辨　证

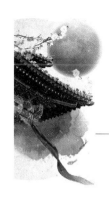

绪论

要点提示

本绪论主要讲《中医诊断学》的内容、发展史和中医诊断的原理、原则等。要重点掌握中医诊病的原理是什么，中医诊病必须遵循的原则有哪些。另外，病、证、症是中医临床直接面对的三个问题，要熟知病、证、症的概念及其相互关系。

刘老师讲绪论一般安排 3 个学时。轻松有趣的开场白，让人感觉全国优秀教师是如此的和蔼可亲，平易近人；随和的话语，透出对学生充满关爱和殷切的期望。从他身上我们会感受到中医的那份博大与超然，而且会不知不觉地对《中医诊断学》产生浓厚的学习兴趣。下面让我们一起走进课堂，听刘老师的第一堂课。

课堂精华实录

同学们好，从今天开始，我们学习一门新的课程——《中医诊断学》。我是主讲老师刘家义。我热爱中医，更热爱学生。所以，一登上讲台我就特有激情，一见到你们我就格外高兴。

学习中医的目的，主要是看病。《中医诊断学》就是讲怎么看病的一门课程，它所研究的中医诊断理论、诊断方法和诊断技能，基本上适用于临床各科，因而被认为是中医临床各科的基础。从现在开始，我将带领大家走进这门课程，学习中医怎样接触患者，怎样进行四诊，怎样分析病情，怎样判断病证。

这些，都是中医的基本功。所谓基本功，是指完成某项工作所必需的技能和技巧。如相声演员的基本功是说、学、逗、唱，中医大夫的基本功是望、闻、问、切。可见，《中医诊断学》是多么重要的一门课程！希望同学们重视这门课，喜欢这门课，学好这门课。当然啦，老师非常有信心讲好这门课，让我们一起努力吧！

今天讲绪论，首先谈谈什么是绪论。每一门课程都有绪论，你们已经学过了《中医基础理论》的绪论，还有《正常人体解剖学》的绪论，等等。那么，请问大家什么叫绪论？很简单，很熟悉，但是你们回答不出来。原因是没有想过这个问题。这里我给大家讲一下。绪，就是开端；论，就是话语。绪论，就是开头的话，也就是开篇。本绪论主要介绍中医诊断学的内容、中医诊断的原理、中医诊断的原则、中医诊断学发展简史等。

一、中医诊断学主要内容

中医诊断学包括诊法、诊病、辨证和病案 4 方面的内容，其中诊法和辨证是刘老师讲授的主要内容。

（一）诊法

诊法，是中医诊察收集病情资料的基本方法，包括望、闻、问、切 4 种诊法，简称"四诊"。

中医四诊不是用什么仪器，而是靠医生自身的感官来收集病情和相关资料的。刘老师认为，这正是中医的优势之一，也是老百姓喜欢中医的一个原因。下面刘老师讲了自己的一个临床经历，很好地说明了这个问题。

课堂精华实录

中医诊病所用的工具不外乎目、耳、鼻、口、手。这些都长在医生的身体上，是随身携带的。所以，中医看病很方便，只要有一支笔，有一张纸，就可以诊病处方了。

记得 1991 年的暑假，我和一位西医老师带学生到农村做社会调研。因为那里没有医疗仪器，连最起码的血常规、尿常规、心电图等检查都不能做，这位西医老师几乎无法开展诊疗工作，而我这个中医大夫的四诊、辨证、处方都没觉得有什么不方便，每天都诊治几十个患者。

不仅如此，中医治病用药也很方便。有一天，我在一个村子里看了一个身上多处生疮疖的患者，给他开了一张清热解毒的方子，但他没有钱买药。怎么办？这时，我想到这里是山区，山上说不定会有草药。于是，就让他到山上去找一找，结果挖了半篮子回来，其中有蒲公英、紫花地丁、苦参、苦菜、车前草等。我就教他煮水代茶饮，并洗患处，结果数天后疮消病愈。

我讲这些，是想告诉大家，没有仪器能诊病，没有钱能治病，这就是中医之所长，也是中医优势之所在。这种优势越是在基层，特别是在农村，越显突出，越显重要。

（二）诊病

诊病，就是对疾病做出病名诊断的过程。刘老师在临床上非常重视病名的诊断。刘老师认为，看病要有科学预见，要预测疾病的未来，为治未病提供依据。要做到这一点，最重要的是做出病名的诊断，因为病名能够反映这个疾病的全过程的病理变化。

那么，什么是疾病？什么是病名？中医讲的疾病和西医讲的疾病有什么不同？这些，刘老师在下面的授课中都会一一讲解。

课堂精华实录

在讲诊病之前，首先谈谈什么是疾病，什么是病名。对于疾病，每个人都会退而却之，没有一个人会喜欢它，甚至没有人不怕它的。

这里我想起一个故事。有个皇帝自以为天下第一，无所不能。有一天，他对大臣们说："朕为天子，无所畏惧。"其中有一个大臣在手心里写了一个字让皇帝看，并对皇帝说："皇上您怕这个。"皇帝看后说："朕就怕这个。"这个大臣究竟写了个什么字让皇帝害怕了呢？大家可能想到了，这个字就是"病"字。皇帝可以征服一切，但他征服不了疾病。在中国历朝历代，皇帝的平均寿命不到40岁。这说明了即便是皇帝对疾病也是无奈的。

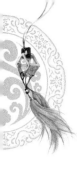

那到底什么叫疾病？《辞海》解释为："人体在一定条件下，由致病因素所引起的一种复杂而有一定表现形式的病理过程"。中医认为，疾病是在病因作用下，机体邪正交争，阴阳失调，出现具有一定发展规律的全部演变过程。

再讲什么是病名。病名是指各种具体疾病的名称，是该疾病的代名词，是对该疾病全过程的特点与规律所作的概括与抽象，是对该具体病变的本质性认识。例如感冒这个病名，就是对外邪侵犯体表引起的病理变化及其临床特点的概括。

讲到这里，有人会问，这里说的病，是指中医的病还是指西医的病？在回答这个问题之前，我先讲一讲中医诊病与西医诊病有何不同。

西医诊病，主要辨病原和病灶，是以病因学、病理学、生理学、解剖学为基础，以临床表现和实验室检查为依据而做出病名诊断的。其中主要依据是实验室检查。如贫血的诊断，主要的依据就是红细胞和血红蛋白降低。再如隐匿型慢性肾炎的诊断，唯一的依据是尿常规镜下血尿或蛋白尿。

中医诊病是以脏象学说、经络学说、阴阳五行学说、病因病机学说等为理论基础，以四诊收集的临床资料为主要依据的。中医对疾病的命名，有的以主症为主要根据，如咳嗽、泄泻等；有的以病位为主要根据，如肠痈、肺痈等；有的以病因为主要依据，如伤寒、温病等；还有的以季节为主要根据，如冬温、春温等。

可见，两者无论在理论、方法，还是病名方面，都有着根本的区别。所以，如果既能明确中医的病名，又能明确西医的病名，是最理想的诊断。但有时做不出西医病名的诊断，如长期低热的患者，找不到发病原因，就难以确诊，这时按中医的理论辨证论治是可以的。就在最近我就诊治过长期发热的患者，该患者65岁，低热10多年，每月数发，近半年病情加重，每周发热2~3次，体温多在38℃左右，有时可到39℃。看过多家医院，做了各种检查，就是确诊不了，只好对症治疗，用抗生素、激素等药物，均不能根除发热。我在四诊时发现患者消瘦面黑，舌淡苔白腻，脉象沉弱；发热时伴有恶寒，恶心呕吐，腹痛，口苦咽干；不发热时感觉乏力，畏寒。综合分析，辨证为阳气虚弱，气郁少阳，法当扶阳解郁，予以麻黄附子细辛汤合小柴胡汤，药到病除。

对疾病做出病名诊断，是临床各科讨论的主要内容，《中医诊断学》不做重点介绍。

（三）辨证

辨证，就是通过对各种诊法所得的资料进行分析和推理，从而提出证名诊断的过程。辨证就是对疾病所处一定阶段的本质的认识，是中医诊断的中心环节，是论治的前提。所以辨证是中医诊断学的主要内容，也是同学们学习的重点。刘老师从证的概念入手，并强调证与症的区别。

课堂精华实录

"证"，是中医学一个特有的概念，是对疾病过程中，某一阶段病因、病位、病性、病势的病理概括，是疾病这一阶段的本质反映，亦是这一阶段的主要矛盾。

症，包括症状、体征两种概念。症状，是患者的主观异常感觉，如头痛、咳嗽等；体征，是患者的客观异常表现，如舌红苔黄、脉数等。症状和体征又可统称症状，或简称"症"。古代还有将其称为病状、病形、病候者。症状是疾病所反映的现象，也是判断病种、辨别证候的主要依据。

以上讲到了病、证、症各自的概念，那么三者之间的关系是什么呢？这个问题留给同学们课后思考。

在这一部分刘老师详细地讲了诊病、辨证及病、证、症的概念，这是中医诊断学中的几个基本概念，也是学生必须明白的几个问题。因为这几个概念贯穿于整个中医诊断学之中，是中医诊断学的核心内容，而且中医临床所面对的就是这几个问题，把这几个问题处理好了，就是一个好医生。

下面分析一下刘老师留下的思考题。

症，是病、证的客观反映，是诊病、辨证的主要依据；病，代表该具

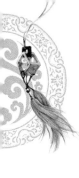

体病种全过程的特点与规律，其全过程可表现出若干个症，形成不同的证；证，关注的是疾病当前阶段的主要矛盾，是对当前病因、病性与病位的概括，同一证可见于不同的病中。

概括地说，就是同一个病包括若干个证，同一个证可见于多个病中。例如，肺结核这个病可出现肺阴虚、肺肾阴虚、气阴两虚等证，而肺阴虚证不但见于肺结核，还见于肺癌、慢性支气管炎等疾病。明白了这个道理，也就明白了"同病异治"和"异病同治"的原理。

（四）病案

病案，我们又叫作病历，在古代的时候叫"诊籍"，它是记录疾病全过程的文件。病案是医疗、科研、教学、管理及司法的重要资料。病案书写是临床工作者必须掌握的基本技能，因而也属中医诊断学的内容之一。病案的书写主要到临床实习的时候学习，所以刘老师不展开讲解，只是简单一提。

二、中医诊断的基本原理

上面刘老师已经讲到，中医诊病一般不借助仪器，仅凭医生的感官。问一问主观感觉有何异常，望一望形体、面色及舌象，听一听声音，把一把脉象，就能诊断脏腑气血的疾病。那么，为什么在医生不能直接观察到病变所在的条件下，仅凭感官获得外部表现就能诊断体内的病变呢？这就是刘老师今天要讲的内容。

中医诊断的基本原理主要有以下 4 个方面。

（一）司外揣内

外，指疾病表现于外的症状、体征；内，指人体内部生理病理变化。司外揣内最早见于《黄帝内经》，是说从患者的外部表现去推测内部的病理变化，也就是由表知里。刘老师从举例入手，以前后联系的教学方法介绍了司外揣内的运用，又进一步讲解了司外揣内的原理。

课堂精华实录

举个例子，当我们看到患者的形体消瘦，面色是枯萎而黄，就知道这个人脾胃虚弱了；当看到患者的形体肥胖，面色虚浮而黄，就知道这个人不但脾虚，而且有痰湿。这就是司外揣内的具体应用。

那么，从外为什么能够知道内脏的疾病呢？这个问题我想先请同学们根据《中医基础理论》学过的有关内容思考一下。司外揣内的原理是整体观念。中医学的整体观念，认为人体是一个有机的整体，人体的内脏通过经络和人体的各个部分包括皮毛，都联系起来，构成了一个不可分割的整体。

所以，内脏的生理、病理都必然反映到外部，表现为面色、精神、舌象、脉象等多方面的异常改变。通过诊察这些外部表现，便可判断体内的病变。

（二）见微知著

微，指微小的、局部的变化；著，指明显的、整体的情况。见微知著，是指机体的某些局部常包含着整体的生理、病理信息，通过微小的变化，可以测知整体的情况。刘老师首先举例说明人体局部与脏腑的关系，然后讲解见微知著的具体应用。

课堂精华实录

人体任何一个局部，都是整体的一部分，都与内脏有密切的联系。《灵枢·五色》将面部分为明堂、阙、庭、蕃、蔽等部，把上至首面、下至膝足、内而脏腑、外而胸背的整个人体皆分属于其中，并说："此五脏六腑肢节之部也，各有部分。"这便是察面部的情况，以测全身病变的理论依据。

还有，中医把舌尖、舌中、舌根和舌边分别分属于心肺、脾胃、肾、肝胆，从舌的不同部位的变化，就可以测知相应内脏的病变。例如，舌尖生疮说明心火上炎，而舌边生疮则是肝胆有热。这就是见微知著的具体应用，也是以整体观念作为理论根据的。

（三）以常衡变

常，指健康的、生理的状态；变，指异常的、病理的状态。以常衡变，是指在认识正常的基础上，发现太过、不及的异常变化。要认识客观

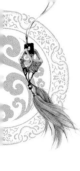

事物，必须通过观察比较，知常达变。

刘老师特别重视中医以常衡变的诊断思路，要求同学们注意观察正常人面部、口唇、舌体、咽喉等部位的生理状态，以此衡量病理变化。下面我们进入刘老师的课堂，听他讲什么是以常衡变，怎样以常衡变。

课堂精华实录

健康与疾病，正常与异常，不同的面色、舌象、脉象、都是相对的，是通过观察比较而做出判别的。诊断疾病时，一定要注意从正常中发现异常，从对比中找出差别，并进而认识疾病的本质。这也就是所谓以我知彼，以观太过不及之理的诊断原理。

例如，我们想知道患者的头发是不是病理状态，那你就应该知道正常人的头发是个什么样子的。正常人的头发具备黑、密、泽3个特点，是精血充盛的表现。要是头发白了、黄了、稀了、干枯了，这都可判断是精血不足了。

再如你想从舌象判断疾病，那你必须知道正常人的舌象是怎样的。正常人的舌色是淡红的，如果由淡红变淡白了，就知道这个人的身体虚了，或气虚了，或血虚了，或阳虚了；如果由淡红变红了，就知道这个人体内热盛了，或阴虚了。

一般情况下，正常的、生理的发生了改变，就应该考虑是异常的、病理的。但也有例外。例如，正常黄种人的面色为红黄隐隐，但也有偏黑的、偏红的、偏白的，这些面色只要具备光明润泽的特点也是正常的。

（四）因发知受

因发知受，是根据疾病的表现，推求发病的原因和发病的机制。

刘老师在前面讲过，西医主要通过仪器的检测，确定引起疾病的原因是细菌还是病毒等，而中医学里没有细菌、病毒等这样的概念，而是以风、寒、暑、湿、燥、火即六淫为主要病因。

疾病的发生，有一些有明显的起病原因，如冻疮，就有受寒史；食积，多有暴食史。这种情况，判断病因很容易，通过问诊就可完成。但也

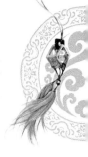

有一些疾病没有明显的起病原因，遇到这种情况怎么办？怎么去寻找病因？走进课堂，听听刘老师的讲解。

课堂精华实录

临床上，病因往往不是问出来的，而是辨出来的。因为很多患者说不出发病原因，这就要根据患者的临床表现和各种病因的性质及其致病特点来推求病因，即所谓"辨证求因"。如痹证以肢节疼痛、游走不定为特点的，就辨为感受了风邪；若症见关节疼痛较剧，遇寒加重，则辨为感受寒邪；若症见关节疼痛而沉重，阴雨天加重，则辨为感受湿邪。

再比如说，表证大都也是根据临床表现而推求其因的。恶寒重，发热轻，脉浮紧者，是外感寒邪；发热重，恶寒轻，脉浮数者，为外感热邪；发热而微恶风寒，汗出，脉浮缓者，则外感风邪。这种以临床表现为依据来推求病因，就是因发知受。

三、中医诊断的基本原则

所谓中医诊断的原则，就是我们在诊病的过程中必须要遵守的一些基本的法则。中医诊断的原则主要有4个方面。

（一）整体审查

这一原则的依据，仍然是整体观念。整体审查就是要求我们医生在诊病的过程中，要从整体出发，以整体观念为指导，从整体上去收集临床资料。把局部的改变看作是整体的变化，把表面的改变看作是内脏的变化。刘老师讲这一部分，强调人体是一个整体，人与自然界也是一个整体。

课堂精华实录

整体审查，实际上就是整体观念在诊断上的具体应用。要求医生诊断时，不要就事论事，不要顾此失彼，要全面收集资料，全面分析病情，才能做出正确的诊断。例如，中医根据"肾主骨，齿为骨之余""其华在发"的理论，将"发堕""齿槁"作为诊断"肾气衰"

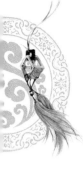

的主要依据之一。如果只看到体表异常，不联系内脏变化，只看到局部症状，不做整体分析，就很难做出正确的诊断，也就失去了中医整体察病的诊断特色。

另一方面，中医学根据"天人相应"的理论，认为疾病的发生、发展与自然环境的变化有密切的关系。这就要求医生，在诊病时必须把患者与自然环境结合起来综合分析。

讲到这里，我总结一下整体观念对指导中医诊断的重要性。除了刚讲到的整体审查之外，在中医诊断原理中讲过的司外揣内和见微知著都和整体观念有关，都是整体观念在中医诊断中的具体体现。不仅如此，中医治病用药也是以整体观念为指导思想，整体调理，系统治疗。

可以这样说，整体观念贯穿于整个中医学之中，如果没有了整体观念，中医的特点也就没有了，中医就没有优势了，甚至就没有中医了。可见要学好中医，必须掌握整体观念，必须把整体观念作为学习中医和运用中医的指导思想。

（二）诊法合参

中医有望、闻、问、切4种诊法。这4种诊法，各有各的作用，是从不同的角度去搜集临床资料的。所以，这4种诊法不能相互代替，在诊病的过程当中，必须四诊并用，不能片面地夸大某种诊法的作用，以一诊代替四诊。对四诊收集来的资料要综合、全面地分析，才能对疾病有一个整体的了解，做出正确的诊断。否则，就会遗漏疾病信息，不能全面了解病情，这必然会导致辨证和论治的偏离和失误。刘老师以脉诊为例，讲解了诊法合参的重要性。

课堂精华实录

诊法合参，这个问题看起来很简单，不难做到。其实不然，自古到今，都不乏违背诊法合参这一诊断原则的医生。早在《黄帝内经》中就对"诊病不问其始，忧患饮食之失节，起居之过度，或伤于毒，不先言此，卒持寸口"的粗率做法，提出"何病能中？"的质疑和批评。意思是说，不进行其他诊法，仅靠诊脉，是不能诊断疾病的。

相反，由于脉诊难以掌握，不少青年医生弃而不用，有的即便是用，也只走走程序，摆摆样子。还有一种情况，就是患者太多，一个医生半天要看五六十个患者，他怎么能做到诊法合参呢？这些情况，都影响了中医诊断的准确性。

尤其在疾病出现脉症不符、真假并见的情况下，四诊合参就显得更为重要。例如，寒热真假、虚实真假等病证，病情复杂，真假难辨，只有能够熟练、准确地运用四诊，全面而深入地了解病情，并进行细致的分析，才能去伪存真，透过假象抓住其本质，进而才能正确地论治。

（三）病证结合

病证结合，要求不但要做出证名的诊断，也要做出病名的诊断。为什么要病证结合？刘老师做了很好的回答。

课堂精华实录

从中医学的角度看，辨证论治远比辨病论治重要得多，但并不是不讲辨病论治。无论中医学中的病，还是现代医学中的病，都有其规律可循，有预后可测，有一定的治疗法则可遵。而"证"是对疾病某一阶段的概括认识，而不是对这个病的全部病理的认识。因此，只辨证而不辨病，就无法把握疾病的全部病理变化和发展规律，在治疗上也就不能从长远着眼，甚至会带有一定的盲目性。

例如，一个癌症的患者，如果不做出"癌"这个病名的诊断，而仅以辨证论治，恐怕难以预测药物的疗效和病情的变化，从而失去其他治疗的机会。同样，如果仅辨病而不辨证，就不能细致、深入、具体地认识疾病各阶段的病理特点，就难以抓住疾病当前的主要矛盾。因此，治疗上的针对性就差，甚至缺少论治的依据，这样也就失去了辨证论治的意义。

所以说，辨证与辨病是中医诊断过程中的不可或缺的两个重要环节。辨证与辨病相结合，是中医临床诊断必须遵守的一个重要原则。

（四）动静统一

疾病的过程是一个不断变化的过程，不同的阶段，有着不同的病理变

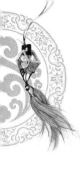

化和临床表现，也就形成了不同的证。所以，在辨证论治时必须把疾病看成是动的、变化的，必须善于从不断变化的病理变化过程中去辨别证候，才能及时地修订治疗法则，予以妥当的方药。刘老师举例说明了这个问题的重要意义。

课堂精华实录

例如，在温病过程中，开始的时候发热恶寒，舌尖红，苔薄黄，脉浮数者，当辨为卫分证，治宜辛凉透表；如果出现壮热不恶寒，大汗出，口渴饮引，舌质红，苔黄，脉洪数，那就是气分证，我们应当清泄气分之热；如果病情进一步发展，温热病邪深入，就会出现身热夜甚，口渴不甚，斑疹隐隐，舌质红绛，这些说明病邪已进入营分，就该清营；如果是斑疹显露，或出血，神志不清，或四肢抽搐，舌深绛苔少，那就是热入血分，就该凉血了。

这个例子不难看出，疾病的过程是个不断变化的动态过程，其证候也随其变化而有所异。所以，在辨证时，必须全面了解疾病的整个动态过程，用动态的观念指导辨证，这样才能正确做出相应疾病变化的证候诊断，给出恰当的治法和合理的用药。

以上刘老师对中医诊断学的内容、中医诊断的基本原理、中医诊断的基本原则3个问题进行了详细的讲解，并强调这些是绪论部分的重点内容，大家要熟记。其中，中医诊断的基本原理和中医诊断的基本原则两部分内容容易混淆，中医诊断学考试往往出现此类题目，还请大家特别注意。

四、中医诊断学发展简史

发展简史部分的讲授，刘老师把枯燥的内容变成了生动的历史故事，从不强迫同学记住什么，而同学们在不经意间就牢固地记住了应该掌握的知识点，并且刘老师还通过实例给同学们介绍记忆方法，鼓励大家举一反三。

从《黄帝内经》开始，历代医家对中医诊断学的发展都有着重要的贡献，下面，刘老师仅就较为突出的医家、医书及其贡献给同学们做介绍。

课堂精华实录

先看《黄帝内经》在诊断学方面的贡献，一是提倡诊断疾病必须内、外因素结合考虑，也就是整体察病思想；二是提出并运用了望、闻、问、切4种诊法；三是奠定了辨证学的形成和发展的基础；四是已经重视诊病与辨证相结合的思路了。

中医经典著作之一的《难经》，以阐明《黄帝内经》为主并有发挥。在诊断方面，主要论述脉学问题，特别记述了独取寸口切脉法及其原理，为后世通行按切寸口诊脉奠定了基础。

西汉名医淳于意创立诊籍。《史记·扁鹊仓公列传》记载淳于意是最早记录诊籍的医家。淳于意，西汉临淄人，他是长期行医于民间的，对封建王侯却不肯买账。因为他常拒绝达官贵人出诊行医，被罗织罪名，判为肉刑。他有5个女儿，最小的一个淳于缇萦，上书汉文帝，自己愿意代父受刑。文帝受到感动，重审案件，并因为这件事废除了肉刑。而淳于缇萦因舍己救父，被传为孝女。

东汉张仲景著《伤寒论》，创立了六经辨证论治理论。张仲景酷爱医学，深研《黄帝内经》《难经》，结合自己的临床经验，创造性地把外感病划分为太阳病、少阳病、阳明病、太阴病、少阴病和厥阴病，这就是著名的六经辨证，为中医辨证论治的发展做出了卓越的贡献，其理法方药理论至今还有效地指导着中医临床。张仲景很关心患者，即使他做官长沙，也不忘患者，经常在他工作的大堂为患者诊病。这就是中医"坐堂"的来历，沿用至今。

西晋王叔和著《脉经》，为我国现存的最早的脉学专著。王叔和是山东省邹城人。邹城市中医院有一段时间就叫邹县叔和中医院。王叔和非常聪明好学，过目不忘，据说《伤寒论》倒背如流，诊脉水平很高，做过太医令，相当于现在的卫生部长了吧！

隋代巢元方编撰的《诸病源候论》是我国第一部论述病源与病候诊断

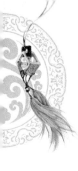

的专著，你们的中基（中医基础理论课）老师侧重讲的是病因病机，我们侧重的是病候诊断方面。

宋代陈无择的《三因极一病证方论》是病因辨证理论与方法比较完备的著作。大家一定听说过这本书，最大的贡献是把病因分为内、外、不内外因，这里主要指病因辨证。

南宋施发的《察病指南》是一部诊法的专著。尤其值得提出的是，书中以脉搏跳动的现象，创制33种脉象图，以图示脉，形象生动。书中听声、察色、考味等其他诊法也有，也是提示大家诊断疾病应四诊合参。

元代敖氏《点点金》《金镜录》是论舌第一部专著，经清代的杜清碧增补为现在可见的《敖氏伤寒金镜录》。

金元危亦林的《世医得效方》，论述了危重疾病的"十怪脉"。十怪脉是危险的脉象。

金元四大家在诊疗上各有特点：李东垣重视四诊合参，可称其为李合参；朱丹溪重视从外知内，可称其为朱内外；刘河间重视辨识病机，可称其为刘病机；张从正重视症状的鉴别诊断，可称其为张鉴别。这样有助于记忆。千万别说我不尊重古人呀！

明代张介宾著《景岳全书》，其中的"脉神章""十问歌""二纲六变"之论等，对后世的影响非常大。

李时珍写的《濒湖脉学》详述了27脉，是当时学医者的入门书。他把脉编为歌诀，便于记忆。就像是小朋友背诵《三字经》一样，现在看起来还是有些难度的，不信你翻开教材后面的附录看一下。

清代叶天士著《外感温热篇》，创卫、气、营、血辨证。吴鞠通著《温病条辨》，创三焦辨证。

新中国成立后的几十年，相对于几千年是多么的短暂，但中医有了很快的发展。中医学院、中医大学的建校，省市县各级中医院的成立，还有《中医诊断学》等教材以及中医诊断学方面专著的出版，还有舌诊研究、脉诊研究、证的研究等均取得了可喜的成果，成就是巨大的。

课后思考

1. 为什么中医仅凭患者的外部表现就能判断体内的病变呢？

2. 中医诊病为什么要四诊合参？

3. 辨证论治是中医的特点，那为什么还要病证结合？

4. 病、证、症三者有何区别？又有何联系？

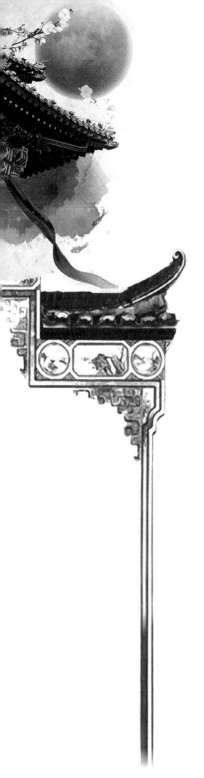

上篇

诊法

刘老师讲四诊与教材的顺序不一样，一般先讲问诊，这是非常有道理的。因为这 4 种诊法中问诊是学生最容易接受的一种，而且通过问诊的学习大家就可以掌握一些基础知识，为后面几种诊法的学习奠定基础。

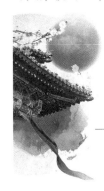

第一章　问诊

刘老师非常重视问诊讲授，看起来教材页数并不多的问诊，往往会讲述较多的课时，一边帮助同学梳理中医基础理论学习过的相关内容，一边延伸到病、证及方药。每节课的内容含金量都很高，开场白却总是轻松愉悦的。

课堂精华实录

今天我们开始学习问诊。问诊是通过询问来了解病情及相关情况的一种方法。这里强调一个问题。望、闻、问、切四诊，课堂上是一个一个地按顺序来讲，但临床上却不是单独孤立地进行，而是同步的。大家来想象一个画面：现在有位患者来了，你能不能对患者说，"你别动，让我望望？"呵呵，不能吧！而是先问一句"你哪里不舒服？"。同时，对患者的神、色、形、态进行观察，也就是望诊了。在问诊的过程中，你也会听到患者的一些声音，嗅到一些气味对不对？下面开始给大家介绍问诊的内容。

第一节　问诊的意义及方法

要点提示

要充分理解问诊的重要性，掌握问诊的方法，既要态度好，又要学会问诊技巧。

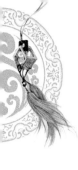

一、问诊的意义

首先要学习的是问诊的意义，刘老师讲课从来都是言简意赅的，直奔主题。

课堂精华实录

同学们，问诊有什么意义，这个问题，一句话你就能明白！通过问诊获得的资料最多，这些资料真实可靠，对中医的辨证是最有用的。

问诊最好学，最好用，但也不是不学就会。现在给你一个患者，你就不会问诊。例如，你问："哪里不好？"患者答："我冠心病！"什么病都告诉你了，你还问什么？应该怎么问？这些都需要通过问诊的学习来解决。

二、问诊方法和注意事项

问诊方法和注意事项部分，刘老师的讲解是深入浅出，实用又风趣的，并不拘泥于课本上的内容。

课堂精华实录

现在的患者了解不少疾病方面的知识，而凡是来看中医的患者，很多都是南征北战而来，经过不少西医诊治，没办法了，就来找中医看看。而俗话说"久病成医""久病成专家"！他们对某一疾病的知识比我们学生丰富多了。这就对我们提出了更高的要求。从问诊开始就要注意方法和一些细节。

首先说态度，医生要做到态度良好，对患者要同情，语言要和蔼可亲，对患者要关怀，这样患者才能和你配合得良好。这一点，只要想做，就能做到。越是学生、青年大夫态度越应当好，否则患者不理你，真不理你！还有，要稳重。大家想，如果是这样，（表演）一边看，一边摇头、叹气："哎呀，不好说！不好说呀！"你还不如不说！

其次要注意问诊中怎么提出问题，一般来讲，应该首先要清楚你要问的主要问题，也就是主诉。患者回答了主诉以后，你要围绕着这个主诉进行仔细的询问，分清主次，在询问的过程当中你可以适当地提示，但是不能套问。

再就是要注意这个语言要通俗，要容易懂。这是两个方面，一个是医生说的话要通俗易懂，不要用医学专用术语。另一个方面就是患者说的话，特别是患者讲的方言俗语，医生要听得明白，听不明白要加以追问，一直到搞明白。例如，全国各地女性对月经的叫法就各不相同，有的称为"来好事"，有的称为"洗衣裳"，有的称为"来身上"，有的称为"大姨妈"等不下几十种。如果不了解月经的这些叫法，估计会闹出不少笑话。

关于问诊的方法，我举一个例子给大家听听。来了一位患者。你先问："你哪里不舒服？哪儿不好？"患者说："我头痛。"那样我们就要围绕头痛来询问："多长时间了？"患者说："3天了。"你再问："怎么得的？"患者回答："那天生气了，生气之后就头痛了。"继续问："哪个部位痛？"患者说："头两边痛。""怎么个痛法？""一跳一跳地痛。""什么时候痛得厉害？""生气的时候。"好，那我们基本就可以确定患者是肝气上逆而导致的头痛了。

课后思考

当你问患者哪里不舒服时，患者第一句话就说出了他的病名，那你接下来怎么问诊？

第二节 问诊的内容

要点提示

这部分包括6个方面的内容，其中问主诉和问现病史是学习重点。所以刘老师一般结合临床实际重点讲述这两部分。同学们要很好地掌握问主诉和问现病史的方法。

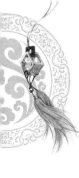

一、一般情况

问诊的内容，第一项是一般情况，包括患者的姓名、性别、年龄、婚否、民族、职业、籍贯、工作单位、现住址等。

课堂精华实录

一般情况的内容，老师不用讲，有文化的人都会写！这就是填空，填在病历上，程序而已，没有技巧！但对我们目前的诊治，却有一定的意义。例如，年龄因素、工作性质，就可以帮助我们来判定一些疾病。

比如说一种职业病——尘肺。尘肺，往往见于特殊工作环境下的人群。我国法定有12种尘肺，大家可能知道的，比如说，煤工尘肺、电焊工尘肺等。我们在判断的时候都要结合患者的工作进行综合分析。

二、主诉

主诉的概念，是要求大家掌握的。主诉，是指患者就诊时最感痛苦的症状、体征及其持续时间。简单的主诉，如"头痛3天"，刘老师还讲了临床常用的"复合主诉"。

课堂精华实录

问主诉很重要，抓住了主诉，问诊就有了纲，然后围绕这个纲问下去，就会了解疾病的基本情况。那么，怎样问主诉？一般是这样问，"你哪里不舒服？"或问"你怎么不好？"然后问"多长时间了？"患者回答的第一句话往往就是主诉。如果回答的不符合要求，就要进一步询问，也可以给予提示。

临床上常用的还有"复合主诉"，什么是复合主诉？两个或三个主诉合在一起，就叫作复合主诉。这几个主诉必须有因果关系才能写在一起。例如，"水肿半年、心悸2个月加重半个月"，这种心悸是水饮引起的，因此写在一起。如果没有因果关系，就不能写在一起。例如，"头痛2个月""腹泻3天"就不要写在一起了。同学们一定在想，这心悸和水肿有因果关系吗？有！水肿，水饮之邪为阴邪，水湿内盛上凌于心，影响心阳的功能，患者就会心慌。这两者之间是什么关系？因果关系！所以合写在一起，构成复合主诉。

三、现病史

现病史是指从起病到此次就诊时疾病的发生、发展及其诊治经过、现在症状。刘老师在讲述这部分内容时，应用了情景创设的方法，既活跃了课堂气氛，激发了学生的学习兴趣，又锻炼了同学们的实际应用能力。

课堂精华实录

现病，指的是现在这个病，就诊时的这个病！就诊，就是看病！现病史主要包括发病的原因、时间、当时的症状，后来病情的演变和经过了怎样的治疗，现在的症状。下面我来举个例子，说明现病史的问诊过程。

来了一位患者，学生，18 岁，男性。

问："你哪儿不舒服？"答："我拉肚子。"

问："多长时间了？"答："3 天了。"

好，请同学们说一下主诉。对，主诉有了：腹泻 3 天！下面接着问，要问发病情况了。

问："拉肚子前，吃了什么？"答："中午和同学一起去吃包子了！"

问："其他同学怎么样？"答："都不舒服，有的拉肚子，我最严重。"

问："什么时候开始的？"答："下午 3 点。"

问："拉了几次？"答："当天拉了 3 次。"

问："大便是什么样子的？"答："不消化的，酸臭的东西。"

问："肛门当时有感觉吗？"答："没有。"

问："后来怎么样了？"答："第 2 天大便 10 次，肛门热，还想吐。"

问："看过没有？"答："昨天看过了，保健科医生说是急性肠炎。"

问："吃药了吗？"答："吃的黄连素、PPA。"

问："吃了这些药有缓解吗？"答："没有。"

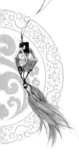
问："现在什么感觉？"答："恶心、想吐、肛门发热，还想拉。"

问诊告一段落，给你们 2 分钟的时间，把上面现病史的问诊整理一下，并写成一段文字，潦草点儿没事，写完就行。（2 分钟后）好了，时间到了，我总结一下。这个患者的现病史应该这样写：患者 3 天前因食包子，当天腹泻 3 次，便稀，有不消化食物，肛门无异常，后经保健科诊为急性肠炎，服用黄连素、PPA 后，症状加重，一日腹泻 10 次。现腹泻，伴肛门灼热、恶心、呕吐。

四、既往史

既往史，包括平素身体健康状况，以及过去曾患疾病情况。素体健壮患病多为实证，素体虚弱患病多为虚证，素体阴虚易感温燥，素体阳虚易为寒证湿证。曾患疾病，可能与现患疾病有密切关系。刘老师往往结合实例，讲述课本内容。

课堂精华实录

既往史如何来问？这样问，"平时身体怎么样？以前得过什么病吗？"如果患者回答："除了感冒，什么病也没得过。"那就是健康状况良好，既往是健康的。如果患者说我有胃溃疡或者说肝炎等，那就要继续问，得了多长时间了，在病历中写清楚。问既往史有什么用？它可以提醒医生，用药的时候要考虑到患者已有的病证，注意患者下一步病情的发展。

举个例子。患者是来看感冒的，但通过既往史的询问，知道他有慢性支气管炎，那我们就要照顾到慢性支气管炎，而不是单纯的治疗感冒了。

五、个人生活史

个人生活史，包括生活经历、饮食起居、精神情志、婚姻生育状况等。刘老师结合实例讲述内容而非面面俱到，并强调学习中医诊断治疗疾病的同时，也要掌握养生学知识，注意营养均衡，起居有时，内养精神，养成良好的生活习惯，并且强调作为一名中医师，首先自身要有健康的生活方式，然后才能影响患者。

课堂精华实录

个人生活史，要问生活经历。比如说，问到去过外地吗？因为我们要因人、因时、因地制宜，要注意自然界对人的影响，所以要问到生长、生活、长期工作过的地方，干过什么工作。当然不是说要患者详细汇报自己的生活经历，而是结合目前病证有选择地进行询问。

再说到饮食起居，要问，生活有规律吗？《黄帝内经》中讲到"法于阴阳，和于术数，食饮有节，起居有常，不妄作劳"，就是在强调中医学的养生之道。同学们学习了中医不但要会诊治疾病，自己首先要足够健康，然后你的话才能有足够的说服力，所以建议同学们要改掉自己一些不良的生活习惯。

还有一项是婚育状况，要问，结婚了吗，有孩子了吗，有几个？一般在妇科、妇产科要问得更为详细，要涉及月经的方方面面。月经问题，我们后面详细讲解。

六、家族史

家族史，了解家族史对诊断传染病和遗传病有重要意义。例如高血压、糖尿病、某些癌症、中风、精神性疾病等都有遗传性；肝炎、肺结核都有传染性。刘老师不但举例子提到上述常见疾病，还提到了同学们在中学接触过的一种疾病——血友病，加深同学们的印象。

课堂精华实录

说到家族史，同学们听说过血友病吗？看来有的同学知道，血友病是一种遗传性出血性疾病，它是由于血液中某些凝血因子的缺乏而导致的严重凝血功能障碍。由女性传递，男性发病，伴 X 染色体隐性遗传病。再如，高血压病、糖尿病等都有遗传性，有家族史。看来"找对象查三代"，其实挺有必要。

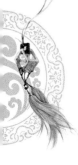

课后思考

1. 主诉的组成有哪些要素？如何抓住主诉？

2. 举例说明如何围绕主诉进行现病史的问诊？

第三节　问现在症

问现在症是问诊这一章的重点。问现在症状，也就是问目前患者仍然有哪些不适，哪些难受，哪些痛苦，需要解决什么问题。主要内容有以下几条：问寒热、问汗、问疼痛、问胸腹、问耳目、问睡眠、问饮食、问二便、问经带、问男子等。刘老师讲课的重点主要有问寒热、问汗、问疼痛、问睡眠、问饮食和问二便6个方面。

一、问寒热

要点提示

需要重点掌握的内容：一是恶寒与畏寒的区别；二是寒热往来的形成机理；三是潮热的类型及其临床意义。

刘老师首先讲述的是问寒热的意义，然后才介绍寒热的概念。

课堂精华实录

问寒热非常重要，其意义体现在两个方面。第一，可以反映病邪的性质。外来的病邪，是寒性的还是热性的，通过问寒热我们可以获取基本的判断；第二，可以判断阴阳的盛衰。人体阴阳的盛衰，表现出来就是寒热，张景岳讲"寒热者，阴阳之化也"，意思是说，阴阳的变化产生了寒热。也就是《黄帝内经》所讲的："阳虚则外寒，阴虚则内热，阳盛则外热，阴盛则内寒。"所以，我们通过询问患者的寒热可以判断患者阴阳的盛衰。

什么是寒？什么是热？所谓的寒，就是指患者自觉身寒怕冷。但是大家要明白一个问题，在天气寒冷的冬天，正常人也觉得身冷。那么，我们该怎么理解病理的寒，这很重要的。如果说大部分人或一般人都不怕冷，而这个人又明显地怕冷，那就可以考虑他是寒。如果大家都怕冷，那可能是天气原因，不是病理状态。

寒又分为两种，一种是恶寒，一种是畏寒。这两种寒的表现及意义都是不同的。同学们要分清楚。恶寒是指患者怕冷，加衣被、近火取暖不能缓解，就是他仍然觉得很冷。如果患者怕冷，多穿些衣服，或者烤火取暖，寒冷可以缓解，这一种寒冷称作畏寒。

畏寒的形成主要是脏腑阳气虚衰，无力温煦机体而怕冷，此为虚寒证。如心阳虚、脾阳虚、肾阳虚等，皆以畏寒为主要表现之一。还可以因为寒邪内侵，或饮食生冷，导致阴寒内盛，阻遏阳气，机体失于温煦而怕冷，此为实寒证。如寒邪直中肠胃而突发以脐腹冷痛为主症的胃肠实寒证；寒邪侵犯足厥阴肝经而引起以少腹牵引睾丸冷痛为主症的肝经实寒证等，都可出现畏寒。实寒之畏寒，病程较短，多有受寒及饮食生冷的病史；虚寒之畏寒，病程较长，多由慢性疾病损耗脏腑阳气而致。

什么是热？热有两方面含义。第一，是体温增高，也就是体温超过了正常的体温就是发热；第二，体温不高，就是没有超过正常的体温，但是患者自身觉得发热，这种情况也是热。

中医诊断学的常见学习格式为"名称-表现-临床意义"，从这里就开始有明确的体现。下面我们要学习的是常见寒热症状，包括恶寒发热、但寒不热、但热不寒与寒热往来4个方面。为了教与学的方便，刘老师没有按照课本顺序进行讲解，而是把寒热往来提到第二个来讲，主要是比较恶寒发热与寒热往来概念方面的异同。然后，才讲但寒不热、但热不寒。

（一）恶寒发热

课堂精华实录

恶寒发热，是指恶寒与发热并见的症状。就是说患者既怕冷，体温又升高；也可以这样说，在体温升高的同时出现怕冷。这是表证的一个特点。特别是恶寒，"有一分恶寒就有一分表证"这句话，就是在强调恶寒

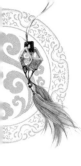

对诊断表证的重要意义。但不能认为只要有恶寒就是表证，只要是表证就必须有恶寒。

再强调一下，就是这里的发热，用手能摸出来，甚至烫手，用体温表能量出来，但患者却不觉怕热，只感觉怕冷。所以，恶寒是个自觉症状，而发热则是个他觉症状。

接下来，刘老师分析了表证产生恶寒发热的机制，是在复习卫气的功能基础上讲解的。我们知道卫气的功能有防御外邪、温养全身和调控腠理。具体讲，卫气具有防御外邪入侵的作用，卫气充盛则护卫肌表，不易招致外邪侵袭；卫气充足，机体得卫阳之温养，则可维持人体体温的相对恒定；卫气能够调节控制腠理的开合，促使汗液有节制地排泄。

课堂精华实录

请同学们思考，我们机体抗邪的屏障之一是什么？是卫气！而表证，指外邪侵袭体表。那么，正邪相争在哪里？在体表！是卫气在与邪气抗争，卫阳受到阻遏，功能就会受到影响，温煦作用受到影响人就会恶寒；卫阳不能正常宣发，就会郁而发热了。

（二）寒热往来

寒热往来，指恶寒与发热交替发作，为半表半里证的主要特征。这个知识点涉及《伤寒论》中的病证，并且涉及半表半里这样的理解难点，刘老师采用避重就轻的处理方式，简单介绍少阳病与疟疾，使同学们有初步认识，并可以掌握相关知识点。

课堂精华实录

下面我讲寒热往来。首先要明白什么是寒热往来。理解要点是"交替"。恶寒与发热交替发作，也就是一会儿怕冷，一会儿怕热，所以这里的恶寒和发热都是患者的自我感觉。寒热往来是半表半里证的主症。半表半里证就是说既不在表也不在里。在哪里？在表里之间。在《伤寒论》上称为少阳病。

有同学问，哪一层才是半表半里？注意了，半表半里并不是解剖学概念，而是要从生理病理层面进行理解，是指正邪斗争的阵地处于表里进退的状态。这个问题我在"八纲辨证"中还会展开讲，这里简单这样理解就可以了。

有关寒热往来的临床意义，一是见于刚才讲过的少阳病，二是见于疟疾。少阳病是外感病的一个类型，特点是寒热往来，没有规律，也就是不定时的寒热往来，就是在这一天当中，一会儿怕冷，一会儿怕热，反复多次地出现，没有什么规律可言。

而疟疾与少阳病不同，其特点是寒热往来有规律，患者都有思想准备。如早上8点开始怕冷，鼓颌战栗，半小时后大汗淋漓，头痛如劈。第二天同一时间再次出现，这是一日疟；若隔两三天发作一次，称隔日疟、三日疟。有没有时间规律是少阳病和疟疾在寒热往来这个症状上的主要鉴别。

这里我再补充一点，寒热往来除了见于外感病和疟疾以外，还见于其他病证。不管什么病，只要出现寒热往来，它的病位就在半表半里，病机就是气机不利，都可用小柴胡汤治疗。

（三）但热不寒

但热不寒的学习，我们要接触3个小的知识点：壮热、微热和潮热。学习要点有：壮热指高热持续不退，不恶寒反恶热，属里实热证；微热指发热不高或仅自觉发热，见于阴虚、气虚、气郁和小儿夏季热等；潮热指发热如潮汐有定时，即按时发热或按时热更甚，包括阳明潮热、阴虚潮热、湿温潮热和温病热入营分等。内容比较多，相对来讲也比较重要，这当中涉及的病证对于现阶段的同学们来讲有一点难度，所以刘老师讲述用时较长。

课堂精华实录

首先讲壮热。壮热要具有两个条件，第一个必须是高热，体温一般是要超过39℃；第二个是这个高热要有持续性。如果高热一会儿又退了，这不是壮热。持续性的高热就是壮热了。这一种热是里实热证的一种特征。例如《伤寒论》上提到的阳明病，再就是温病过程当中出现的气分证，其

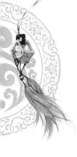

特点就是以发热为主，而且是持续性的发热，呈现出壮热的特点。不但外感病可出现壮热，内伤病也可出现壮热。

第二讲微热。微热相对壮热，体温不很高，或者说体温不高，仅仅是患者觉得发热，这是微热，主要由阴虚、气虚、气郁等引起。

阴虚引起的微热最常见。阴虚引起的微热特点是下午和夜间低热，伴有盗汗、颧红、五心烦热等。

气虚发热的特点是，劳累以后病情发作或者加重。气虚发热，临床并不少见，但其发热的机制不好理解，临床辨证也有困难。所以在这里还要讲一下这些问题。

从中医理论讲，阳气盛则热，阳气虚则寒。那么，气虚为什么会发热呢？这要从两个方面来解释。

一是脏腑气虚，升降无力，气郁而发热。二是由于气虚，推动无力，以致水停、血瘀、食滞等，瘀滞日久而发热。由于气虚特别是脾气虚，是发热的根本原因，所以，气虚发热都往往具有气虚及脾虚的见症，如热势高低不一，常呈低热而见间歇，且发病缓，病程长，数周、数月以至数年，伴有少气乏力，食少便溏，形体虚弱，舌质淡，脉数而虚等。其中脉虚最为关键。

微热的原因比较复杂，除了上面讲的几种原因，还见于阳虚、瘀血等。我曾诊治过多例阳虚的发热患者，其辨证要点是不发热的时候身体畏寒疲倦，舌淡脉弱。根据"甘温除热"的原理，这种发热可以选用补中益气汤、麻黄附子细辛汤等方药治疗。

第三讲潮热。我们先看看什么是潮热。潮热就是按时发热，有定时的发热，或者是按时热甚。注意，按时发热和按时热甚的意义不同。按时发热讲的是患者在一天当中体温按时升高，某些时候体温是正常的；如果这一天当中患者都在发热，到了某个时候体温升高得更明显，就是按时热甚。例如阳明病的热，就是到了下午日晡的时候即3~5点发热比较明显。

潮热可以分为以下几种情况，第一个是下午3~5点热甚的，就是日晡潮热，又称阳明潮热。因为这种热，定位在阳明，包括胃、肠。胃肠有热引起来的下午3~5点热甚，所以这个情况是阳明潮热，也是日晡潮热，主要见于阳明腑实证。这里的腑就是代表胃肠，这里的实主要是讲邪气阻滞，粪便和热相结合，结于大肠，大肠腑气不通引起来的发热，就是阳明腑实证。

第二就是阴虚发热。如果患者是午后发热或者夜间发热，而且这个热还是低热，这个情况主要就是阴虚。阴虚则产生内热，到了下午阳气入里，就加重了内热，所以患者就出现了低热。

另外还可见于瘀血，这个比较少见，但是临床上也能碰到。这里我想起了一个病例。有个患者因为低热吃了不少中药，就是治不好。有一天在打扫卫生的时候，发现窗台上有两盒跌打丸，她想，放着也是放着，不如吃了它，于是每天吃两丸，吃完这两盒跌打丸，低热就好了。大家知道跌打丸是活血化瘀的，结果治愈了低热，说明这个低热是血瘀引起的。

第三，身热夜甚。这个身热夜甚就是说患者在一天当中体温都处在升高的状态，到了晚上这个热比较厉害，同时它可能有身热不扬、头身困重、舌苔黄腻等这样一些征象。中医讲这是温病，是温热病邪深入营血的表现。

（四）但寒不热

但寒不热，指患者只感寒冷而不发热的症状，是里寒证的特征。但寒不热有新病恶寒和久病畏寒两种类型，分别提示里实寒证和里虚寒证。刘老师言简意赅地结合阴阳盛衰直接分析了里实寒证和里虚寒证的临床表现。

课堂精华实录

但寒不热的患者只怕冷，不怕热，这种状态见于两个病证。第一个是里实寒证，第二个是里虚寒证，这两个证都是阴阳的盛衰变化所产生的。刚才我们讲到阴盛则寒就是讲的里实寒证，阳虚则寒讲的是里虚寒证。临床所见，后者居多。

阴寒内盛，患者出现怕冷，不发热，另外这种怕冷时间都比较短，就是病程特别短，往往有感受外寒或者饮食生冷的这种病史，这是和虚寒证的主要区别。

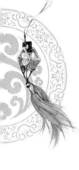

所谓的虚寒证，就是脏腑的阳气不足，例如心阳虚、脾阳虚、肾阳虚。这些脏腑的阳气损伤，阳气不足，不能温煦机体，所造成的患者怕冷，称作里虚寒证。除了怕冷以外，这样的患者，病程都比较长，身体比较虚弱，舌象、脉象都处在一种虚证的症状，具体的鉴别我们到八纲那里去学。

我们学到这个地方，问寒热的内容就结束了。这一部分在临床上是常用的一部分内容。我们在掌握这一部分的时候，首先要把寒热的概念搞清楚，中医学讲的热和西医学讲的热有一定的区别，因为中医讲的发热除了体温升高以外，患者还有自我感觉发热这一个特点；其次这里的一个难点就是潮热，在寒热的判断里边潮热是个难点，潮热又分3种情况，包括阴虚潮热，阳明潮热，还有温病的潮热。这要根据发热的特点、热势还有发热的时间，以及其一些佐证，像舌苔、脉象、病史等去判断。因为这关系到辨证是否正确，用药是否妥当，所以要认真仔细地分辨。

课后思考

1. 你对"有一分恶寒便有一分表证"是如何理解的？

2. 产生寒热往来的机理是什么？

3. 气虚阳虚为什么会引起发热？甘温除热的机理是什么？

二、问汗

要点提示

熟悉出汗的3个要素，是理解生理、病理汗出的基础。临床常见的异常汗出是自汗和盗汗，所以这是这部分学习的要点。

汗，有生理的有病理的，首先要分清。正常人在气温很高、剧烈活动、过食辛辣、衣被过厚、情绪激烈等的情况下出汗，是生理现象，大家肯定都有类似的经历。生理性汗出有调节体温、滋润皮肤的作用。什么是生理性的？什么是病理性的？听听刘老师的解释吧。

课堂精华实录

生理性的出汗，那就是汗该出时出，不该出时不出！那么什么是病理性出汗？反过来说就是了。是什么，自己说说看。对！汗该出时不出，不该出时而出！非常的通俗，这也是知常达变的应用。

首先我们来谈谈汗的形成。《素问·阴阳别论》给出了一个非常精练的解释——"阳加于阴谓之汗"。阳指的是阳气，阴指的是津液，这句话指出了汗形成的动力——阳气，物质基础——津液，汗形成还有一个要素：玄府。玄府是汗出的通道。阳气蒸化津液经玄府达于体表就形成了汗，这就是汗形成的三要素。讲述这部分内容时，刘老师在讲述三要素的基础上培养同学们分析问题的能力。

课堂精华实录

要想出汗，得满足3个条件：阳气、津液和汗孔。阳气蒸化津液经从汗孔出来就形成了汗。那么请问，问汗能了解什么？对！通过问汗可以了解阳气、津液和汗孔的病变。这就是问汗的意义了。具体讲：问汗是诊断病邪的性质，了解阴阳盛衰的依据之一。

异常汗出有多种，刘老师重点讲自汗、盗汗，因为这两种汗出最多见，而且有重要的临床意义。

课堂精华实录

首先讲一下自汗。在非睡眠状态下，不因天热、过度劳作、穿衣过暖、饮食辛热及服用发汗药物等因素而自然汗出者，是谓自汗。

自汗多因于阳虚、气虚，肌表失于固摄，腠理空虚而汗自出。自汗可见于多个脏腑之气虚，其中以心气虚、肺气虚为多见。自汗的患者多伴有少气乏力、畏寒肢冷、舌淡脉虚等阳气亏虚的症状。

盗汗，乃患者睡时汗出，醒后汗止，多由阴虚所致。

关于阴虚盗汗的机理，至少有两种认识。一是认为入睡时卫阳入里，不能固密肌表，津液外泄而汗出，醒后卫气复出于表，肌表固密，则汗

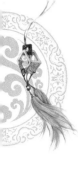

止。二是认为入睡时阳入里，而由于阴虚不敛阳，卫阳外浮带津于肌表，故汗出，醒后卫阳主外，故汗止。前者主张肌表不固为主因，后者认为阴不敛阳为缘由，两说各具其理，但均未道出阴虚盗汗之真谛。我认为，阴虚盗汗与阴虚潮热的机制类似，是由于阴虚而生内热，入睡时卫阳入阴，内热得助，虚热更甚，而由内外透，蒸发津液外出肌表而为汗，醒后卫阳出表，内热减轻，故汗止。

课后思考

1. 汗出的 3 个条件是什么？各自的作用是什么？

2. 自汗和正常汗出都是发生在白天，那怎么区别？

3. 盗汗是阴虚，自汗是气虚，如果既有盗汗又有自汗呢？

三、问疼痛

要点提示

首先要了解疼痛产生的机理。一是不通则痛，二是不荣则痛。重点是掌握疼痛的 12 个性质，因为掌握了这个再学习疼痛的部位就比较容易了。

（一）问疼痛的性质

课堂精华实录

我首先请大家想一个问题，我们怎么来问患者疼痛的性质。你能不能问"你的疼痛是什么性质的？"不能！该怎么问？这样问"你是怎么个痛法？"或者问"你疼痛的特点是什么？"如果患者还是回答不出来，那你可以给予提示。例如，你这个疼痛像不像针扎的感觉？你这个疼痛部位有没有灼热的感觉？等等。

我们要学习 12 种疼痛的性质。首先我们要学到的一组是胀痛与刺痛。

胀痛，患者不但疼痛，而且有发胀的感觉，疼痛而胀。如果胀痛出现在胸胁脘腹，那是因为气滞；如果是头和眼睛胀痛，那是因为肝阳上亢或肝火上炎。可以说：除了头目外的胀痛皆可诊断为气滞，请牢记。我要强调的是什么？对！胀痛最常见的临床意义是气滞。

此处出现了肝火上炎与肝阳上亢。两者在证候与病机上有近似之处，因火性炎上，阳气亦亢于上，故均以头面部的症状突出。肝火上炎是实热证，而肝阳上亢是上盛下虚的虚实夹杂证，详细的区别刘老师会在脏腑辨证具体讲解。下面继续讲解的是刺痛。

课堂精华实录

刺痛，是瘀血导致疼痛的特点。这种疼痛同时还具备部位固定和夜间加重的特点。痛的部位是固定的，较好理解，那么为什么会在夜间加重呢？首先，大家考虑这是"不通则痛"还是"不荣则痛"？显然是"不通则痛"！那么晚上，血液的循行速度会更慢些，这种不通就会更加严重，疼痛也就更重了。

刘老师讲述的次序和课本不同，接下来讲到的冷痛、灼痛、隐痛、绞痛分别对应寒、热、虚、实的临床意义，这4种疼痛的性质、临床表现和临床意义都较为单纯。

课堂精华实录

冷痛，指疼痛而有发凉的感觉，多见于寒证。灼痛指疼痛而有发热的感觉，多见于热证。举个简单的例子，一位胃痛的患者，胃中灼热，那就是胃热；像冰似地发凉，那就是胃寒了。

隐痛，指疼痛得不厉害，可以忍受，隐隐约约地痛；绞痛那就难以忍受了，像是刀绞似的。隐痛往往是正气不足而导致的"不荣则痛"。例如，脾胃阳虚导致的脘腹疼痛、肝阴不足导致的胁痛以及肾精不足导致的头痛等都以隐痛为特点。

绞痛往往是邪气阻滞，可以是有形的，也可以是寒邪。例如，胆道蛔虫症、胆结石、肾结石等。大家并不是很明白胆道蛔虫症、胆结石、肾结石这些病症，但能够明确地知道蛔虫、结石都是有形的实邪，在现阶段的学习就可以了。

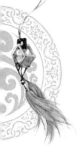

很快有关疼痛的性质刘老师就已经讲解了6种。下面的讲解凸显了一个特征，就是结合部位与疾病进行。

例如痹病。痹病指由于正气不足，风、寒、湿、热之邪侵袭人体，经络痹阻，气血运行不畅，临床以肌肉、筋骨、关节发生酸痛、麻木、重着、灼热、屈伸不利，甚或关节肿大变形为主要特征的疾病。

痹病常见的类型有：行痹，风气偏胜，酸痛，游走不定，多病及上肢；痛痹，寒气偏胜，疼痛剧烈，部位固定；着痹，湿气偏胜，湿酸痛重着，麻木沉重；热痹，热邪偏胜，红肿热痛，全身症状明显；尪痹，痹病日久，关节肿大、僵硬、变形，甚或尻以代踵，脊以代头为特征。下面是对走窜痛与固定痛的讲解。

课堂精华实录

走窜痛与固定痛是相反的一对，我把它们放在一起讲。

走窜痛那就是疼痛部位不固定。固定痛那就只这一个地方痛。这两者出现在不同的部位临床意义则不同。

先说一个部位，胸胁脘腹。窜着痛，那是气滞，同学们回想一下，还应该怎么个痛法？对！胀痛！固定的，那是瘀血，还应该？对，刺痛。

再说一个部位，四肢关节。四肢痛主要见于痹病。痹病在《黄帝内经》里面有记载，是由于风寒湿邪气侵犯人体，阻滞筋脉导致的一种病证，在临床上就是以四肢关节痛为主要表现的。痹病的原因有风、寒、湿、热这4种邪气，所以痹病又分4种。

一是行痹。也就是以风邪为主的痹病，其临床特点是关节疼痛游走不定。这是风邪"善行"的性质所决定的。这一点同学们在《中医基础理论》里已经学到了，应该掌握的。

二是痛痹。就是以痛为主的痹病。痛痹主要病因是寒邪。寒邪具备了凝滞不通的特点。《黄帝内经》说"痛者，寒气多也，有寒故痛也"，这就把痛和寒联系起来。

三是着痹。着痹的特点就是疼痛部位固定，而且比较沉重，阴天下雨加重。这种疼痛是由于湿邪引起的，以湿为主。

最后一种是热痹，这一种非常好理解。首先称其为热痹，热就会肿，肿就会红，所以这种关节痛，具备热、红、肿3个特点，这是辨别热痹的几个要点。

下面刘老师讲解的是重痛与空痛这一组。临床意义比较简单，容易理解，重痛主要见于湿证，空痛多为虚证。

课堂精华实录

患者不但疼痛，而且有沉重的感觉，也就是发沉，就称作重痛，以头部、四肢部、腰部3处多见。大家认为是什么导致的？对，是湿邪。大家在学习中医基础理论时，学到过湿邪的致病特点之一为湿性重浊。正是因为湿性重浊，所以患者会有沉重的感觉。

再说疼痛兼有空虚感那就是空痛了，是精髓气血的不足而导致的。常见的，例如头空痛——脑子空荡荡的，一摇，空落落的——精髓不足。为什么？肾藏精生髓，脑为髓之海，肾精亏虚，脑髓不充，可以出现脑中空虚而痛。

疼痛性质的最后一组是掣痛与酸痛。掣痛，也称引痛、彻痛，指抽掣牵扯作痛，一处连及他处，筋脉失养或阻滞不通所致。刘老师常结合同学们熟知的西医学疾病进行讲解。

课堂精华实录

下面讲讲掣痛。掣痛，一个地方连着另外一个地方痛，那是筋脉病。可以是阻滞类的，那就要舒筋活血；也可以是虚证类的，那就要补气养血养筋了。例如坐骨神经痛（腰痛连着腿痛）、冠心病（心痛连着背痛）和颈椎病（颈痛连着肩痛）这些都是，较好理解。

再看酸痛，大家首先想到的是剧烈运动之后。其实酸痛是一种较轻的疼痛感，可因为湿邪阻滞引起气血不畅的实痛。更常见的是肾虚导致的酸痛。肾主骨，腰为肾之府，因此，肾虚导致的酸痛常见于腰、膝部位。

（二）问疼痛的部位

问部位，应该在疼痛性质的基础上进行，如果疼痛的性质部分掌握得

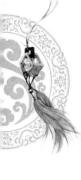

较好，这一部分就容易掌握。刘老师强调，学习知识是这样，但临床实际情况，应该先问到的是部位，然后才是分析疼痛的性质。

我们要学习 8 个部位的疼痛。

1. 头痛

头痛分为辨经络和辨虚实两部分内容。

课堂精华实录

头部有许多经络经过，所以，头痛首先要辨经络。例如头痛连着项痛，或者说连着项背，我们判断是太阳经头痛，因为太阳经起于目内眦，从目内眦到头顶，从头顶到项部，所以这个部位的痛，属于太阳经的头痛；如果头痛的部位在头的两侧，那就是少阳经头痛，因为少阳经分布在头的两侧；如果是前额这个部位连着眉棱骨痛，属于阳明经的头痛；如果是巅顶痛，就是头部最高的地方痛，那我们说属于厥阴经的头痛，因为足厥阴肝经到达头顶。

同学们明白了经络的部位和头痛的关系，也就是说能判断头痛是哪些经的。这对我们的用药大有益处。你们在《中药学》学到了一些治头痛的药物，例如羌活这个药，入太阳经，那就治太阳的头痛；柴胡入少阳经，那么少阳经的头痛就应该用柴胡；再如白芷入阳明经，那么阳明经的头痛也就选用白芷；吴茱萸入厥阴经，那么巅顶痛你就可以选用吴茱萸作为引经药物。

头痛还要辨虚实。这个是比较容易的，前面讲过所有的疼痛可以分为两大类，一类是实证，一类是虚证，那么头痛也不例外，不是实就是虚。这里的实，说的是外邪侵犯人体引发的头痛，或者是痰饮瘀血阻滞了经络引起的头痛；这里的虚就是正气不足引起的头痛，包括气血不足、肾虚引起的头痛。

下面刘老师连续讲到的是胸胁脘腹部位的疼痛，他强调此处的学习要点是，掌握其常见的相应病变部位。

胸痛多病在心肺，胁痛多病在肝胆，脘痛为胃部病变，腹痛则要注意脏腑分区。胸胁脘腹的胀痛多为气滞，而无论具体位置是哪里，气滞证的关键病变脏腑大都是肝。

2. 胸痛

课堂精华实录

胸痛，首先定位，这个疼痛的部位主要是见于两个脏，一个是心，一个是肺。大家看，主要见于这么几个病：胸痹、真心痛，这是心病；肺痛、肺痨等这是肺病。那么，再根据患者的临床表现，继续去诊断是心病还是肺病，例如胸痛兼有心悸胸闷者为心病，胸痛兼有咳喘吐痰者为肺病，详细的内容以后再给大家讲。

3. 胁痛

课堂精华实录

胁痛，出现胁痛不论是在左胁，还是在右胁，都是和肝胆有关！所以，我们可以说，胁痛就是肝胆病的症状。这个道理同学们应该明白的。首先肝胆部位是在右胁下，但是肝胆的经络，是分布在两胁的，所以这个部位出现的胀也好痛也好，就是肝胆病变的一个重要表现！那么肝胆的哪些病证可以出现胁痛呢？例如肝气郁结、肝胆火盛、肝胆湿热等，这些病证都能引起胁痛。

然后根据胁痛的性质去判断胁痛的病机。例如胁胀痛者为肝胆气滞，胁刺痛者为肝血瘀阻，胁灼痛者为肝胆火盛，等等。

4. 脘痛

课堂精华实录

脘痛，就是肚脐以上，胃所在的部位疼痛。胃的病变能够引起这个部位的疼痛，所以，这个部位痛，我们首先考虑是胃病。我们在诊断疾病的时候这个定位很重要，定在哪个脏、哪个腑很关键。其次我们要定性。定性怎么定？疼痛的定性，就是根据上一节课我们学过的"疼痛的性质"去定性的。大家看，如果这个脘痛进食后疼痛得比较厉害，是实证；如果吃饭以后疼痛可以得到缓解，特别是吃温暖的食物后疼痛可以缓解，大部分属于脾胃虚寒。

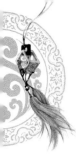

5. 腹痛

课堂精华实录

腹痛，脘下面这是腹部，包括脐周围，还有脐以下。脐周围我们称为大腹，肚脐以下我们称为小腹部，那小腹部的两旁我们称为少腹部。大腹这个部位主要是脾胃所在；小腹这个部位主要有肾、膀胱、大肠、小肠、子宫；少腹的部位主要是足厥阴肝经所走的部位。那我们通过腹部疼痛的问诊，就可以了解是脾胃病还是肾病、膀胱病、大肠病、小肠病、子宫的病，还是足厥阴肝经的病。

6. 腰痛

腰痛是临床常见的一种痛，临床最常见的腰痛主要分为 3 个类型：肾虚、瘀血和寒湿。那么这 3 种腰痛有何不同？怎么去辨证？刘老师在前面讲过的疼痛的性质里面，已经有所涉及。

课堂精华实录

肾虚的腰痛主要以酸痛为主，就是酸软而痛。疼痛的部位是腰的两侧为主，就是脊柱的两侧，腰大肌这个部位酸痛，这是它疼痛的部位。酸痛是它疼痛的性质。还有一个特点，就是这个肾虚腰痛是劳累加重。例如，到了下午，比较劳累，干完活以后，疼痛加重，休息以后疼痛减轻，这是肾虚腰痛的一个辨证要点。

第二种是瘀血腰痛。瘀血腰痛痛得比较厉害，而且性质是刺痛，往往腰痛牵扯到下肢疼痛，就是腰连着腿痛。例如腰椎的疾病，腰椎的骨质增生、腰的椎间盘突出等。这样的一些疾病，属于中医讲的瘀血，往往影响到下肢的疼痛。

第三种就是寒湿腰痛。上面讲过，湿邪致病有一个特点，出现重痛，腰部沉重而痛。患者有个明显的特点，就是天气要变化，如将要下雨、潮湿等，这样的天气患者的腰痛就犯了，就加重了。它像一个天气预报一样，告诉你明天或者后天将要变天，将要下雨了，这是寒湿腰痛的一个特点。

还有一种特殊的腰痛就是结石阻滞引起的腰痛。这种腰痛的特点就是突然发作，疼痛的性质属于绞痛，或者剧痛。如果这个结石在肾的话，则以腰痛为主，而且这个腰痛放射到少腹，也就是从肾这个部位放射到输尿管。这种情况我们可以考虑是结石阻滞了经脉引起的疼痛。

7. 四肢痛

四肢痛，是在以疼痛为主诉的患者中非常常见的，四肢痛的学习参见刘老师前面讲过的一种疾病——痹病。

8. 周身痛

周身痛，周身痛就是疼痛的部位遍布全身，要结合病的新久分析。新病，时间短，可以是感受了外邪——如感冒。感冒的患者，邪气侵犯到体表，经络不畅，就可以引起一个周身痛。另外，久病的患者经常卧床——气血不畅和气血不足，也可以引起疼痛，而这两种痛性质完全相反。

课后思考

1. 疼痛的性质有哪些？各自的特点和临床意义是什么？
2. 头痛的问诊要点是什么？

四、问头身胸腹

要点提示

该内容展开来讲较为繁杂，涉及病证也较多。而刘老师的讲解，详略分明。重点掌握头晕的病机及特点。

（一）头晕

头晕的病因病机和头痛较为类似，特别是头痛的内伤原因。刘老师特别强调可以参考头痛的内伤原因学习头晕的诊断。

课堂精华实录

头晕的病因较多，我们逐个来分析。

肝阳上亢、肝火上炎导致头晕的特点是，生气着急后加重；气血亏虚导致头晕，多见于身体虚弱、精神不振的患者，其特点为劳累后头晕益

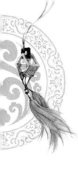

甚，兼见面色较白；脾主升清降浊，痰湿最易困脾，脾困则清阳不升，患者不但头晕而且发沉；肾虚精亏的头晕，多伴有腰酸、遗精；瘀血阻滞的头晕，一种是因为外伤，这种患者多伴有头痛如针刺，经常发作；另一种是内伤瘀血，多伴有头脑昏沉，眼前发黑，甚则肢体麻木等。

（二）胸闷

胸闷，指患者自觉胸部痞塞满闷的症状，多见于心、肺、肝的病证。心、肺居于胸中，胸闷多见心、肺病变。另外，刘老师强调，肝病中的肝气郁结也可引起胸闷。

课堂精华实录

首先，心主血脉（心气有推动血液在脉管中循行，流注全身的作用），当心气虚、心阳虚推动无力，气血运行不畅而产生胸闷，较好理解。同时，这类患者多见有我要讲到的下一个症状——心悸。

肺系疾病，很多都可以见到胸闷。肺主气，各种原因导致肺失宣降，都可以出现因肺气壅滞而出现的胸闷。如痰饮停肺，寒、热邪客肺等肺系实证，还有肺气虚、肺肾气虚等虚证都可出现胸闷。

心病、肺病出现胸闷我们可以理解，好理解。那肝病为什么会出现胸闷？这主要取决于肝的经络。肝的经络布两胁，然后走胸部，穿过乳房，到达巅顶，所以，左、右胸部都有足厥阴肝经的分布，当肝气郁滞时就会出现胸闷。因此，同学们要明白，胸闷不仅和心、肺有关，还和肝有关。

（三）心悸

心悸，是患者自觉心跳不安的症状，是心病的主症。心气虚、心阳虚、心阴虚、心血虚、心脉痹阻等，这些证的主要症状，都是心悸。心悸又根据其特点分为惊悸和怔忡。

课堂精华实录

心悸，患者的表述多为心慌。心悸一旦出现就是心病的一个征象，是心病的一个主症。心病的许多证候，都以这个症状为主。惊悸，顾名思义就是因为惊而心悸，因为害怕而心慌。怔忡，是指心跳比较剧烈。古人描述得很形象，是上至心胸，下至脐腹，就是整个的胸部和腹部都在跳动。如果你望诊的话，你会发现胸部和腹部跳动得很剧烈。《黄帝内经》描述为"其动应衣"，就是在跳动的时候，衣服也都在动，衣随心动。

胁胀、脘痞、腹胀、身重等内容，刘老师一般简单一提，或者是要求同学们结合生理特点自学为主。

（四）胁胀

胁胀，指患者自觉一侧或两侧胁部胀满不舒的症状，主要见于肝胆及其经脉的病变，其原理与刚刚学习过的胁痛相同。

（五）脘痞

脘痞，就是脘腹部堵塞不畅，胀满不舒的症状，主要是胃病。胃，以降和通为主要生理特点，以降为顺，以通为用。若胃气不降、腑气不通就可以引起脘痞。

（六）腹胀

腹胀，和脾胃有关，但以脾为主。例如寒湿困脾、湿热蕴脾、脾气不足等引起脾气运化失职，都可以引起腹胀。

（七）身重

身重，主要与湿有关。头重也好，腰重也好，四肢重也好，都和湿有关，所以身重主要提示湿邪阻滞了经络，经络气血不通。

课后思考

1. 头晕主要与哪些脏腑有关？为什么？

2. 心悸、惊悸、怔忡三者有何联系？有何区别？

五、问耳目

要点提示

学习这一部分内容关键是要先理解耳目与内脏、经络的关系。从而掌握基本知识的同时寻找规律，举一反三，用推理的办法就可以掌握。

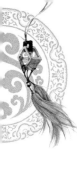

（一）问耳

问耳这一部分，刘老师强调我们需要掌握的规律性知识为：耳之实证责之肝，耳之虚证责之肝肾。

课堂精华实录

首先我请同学们想一下，眼睛、耳朵和哪些脏腑有关？对，肾开窍于耳，肝开窍于目，这是大家非常熟悉的一个理论。但是，耳朵除了和肾有关，眼睛除了和肝有关以外，还与哪些脏腑关系密切？

我们先说一下耳朵这个地方。耳朵不仅与肾关系密切，与肝胆也有关系。说它与胆有关系，是因为足少阳胆经分布在耳朵的周围，所以耳朵有病变，除了找肾，还要找胆，找足少阳胆经。肝和胆经络相通，表里关系，所以耳朵的病变也和肝有关。

这样我们总结下来，就是耳朵的病变与肾、肝、胆3个脏腑有关。一般是这样，耳的病症凡是实证都与肝胆火热有关，凡是虚证都与肝肾亏虚有关。

这样我们把耳的病变就分为两大类，一类是实证，一类是虚证。至于虚实怎么分，也有规律性，在八纲里面要讲。例如新发的病，时间短的病，突然发生的病，这些是实证的可能性比较大；反之，虚证的可能性就大了。例如耳朵响，耳鸣。突然间耳鸣，时间比较短，这个时候我们首先要考虑肝胆火盛；如果这个耳鸣时间比较长，比较久了，那么我们要考虑肝肾亏虚这个可能性。

（二）问目

根据中医脏象理论，肝开窍于目，肝肾同源，所以眼睛的病，主要和肝、肾有关。当然，根据眼睛的五轮学说，目和五脏都有关系，这里讲的是主要和肝、肾有关。刘老师强调，先掌握这个纲领，个别情况再考虑别的脏腑，这是一般规律和特殊情况的关系。

课堂精华实录

眼睛的病，可以出现目痒（眼珠、眼睑发痒）、目痛、目眩、目昏、雀盲（也就是夜盲）、歧视（一个事物可以看成两个三个），这些症状有没有规律可循？有！我们把这些症状仍然分成虚实两大类别。

实证主要是在肝，虚证主要在肾，但是和肝也有关系。实证主要是肝火，肝火上炎；虚证主要是肝肾阴亏，肝血不足。那我们就突出两个字，一个是血，一个是阴，合起来就是阴血不足！

雀盲，雀盲这个病主要是肝血不足，突出一个血虚为特点。

目眩，目眩这个原因比较多，但是也不外乎虚实两个方面。虚证是肝肾阴虚，眼睛失养；实证，可以因为是肝火、肝阳上亢引起。

目痒，眼睛发痒也分虚实。实证主要是感受了风邪，虚证主要是血虚不能养目。那还是这样的，风热，肝经风热，属实证；肝血不足，属虚证。

所以，问耳目这一部分。我们主要掌握它一个规律，这个规律是从脏腑学说来的，明白了其机制，就掌握学习中医诊断的一个方法。

但规律以外还有特殊情况，要注意特殊情况，这也是学习中医诊断的一个基本方法。例如痰饮阻滞，能不能引起眼睛的病？可以。痰饮阻滞了中焦，清阳不升，浊阴不降，就可以出现头晕目眩，这个情况和肾没有关系，和肝关系不大，和胆也没有关系，这一种情况就是一个特殊情况，我们应该特别注意。

课后思考

1. 为什么说耳目的病变多与肝肾有关？
2. 为什么说耳目的病变实证属肝，虚证属肾？

六、问睡眠

要点提示

睡眠异常主要是失眠与嗜睡两个方面，两者都与阴阳气血的盛衰有关，但其病机和表现都是相反的，治疗用药也是相反的。

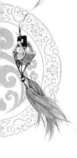

睡眠是人生命活动中的一个重要内容。刘老师强调，我们在学习这一部分的时候，首先要搞清楚，正常人的睡眠和哪些因素有关。

课堂精华实录

中医学认为，人的生理睡眠和卫气循行有关，和阴阳盛衰有关，和气血的多少有关，和心肾等脏腑功能也有关。

其中和阴阳的盛衰关系最密切！《灵枢·口问》中有这样一句话，"阳气尽，阴气盛，则目瞑；阴气尽而阳气盛，则寤矣。"一般的来讲，阳盛睡眠就比较少，因为阳主动，主兴奋；相反，阳衰睡眠就比较多。

在五脏里面，和心肾的关系比较密切。心属火主神志，肾属水藏精，心肾相交。所以心肾的功能和睡眠有着密切的关系。

睡眠的异常有两种情况，嗜睡和失眠，刘老师强调失眠更多见。

（一）失眠

失眠，指不易入睡，或睡而易醒，难以复睡，或时时惊醒，睡不安宁，甚至彻夜不眠。失眠的常见原因，不外乎三大方面，第一是环境性的原因，第二是精神方面的原因，第三是疾病方面的原因。环境的原因例如天气太热、天气太冷、环境比较嘈杂、声音比较大、灯光比较亮，这些都影响睡眠。精神方面的因素有很多，例如焦虑、心烦、兴奋等等，刘老师重点讲疾病方面的原因。

课堂精华实录

造成失眠的疾病方面的原因包括两个大方面：实证类和虚证类。

在虚证里面主要是血和阴不足。

血不足又称作是营血不足。那么营血不足为什么会引起失眠？这个问题请同学们首先要回到中医基础理论上想一想。中医讲，心主神，那么心主神的基础是什么？心为什么能够主神？大家想，想到了么？心主神的基础是因为心主血，血养神。所以，心血充足，心神就良好，那么心血不足，心神就失养，心神失养，就出现失眠！

大家知道人在生理上阴和阳的关系是处于一个平衡的状态，那就是阴平阳秘这样一个状态。阴平阳秘，人的睡眠才会正常。当阴虚的时候就产生内热，内热也是虚火，阴虚又可致阳亢，阳热内盛，扰乱了神明，所以也失眠，这是虚证。

实证的失眠主要和热邪有关。热邪扰乱了神明，心神不能安定，所以也失眠。例如我们经常碰到的心火亢盛、痰火扰心、肝火炽盛等病证。机制就在于，因为火热内盛，心神不能安定。失眠还有一个原因就是食积胃脘。食积胃脘为什么会失眠？这个问题应该从经络的角度去解释。大家学习经络的时候是否还记得，胃经有一个分支到达心中？所以食积胃脘，会上扰心神，导致失眠，这就是古人讲的"胃不和，则卧不安"。

通过刘老师的讲解，我们可以知道，疾病性的失眠，一个是阴虚，一个是血虚，一个是火热内盛。从五脏角度来讲，和心有关，和肝有关，和胃有关，和肾也有关，其中与心的关系最为密切。这取决于心主神明的理论，所以刘老师强调：治疗失眠，可以从心入手，可以从肝入手，也可以从肾入手，但是镇定心神，滋养心神，是治疗失眠最常用的治法。

（二）嗜睡

睡眠异常还可以表现为嗜睡，是指患者不管白天晚上都想睡觉，经常不自觉地入睡。这种患者尽管睡眠很多，但意识清楚，这一点和昏睡不同。昏睡是指患者意识不清楚。嗜睡是指患者在意识清楚的基础上睡意比较浓，睡觉的时间比较多。刘老师强调，嗜睡和失眠是两种相反的表现，病机也是相反的。失眠总的来讲是阴血不足和火热亢盛，嗜睡则正好相反，病因病机是阳气亏虚、痰湿阻滞等。

课堂精华实录

关于嗜睡的病机，第一个是心肾阳虚，第二个是痰湿困脾，第三个是脾气不足。这三个内容同学们可以分析下，第一个是阳虚，第三条是气虚，合起来是什么？是阳气虚！阳气虚和阴血虚相反，也就是说阳气虚睡眠就多，阴血虚睡觉就少。第二条是痰湿困脾，痰湿属于什么，属于阴嘛，所以这三条合起来我们可以概括为阳气不足，痰湿内盛。这和我们前

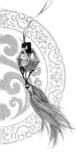

面讲失眠正好相反。

最后一个问题，刘老师要求同学们要掌握以下这三种不同的嗜睡各有什么样的特点。并且强调掌握这一部分将来能够指导我们去运用这些理论，在临床上辨别嗜睡。

课堂精华实录

第一种，是心肾阳虚，特点是精神疲惫，就是患者的精神很差，无精打采，时时想睡觉，伴有一个重要的特点怕冷。患者怕冷，手脚发凉，这是阳虚的特征，心阳虚、脾阳虚可以，心肾阳虚也可以。有了这一条，我们基本上可以考虑是阳虚，再加上嗜睡，那我们可以考虑是心肾阳虚的嗜睡。

第二种，是痰湿困脾。痰湿属阴，阴气盛，阳气就不振。痰湿内盛最容易伤到的一个脏就是脾。因为脾主运化，所以古人说"脾喜燥而恶湿"。痰湿困脾嗜睡的特点除了嗜睡以外，伴有头晕、头重，或者是头身困重，特别是舌苔很典型的，舌苔往往是白腻的。白腻的舌苔，提示痰湿内盛。

第三种，是脾气不足。脾气不足，最大的特点就是饭后嗜睡，饮食不香，患者往往病程比较长，面色暗黄无华，就是出现脾虚的这种状态。

以上三种嗜睡，第一种在临床最常见。因心主神，而肾阳是一身阳气的根本，心阳需要肾阳的振奋，需要肾阳的温煦，心阳才能振作，那么肾阳不足，不能温煦心阳，心肾阳俱虚，精神不能振奋，所以患者嗜睡明显。

根据这一病机的认识刘老师治疗嗜睡常用附子、桂枝、细辛、麻黄等温热药物，目的是温补阳气，振奋精神，从而改善嗜睡。

课后思考

1. 失眠与多个脏腑有关，为什么说与心的关系最密切？

2. 嗜睡分几个类型？各自的临床特点是什么？

七、问饮食口味

要点提示

　　不论新病久病都要问饮食口味,以了解脏腑功能及津液的多少和输布情况。要重点理解口渴不欲饮的形成机理,掌握其临床特点,还要掌握食欲减退、饥不欲食的特点和临床意义。

(一) 问口渴与饮水

　　问口渴与饮水,主要帮助我们了解津液的多少,进一步可以判断阴阳的盛衰,判断寒热的多少。刘老师一直是按照三小条来讲解的,分别是口不渴、口渴多饮、渴不多饮。

　　1. 口不渴

课堂精华实录

　　口不渴,就是患者不想饮水,提示我们津液未伤。什么情况津液不受伤? 一个是寒证,一个是湿证。在这两种情况下,津液往往是充足的。除了这两个原因以外,同学们还可以考虑这个气虚和阳虚的患者,津液也不会受伤,也不会口渴。因此,出现口不渴的情况,除了考虑寒证、湿证以外。还有其他因素,例如刚才讲的气虚、阳虚、气郁等。

　　2. 口渴多饮

课堂精华实录

　　口渴多饮,是指患者口渴得比较明显,喝水也比较多,这种情况属于津液已经损伤,那不管什么原因,出现这种口渴多饮的症状,我们可以判定为津液受伤。那么什么情况能够引起津液不足? 一个是燥证,燥邪容易伤津;第二个是热证,热盛则伤津嘛,这是个规律;第三是消渴病,消渴病的特点是口渴喝水多,而且多尿,这是跟前面的热证、燥证不同的地方。

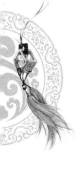

3. 渴不多饮

渴不多饮，是指患者虽然口渴，但是喝水不多，甚至说不喝水。这里口干是一种感觉，有的患者不想喝水，有的患者又喝不多，都属于这个范围。渴不多饮主要有痰饮内停证、瘀血内阻证、温病营分证、湿热证等。

课堂精华实录

学习渴不多饮的关键，是知道患者为什么口渴，又为什么不想喝水。把这个问题搞明白了，就知道怎么治疗了。

第一个原因是痰饮内停。痰饮内停为什么出现口渴，首先我们要解决这个问题。大家知道痰饮内停以后阻止了津液的升腾，也就是说津液不能到达口腔，所以就会口渴。但是这个痰饮本身就属于阴，它不伤津，所以体内的津液又不少，就是体内不缺乏津液，所以患者又不愿意喝水，不多喝水甚至不喝水。如果喝的话，爱喝一些热的，温热的水，这是因为痰饮属阴性，所以他喜欢热。

第二个原因是瘀血。体内有瘀血也可能出现渴不多饮。原理和上一条痰饮内停的原理是一样的。就是瘀血停留阻止津液的输送，津液不能上承到口腔，所以口渴，因为津液没有受伤，津液不少，所以患者又不想喝水，喝不多。那么因瘀血口渴又不想喝水是什么特点呢？古人在临床总结出来是"但欲漱水而不欲咽"，就是患者只想漱口然后不想往下咽。道理我刚才讲过了，就是口干，但是体内又不缺水，漱口以后可以缓解口干而不想咽下去。

第三条是热入营分。热入营分的患者出现口渴喝水不多的，热灼津伤，所以口渴；热又蒸腾营阴上潮于口，所以饮水不多。患者还有什么特点？除了口渴就是身热夜甚，就是这种发热到了晚上明显加重。这和热在气分的发热明显不同，这也是诊断热在营分还是在气分的条件之一。

最后，湿热引起的口干不多喝水，也是热灼津伤，所以口渴；湿热郁蒸所以饮水不多。湿热引起的口渴的特点，除了口干渴以外还多了一个字"黏"。湿的特点是口黏，而因为是湿热，所以口腔黏而干。

除了刘老师讲的这些症状外，湿热内蕴的患者标志性的舌苔是黄腻的。黄主热，腻主湿，那么黄腻苔就是说湿热内盛。这里，舌象可以帮助我们判断病邪的性质和病邪的多少。

痰饮、瘀血导致渴不多饮的原因不是津液不足，是津液的输布发生了障碍，患者觉得口渴但是体内的津液又不少，所以患者又喝水不多，甚至不喝水。刘老师结合临床治疗进行了深入分析。

课堂精华实录

这样的患者，治疗时是养阴吗？是生津吗？都不是！应该疏通水道，或者温化痰饮，或者活血化瘀，痰饮、瘀血清除以后，水道通畅，津液到达口腔，那么这个症状自然就消失了，这是学习这一部分的要点。可以直接指导我们将来在临床上应该怎么去处理这个症状。

（二）问食欲与食量

问食欲与食量可以帮助我们衡量许多脏腑的功能，特别是对于判断脾、胃、肝、胆的功能至关重要。中医学认为，有没有食欲，食量大小主要和脾、胃有关，因为脾主运化，胃主受纳。同时，还和肝、胆有关。因为肝主疏泄，帮助消化；胆储藏和排泄胆汁，有助于消化。因此，问食量和食欲，重点了解的是脾、胃和肝、胆的功能。

1. 食欲减退

食欲减退，又可以称作是食欲不振，中医还称作纳呆。临床常见病机为脾胃虚弱和湿邪困脾。刘老师分别进行了讲解。

课堂精华实录

第一，脾胃虚弱，运化能力下降，这是引起食欲不振的主要原因，在临床上很多见。病机是脾胃虚弱，运化能力下降，这里的脾胃虚弱主要是脾气、脾阳的不足，运化的功能下降了，所以就引起食欲减退。而除了食欲减退这个症状以外，患者吃了饭之后还会腹胀。饭后腹胀，是因为吃了饭加重了脾胃的负担，脾胃运化能力更加不足。还有疲倦、乏力，这一些和气血有关。因为脾主运化，化生气血，气血营养全身，那么脾胃虚弱，气血就不足，气血不足，机体就失养。所以，就可以出现乏力少气，舌淡

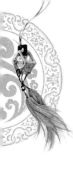

脉虚这样的一组症状。

第二，湿邪困脾。大家应该知道湿和脾的关系，湿邪内生的也好，湿邪外来的也好，如果侵犯内脏的话，首先犯脾，这是个规律，所以我们经常讲脾湿。你看看是不是燥湿的药物都入脾经？健脾的药物大部分有燥湿的功能呢？所以湿和脾的关系是相当密切的。湿邪困脾，脾气的运行就出现障碍，就会出现食欲不振，同时患者还出现脘腹胀闷，头身困重。这个道理，都和湿有关。大家想一想，湿邪重浊阻碍了气机，清者不升，浊者不降，所以又可以出现胸腹胀满的症状；湿邪阻滞了经络，气血不畅，就出现头身困重，这是湿邪的典型特点。

2. 厌食

厌食和食欲不振都是不想吃饭，但是两者有程度的差别。厌食相对食欲不振更加严重，临床常见的病因病机有：食滞胃脘、肝胆湿热、湿热蕴脾和孕妇。

课堂精华实录

厌食的患者，不但不想吃，而且非常厌恶吃，一看到食物，特别看到某些食物，就非常厌烦，甚至恶心。

第一，食滞胃脘。多食则伤胃，暴饮暴食可以损伤胃气。由于饮食不当导致了食滞于胃部，胃部气机难以下降，所以患者就不想吃饭、胃部胀满。由于食物停在胃部，就出现一种特殊的气味，这种气味就是腐臭味，老百姓称为食臭味、腐臭味。所以当打嗝排气时，出现的就是一种食物腐败的味道。

厌食最常见的原因是湿热。湿热影响脾胃、肝胆皆可引起厌食。由于病因是相同的，所以症状基本相同。湿热在脾症状是厌食油腻，湿热在肝也是厌食油腻，都是不想吃一类食物，比如说油条、肥肉，是不想吃的，甚至非常讨厌的，怎么区别？大家看，病位在脾，必须有脾的症状，如脘腹胀满（气机升降失调所导致的）。那么肝胆湿热，首先要出现的病变，就是胁部。胁部这个部位我在上一节课也讲过了，属于肝胆部位，因为有湿热，所以该部位会热、胀、痛。

孕妇出现厌食，伴有严重的呕吐，这是"妊娠恶阻"，是个病名。往往是怀孕几个月后，症状比较严重。而女性在怀孕之后，如果出现了不想吃饭，比较轻微，这是生理现象，称作妊娠反应，与前者的区别就是严重的程度，与持续的时间。

3. 消谷善饥

消谷善饥是指患者食欲亢进，进食量多，易感饥饿的症状，也称作多食易饥。就是吃得比较多，饿得又比较快。消谷善饥要根据年龄、工种和体质等去综合判断。例如建筑工人，饭量较大；学生食量就较小。常见胃火亢盛、胃强脾弱和消渴病患者。

课堂精华实录

消谷善饥的原因有三。第一条就是胃火亢盛，第二条就是胃强脾弱，第三就是消渴病。这三者的鉴别非常容易。胃火亢盛表现为大便干，那是因为有热，热盛伤津；胃强脾弱的大便稀溏，这里的大便溏主要是大便黏，不是和水一样，大便次数也比较多，这一天最少两次大便；最后一个就是消渴病，消渴病除了多吃以外，还可以多饮、多尿，还有肌肉比较消瘦，这个诊断也不困难。

4. 饥不欲食

饥不欲食就是患者有饥饿感，但不想吃饭，也吃不多，常见病机为胃阴不足。

课堂精华实录

饥不欲食的主要原因是胃阴不足。阴虚则火旺，虚火内扰于胃则出现饥饿感；阴虚失润，胃的腐熟功能又减退，所以不欲食。另外见于有蛔虫的，但主要见于胃阴不足。

（三）问口味

口味的异常主要有 7 种，刘老师结合临床实际情况，要求重点掌握口淡、口甜、口酸、口苦 4 种。

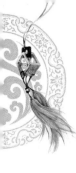

课堂精华实录

正常的口味，就是吃什么有什么味，不吃什么没有什么味。反过来，吃什么没有什么味，不吃什么却有什么味，这就是异常口味。

所谓口淡，就是吃饭不香，没有滋味，这就是吃什么没什么味。主要是由脾胃虚弱导致的；下面我要讲的几个口味异常都属于不吃什么却有什么味的范畴。口甘，是口中有甜的感觉，像吃了糖似的，是湿热或者脾虚引起的。早在《黄帝内经》就有"口甘……治之以兰"的记载，这里的"兰"是指佩兰，用它来醒脾化湿，以消口甘。口酸，是口中有酸气或者有酸水，这有两个可能，一个是伤食，食物不化；一个是肝胃郁热。口苦，就比较简单，但是比较有用，口苦主热，热证会出现口苦。大家知道，五行配属中火与苦相配。例如心火、肝火、胆火，都可以见口苦。口苦多在早晨明显。

课后思考

1. 患者为什么会口渴而又不想饮水呢？

2. 患者为什么会饥饿而又不欲食呢？

3. 食欲减退反映哪些脏腑的病变？各有何特点？

八、问二便

要点提示

问大便的内容中，泄泻比较重要，因为临床最常见。要掌握各种泄泻的原因和临床特点；便秘的问诊比较简单，但要分清楚寒热虚实；便血和便脓血是不同的两个症状，但其病机有相同之处，都与脾肾阳虚和大肠有热相关。

小便异常的表现虽然较多，但其病位不是在膀胱就是在肾，其病机不是湿热就是虚寒，湿热者属膀胱，虚寒者属肾。这是一般规律。

（一）问大便

正常人的大便首先从次数上来讲，一天 1 次或者是两天 1 次，大便的质地不干不稀，排便不感到困难。大便异常情况包括：便次、便色、便质、排便感4个方面。刘老师的讲解是围绕便秘、泄泻、便血、便脓血4种病症展开的。

1. 便次异常

便次异常的学习内容包括便秘和泄泻两部分。

便秘，是指大便的次数减少，大便的质地较硬，排便比较困难。中医学把便秘分为热秘、寒秘、气秘和虚秘4种。这种分类，主要是以病因命名的，刘老师此处不再强调其临床表现，而是强调对于病机的理解。

课堂精华实录

所谓热秘，顾名思义就是热邪引起的。热邪亢盛，损伤津液，引起的便秘就称作热秘。

所谓寒秘，意思是说寒邪引起的便秘。寒邪怎么能够引起便秘？这是和寒邪的性质有关。由寒邪的性质决定，寒邪具有凝滞的作用，那么寒邪凝滞了肠道，气机不畅，通降的功能发生了障碍，这就使排便发生困难，引起了便秘。

寒与热都能导致便秘，乍看难以理解。我举一个自然界的例子帮助大家理解。小船在河里行驶，有两种情况可以使之停止行驶。一是天热少雨，河水减少而不能载舟；二是天气寒冷，河里结冰，船照样不能行驶。明白了这个道理，也就明白了寒秘、热秘的形成机制。

所谓气秘，就是气机郁滞，肠道传导失职引起的便秘，常见于脾胃气滞、肠道气滞和肝气郁滞，而且这些因素是相互影响的。

所谓虚秘，就是正气不足引起的便秘，可以是阴虚、血虚，也可以是气虚、阳虚，也就是说阴阳气血不足，都可能引起便秘。老年便秘、产后便秘大都是虚性的便秘。虚性的便秘要用补法治疗，用通下法不行，通下只能解决当时的困难，却治不好便秘。所以中医特别强调治病求本。虚性便秘的本，不是阴虚、血虚，就是阳虚、气虚，补阴、补血、补气、补阳才是治本。

泄泻，指大便的次数增多，质地比较稀，腹泻的性质不同，稀的程度

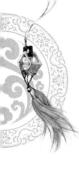
也不一样。泄泻分为实证类和虚证类。实证类有伤食泄泻、寒湿泄泻和湿热泄泻；虚证类有脾虚泄泻、肝郁泄泻和肾虚泄泻。

课堂精华实录

首先讲泄泻所涉及的脏腑。泄泻的发生和多个脏腑有关，与脾、肝、肾这3个脏的关系密切，而在这3个脏中，又和脾的关系最密切。

再讲引起泄泻的原因。泄泻与湿的关系最密切。可以是寒湿，也可以是湿热，但都是以湿为主，即所谓无湿不作泻。

这样我们可以得出一个结论，就是泄泻这个疾病的发生，主要和两个方面有重要的关系。一个是湿邪，为主要病因；二是脾，为主要病变部位。明白了这个道理，对于腹泻的诊断和治疗都是有重要意义的。

不同原因导致的泄泻，临床上的诊断要点不同。刘老师认为，诊断时第一要了解腹泻的特点，例如完谷不化、排便不爽；第二分析伴有症状，例如寒象、热象、脾虚症状、肝郁症状。这样结合起来进行泄泻的辨证。

课堂精华实录

伤食泄泻，是因暴饮暴食损伤肠胃，导致的泄泻。这一类泄泻的特点主要有二：一是完谷不化。所谓的完谷不化，就是患者吃过的食物不能很好地消化，粪便里面有没完全消化的食物；二是排便不爽。所谓的排便不爽就是患者在排便的过程中感觉排便不畅，不利索，有排不完的感觉。除此之外，伤食泄泻的特点往往还具备伤食的其他症状，例如腹胀、腹痛，还有嗳气、嗳腐吞酸。由于气体从胃里向上，可以到达口中，所以这个气体带有食物腐败的气味，这是伤食的特征。

寒湿泄泻的特点就是清稀的大便，有时候描述为清稀如水，就是和水一样的清，气味有点发腥。因为这个病是感受了寒湿引起的，大部分患者是外有寒，内有湿。体表有寒，肠胃有湿，所以往往具备"外有寒，内有湿"的症状，那么，同时又有恶寒发热、头身疼痛的特点，这是一组表寒证的症状。

湿热泄泻，这个湿热泄泻，在临床上非常多，可以见于多种急性的肠炎。湿热泄泻的特点是排便不爽，肛门灼热。肛门的周围有灼热的感觉，这是湿热泄泻的一个重要的特点。除了湿热泄泻这个本身的特点以外，这种患者的舌苔是黄腻的，脉象是滑数的。

脾虚泄泻，是脾气运化无力，水谷不能消化引起的泄泻。其特点，首先有完谷不化。什么是完谷不化，我已经在上面做了解释，这一症状在脾虚泄泻中表现得非常突出。第二个特点就是先干后稀。所谓的先干后稀，就是大便的前一部分比较干燥，后一部分比较黏，比较稀。除了大便的性状以外，我们应该参考其他脾虚的一些症状，例如食少、腹胀、乏力、舌淡、脉虚等。

讲到肝郁泄泻，我要展开讲一讲。首先要讲的是，肝郁为什么会导致腹泻。要明白这个问题，就请同学们回到《中医基础理论》上去寻找答案。《中医基础理论》中讲到的肝和脾的关系，决定了肝病可以导致腹泻。大家知道，肝主疏泄，调畅气机，对于脾的运化有调节作用，脾的运化赖于肝的疏泄。所以前人讲，"土得木而达"。土得木而达，就是说脾必须得到肝的疏泄，运化才能正常。那么现在这种患者，肝气郁结不能疏泄于脾，导致脾的运化失职而引起泄泻。所以这个肝郁泄泻实际上是肝郁作用于脾而发生的腹泻。

其次要明白，肝郁泄泻有哪些特点。肝郁泄泻也很典型，第一个特点，就是时干时稀。所谓的时干时稀，就说患者有时候可能大便正常，有时候大便可能偏干，有时候则出现腹泻。这些变化，又和情志活动有关。例如，着急了，生气了，这些情绪的变化就有可能引起腹泻。第二个特点，是排便不爽，有排不完的感觉，上面讲的伤食泄泻也出现这个症状，机制是一样的，都是肠道气机不畅所致。

最后是肾虚泄泻。肾虚为什么引起腹泻？这要从肾的功能说起。肾主二阴，主司大、小便。肾的气化功能是形成大、小便，排泄大、小便的动力。所以无论是大便还是小便，都和肾有密切关系。在大便异常这个方面，肾虚气化无力，或者固摄失职，都可以引起腹泻。

肾虚腹泻，第一个特点是五更泻。五更泻主要发生在黎明前夕，患者出现肠鸣腹痛，然后就急于排便，排便完了以后，患者觉得肠鸣腹痛缓

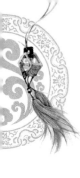

解。第二个特点，可以出现完谷不化。完谷不化既是肾虚泄泻的特点，也是脾虚泄泻的特点。

通过刘老师的讲解，我们可以知道，"排便不爽"在以上的泄泻中出现3次，伤食泄泻、湿热泄泻、肝郁泄泻，都可以出现排便不爽。而引起排便不爽的病机，总体来讲就是肠道的气机不畅。伤食可肠道气机不畅，湿热可气机不畅，肝郁也可肠道气机不畅。所以，刘老师强调"排便不爽"可以见于多种腹泻，临床上要加以辨别。

通过刘老师的讲解，我们还可以知道，"完谷不化"在这些泄泻中出现3次。分别为伤食泄泻、脾虚泄泻和肾虚泄泻。所以说，完谷不化这一个症状没有特异性，可以见于伤食，也可以见于脾虚，还可以见于肾虚。因此，刘老师强调，我们在临床诊断的时候单凭一个症状是难以判定的，这也是我们在绪论里面学到的为什么要四诊合参，为什么要全面地分析这个病情的原因。我们搜集的资料越全面，分析得越全面，诊断就越准确。

2. 便色异常

这部分内容，我们重点学习脓血便。脓血便，指大便里面不但有脓，而且有血，但单纯有血，不能称作脓血便，而是称作便血。中医书籍中有称作"赤白黏冻"的，赤就是红色的，红色、白色相间，形状像黏冻一样，这一种病变主要见于痢疾、结肠炎、肠癌等。

课堂精华实录

便脓血的病机有二，一是大肠湿热，二是脾肾阳虚。

大肠湿热引起的脓血便，病程较短，并有里急后重、舌质红、苔黄腻、脉象滑数等一派湿热征象。中医治疗这方面的痢疾有着丰富的经验，疗效也非常好。例如葛根芩连汤、白头翁汤，都是治疗湿热痢疾的有效方剂。

脾肾阳虚引起的脓血便，病程较长，有久病阳虚的特征，例如腹部发凉、怕凉，不敢吃凉东西，吃了凉东西或者受凉以后腹泻的次数会增加，病情会加重。同时，可以有腹痛，这种腹痛属于隐隐作痛，喜温喜按，就是一种虚寒性的腹痛。

3. 便质异常

便质异常的内容有 3 项，完谷不化、溏结不调和便血。刘老师已经把完谷不化和溏结不调的内容融合进了泄泻当中，这里的讲解重点是便血。便血，指便中带血，有远血和近血之分。便血有许多种情况，有的是先出血再出大便，有的是先出大便后出血，有的是粪便和血液混合出现，还有的是单纯的下血，大量的出血，这都称作便血。

课堂精华实录

从肛门出血的，称作便血；而小便带血的称作尿血。那么碰到一个便血的患者，我们要分清楚这个血是从哪里来的，出血的性质是什么。

如果是先便后血的，颜色是黯红的或者紫黑的，就是颜色比较深，这种便血，出血的部位离肛门的距离比较远，多在小肠以上。这一种出血我们称它为远血。这种出血的原因大部分是虚寒性的，就是阳气不足，统血失职引起的。

如果便血的颜色是鲜红的，那么出血的部位离肛门的距离比较近，多位于小肠以下的部位，这种出血称作近血。这个近血的性质应该属于热，热伤血络，引起了出血。

那么我们可以看一下，辨别便血是远血还是近血，主要是为了辨别出血的性质，进而为中医的辨证用药提供依据。远血者，治疗的时候以补益阳气为主；属于近血者我们应该清热凉血，这两者的药性是相反的。所以，辨别是近血还是远血还是很重要的。

（二）小便异常

正常人的小便，从次数上来讲，白天可以 3~5 次，夜间可以 1 次或者 0 次；从尿量上来讲，1000~1800ml 左右。尿次和尿量可以受诸多因素的影响而有所变化，例如喝水多少、是否出汗、天气是否炎热等。所以，刘老师强调要把这些因素充分地考虑进去，才能做出合适的判断。

小便的异常改变包括量、次、色质及排尿感 4 个方面。

1. 尿量异常

尿量的异常，有尿量增多和尿量减少。

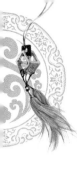

课堂精华实录

尿量的增多，见于虚寒证、消渴病，特别是消渴病。因为多尿是消渴病的一个特点，而多尿的前提是多饮，多饮的前提是口渴，所以这个消渴病就是口渴、多饮，然后就是多尿。

尿量减少，有这么几种情况：

一是化源不足。可以因为喝水少，可以是热盛伤津，还可以是腹泻伤津，还有医生的原因，如用药不当使汗、吐、下太过而伤津。这些，都可以导致尿液的源泉不足。

二是水液停留。正常状态下，津液变成尿液而排出，如果津液没有变成尿液而停留在了体内，可能形成了水肿，也可能形成了腹水。这种患者的尿量会明显减少。

第三种情况是水道不通。因为尿液排出的道路发生障碍，尿液排出不畅，停留于膀胱，而出现小便量少，甚至无尿。例如尿路结石、前列腺肥大等疾病就可以引起这种情况。

2. 尿次异常

尿次异常，一类是频数，一类是癃闭。

小便频数有两种，一种是短黄，一种是清长。前者因为湿热，后者因为虚寒，两者有着本质的区别，治疗用药完全不同，必须加以区别。所以，刘老师进行了详细的讲解。

课堂精华实录

小便频数，有虚有实，有热有寒，不可不辨。

小便频数，兼有尿短、赤者为膀胱湿热。这里的"短"，是说尿量比较少；这里的"赤"，是指小便发黄。小便短赤，实际上就是小便发黄，量还比较少。

小便频数，兼有尿清、长者为肾虚不固。这里的"清"，是指小便颜色不黄也不浊，而如清水；这里的"长"，是指尿量不短少。肾开窍于二阴，主司大、小便。肾阳虚，气化的功能下降，固摄失职，就可以出现尿量增多。这种情况常见于老年人，尿频以夜间为甚，少则两三次，多则五六次，甚至更多。

癃闭在小便异常里是我们学习和理解的重点。癃是小便不畅，点滴而出；闭是小便不通，点滴不出。癃闭常见于湿热、瘀血、结石和气虚、肾阳不足等原因。

课堂精华实录

小便不畅，滴答滴答地还能出来一些尿液，那就称作癃；如果膀胱里面有尿，一点也排不出来，这个状态称作闭。

下面请同学们分析一下癃和闭是个什么关系？是程度不同的关系，还是性质不同的关系？从癃和闭的概念看，两者没有本质的区别，只有程度的差异！为什么会这样说？你看，癃比闭轻一些，闭比癃重一些，癃可以转化为闭，闭可以转化为癃，癃和闭可以交替发生，所以我们统称为癃闭。而且在治疗原则和用药上也基本一致。

下面我讲的是癃闭的原因。癃闭的形成有多种原因，有肾虚，有湿热，有结石，有瘀血。这4个原因当中，肾虚属于虚证，后边这3条都是实证。那么肾虚为什么会引起癃闭？在《黄帝内经》里有一句话，"膀胱者，州都之官，津液藏焉，气化则能出矣。"这是讲膀胱这个脏器是贮藏尿液的，但是要排出尿液，必须靠肾的气化作用才能完成。现在肾阳不足，气化无力，排尿就困难，甚至排不出来了，所以就发生了癃闭。看后面3个，湿热也好，结石也好，瘀血也好，这三者都是实邪阻滞，有形的邪气，阻滞了排尿，使尿液不能流畅，所以发生癃闭。

这4种癃闭各有特点，肾虚的癃闭主要见于年高者，久病者；湿热主要见于尿路感染、前列腺炎症这一类的患者；结石必须具有结石的特征，在前面讲到腰疼的时候我们学习过，结石如果阻滞在尿道，除了小便不畅以外，可能腰部、少腹部有突发的剧烈的疼痛；瘀血导致的癃闭见于前列腺肥大、前列腺肿瘤和膀胱肿瘤等，压迫了尿道，使尿液排出困难。

3. 尿色质异常

尿色质异常有清长、短黄、带血、混浊、砂石5小条内容。前两条刘

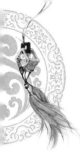

老师已经结合小便频数讲解过了。后面三者刘老师主要结合一种疾病进行学习——淋病。

课堂精华实录

中医学讲的淋病，原本称作淋证，是后来为了规范病名而改的。中医学的淋病，指小便频急，淋沥不尽，尿道涩痛，小腹拘急，痛引脐中为特征的一种病证。西医学的泌尿系感染、泌尿系结石、泌尿系肿瘤、乳糜尿等可参考进行辨证。而西医所说淋病是淋病双球菌引起的急、慢性接触性传染病，主要引起泌尿生殖器黏膜的炎症，属于性传播性疾病之一，两者完全不同。

患者吃了太多的肥甘之品，或者嗜酒过度，内生湿热，或者外来湿热秽浊毒邪侵入膀胱，或肝胆湿热下注，都可使湿热蕴结下焦，膀胱气化不利，成为淋证的基本类型——热淋。进一步发展热灼伤脉络，迫血妄行，血随尿出，就成为血淋。如果湿热久蕴，煎熬尿液，日积月累，就可以结成砂石，成为石淋。如果是湿热蕴结，膀胱气化不利，不能分清别浊，脂液随小便而出，小便就比较浑浊，成为膏淋。淋证还有气淋、劳淋等类型。

尿中带血，常见临床意义有：热伤膀胱血络（血淋）、心火下移小肠；脾不统血；肾气不固。

小便浑浊，常见临床意义有：湿热下注（膏淋）、脾虚而精微下泄。

4. 排便异常感

排便异常感有涩痛、余溺不尽、失禁和遗尿4小条内容。排便时尿道有灼热疼痛的感觉，是淋病的主要症状。在这里刘老师着重讲解其他3小条。

课堂精华实录

尿后余沥。尿后余沥是指患者排便余溺不尽，就是排便结束的时候仍然滴答滴答。这属于肾气不固而导致的开关失灵。

小便失禁。这个是比较严重的一个状况，患者不自觉的，就是没有意识的，小便就流出来了。老百姓称作"尿裤子"，这种状态也是肾气不固。

遗尿。遗尿和尿失禁概念不同。遗尿是说患者在睡觉的过程中，尿液不自主的流出，一个前提是必须在睡中，也是肾气不固。遗尿这一条，在小儿，3 岁以下的孩子出现遗尿，那是正常的。也可以说，3 岁以下的孩子，都会存在遗尿这么一个生理过程。如果 3 岁以上，经常出现遗尿，原因就是我们讲的肾气不固了。

课后思考

1. 寒和热都能引起便秘，其机理是什么？

2. 完谷不化、排便不爽各自的原因有哪些？

3. 归纳小便异常的病位病机，找出其规律性的东西，以便指导临床诊断和治疗。

九、问经带

要点提示

首先要知道正常的月经是什么样的，才能辨别异常的月经，这就叫知常渐变。月经问诊的要点是期、量、色、质。经色鲜红，经质黏稠这是热，若经量较多者是实热，经量较少者是虚热；经色黯红或色黑，有血块者是血瘀；经色淡，经质稀者是气血虚、肾虚。血热、血瘀、气血不足、肾虚基本上概括了月经的病理变化。

（一）问月经

问月经部分，刘老师首先讲述的是月经的生理知识。明白了生理的月经，才能去判断病理的月经。月经生理的学习包括：初潮、经期、周期、经量、经色、经质和绝经。

课堂精华实录

月经的初潮时间，一般是 14 岁左右。这个结论是《黄帝内经》总结

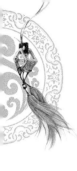
出来的，到目前为止，仍然适宜。关键这个左右，左右多少，这个说法不太一致。有的书上说13~15岁，有的书上说12~18岁，这两者相差了不少。我觉得12~18岁是比较合理的，但仍然不能包括所有的生理月经，如有的人11岁、10岁甚至9岁就来月经了，那是个别的情况。我们医学上讲的是一般的规律，大多数人就是12~18岁之间来月经。

月经的周期，一般是28天左右。那这个左右又是多少？一般来讲，我们把它定义为左右1周。比28天少1周，比28天多1周，都在生理范围之内，这个同学们能够算得出来。

经期，是指每一次月经来持续的时间。流血的时间是多长？这个时间一般是3~5天，如果少于3天就是时间太短，如果多于5天就是时间太长。

经量，月经的量是多少？应该是50~100ml。每次的月经量应该在该范围之内。

经色，正常月经的颜色为正红色，所谓正红色就是颜色不太淡，也不太深。

经质，正常月经的质地是不稀不稠，没有大的血块就可以。

绝经，《黄帝内经》规定的是49岁，"七七天癸竭"，七七就是49岁。这个年龄，到现在为止仍然适宜。我们国家前几年有一个调查问卷，经过多个城市的调查统计，现阶段我国的妇女绝经的年龄仍然平均49岁，这说明《黄帝内经》的总结是非常科学的，是可信的。我想关键是这个49岁左右，左右多少，这幅度又比较大，说法也不太统一。我们觉得45~55岁之间这个年龄没有月经了，都应该属于正常范围。个别的人可能不在这个范围之内，这也是个别现象。

掌握了这一部分月经的生理知识，对于我们判断月经，判断月经病的症状，是基础。病理月经的问诊，有4部分内容：经期异常、经量异常、色质的异常和痛经。刘老师一般安排先讲述色质的异常。

1. 色质的异常

这一部分是诊断月经病的一个纲领，很重要。我们把这一部分掌握了，下面就可以举一反三了。经色、经质的异常有3个方面：第一，月经的颜色淡红，质地较稀；第二种，色深红色而质稠；第三种，颜色紫黯的，而且往往夹有血块。

课堂精华实录

下面我们看看月经的色、质这3个方面的不同变化，各说明些什么问题。3种不同的色、质，说明它们有不同的病因病机。

第一，经色是淡红的，质地比较稀的，有的患者形容像掺了水一样，这是血虚、气虚。血虚，经血化源不足，所以经色就比较淡，经质就比较稀。气虚，中医讲气能生血，气虚则生血的能力下降，气血双亏，就出现色淡质稀的月经。

第二，经色是深红的，颜色比正常的月经要深，质地是较黏稠的，这是血热，说明了血分有热。那么，如何理解血热的患者月经就变红变黏？这样来理解，津血同源，热邪可以煎熬津液，津少了，血就会变得色红质黏，相当于对血液进行了浓缩。

第三，月经的颜色发黯、发紫、发黑、有血块，颜色更深了，这是血瘀，是由于血液瘀滞经脉所造成的。

2. 周期的异常

正常女性的月经周期是28±7天，周期异常有先期、后期、先后不定期3种情况。月经先期，指连续2个月经周期或以上，月经来潮提前7天以上。月经后期，指连续2个月经周期或以上，月经来潮延后7天以上。月经先后不定期，指连续2个月经周期以上，月经时而提前，时而延后达7天以上。刘老师重在讲述病机，并且强调临床鉴别诊断，知识的前后联系和举一反三。

课堂精华实录

先讲月经先期。这种月经的周期应该不足21天，可能是半个月，甚至1个月来数次。月经的周期发生了改变，提前到来，原因有两个，一个是气虚，一个是血热。

那么，气虚为什么可以导致月经提前？对，气有一个作用是固摄血

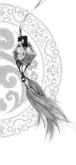

液，使之不能妄行。气虚之后，就不能固摄血液，所以就出现月经提前的情况。

再看，血热为什么会月经提前？血得热则行，甚至是妄行，热邪迫使血液加速流动，冲出脉外，月经就提前到来。这是月经提前的机制。

下面再讲临床上怎么去判断气虚和血热。请同学们从我刚讲的色质的异常找答案！大家应该清楚了，气虚的月经颜色是淡红的，质地是稀的；血热的月经，颜色是深红的，质地是稠的。血热还要进一步判断这种热的来源，可以是外来的热，可以是肝郁化火，还可以是肾阴虚的虚热。

下面讲月经后期。如果你掌握了月经先期，月经后期就比较容易掌握了。月经周期往后延长，偶尔一次可以不考虑。如果经常的往后延长7天以上，那同学们算一算，28天，后延7天以上，要超过多少天？对，35天！经常超过35天的才是月经后期。

月经后期的病因有这么几条：血虚、血瘀和痰湿阻滞。第一条属于月经的源头不足了，也就是血少了。月经化生不足了，所以就来得晚，这很好理解。第二条和第三条，瘀血和痰湿，是怎样导致月经后期的？这是因为瘀血或痰湿阻塞了经脉，经脉不通了，所以月经就迟到了。那怎么去鉴别这3个方面的月经后期？还是请同学们再回到前面我讲过的相关内容去找答案！

刘老师说的前面讲过的相关内容，就是指月经的色质异常。根据月经的色质异常的主病，就可以判断月经后期的3个原因。例如，月经后期，经色是淡红的，质地是稀的，这是血虚引起的。月经后期，颜色是紫黯的，并且有血块，这是血瘀引起的。至于痰湿这一条，痰湿属阴，颜色应该是淡的。除此之外，应该有痰湿的一些特征，如比较肥胖、舌体比较胖大、舌苔比较黏腻等。

课堂精华实录

还有经期错乱。所谓的经期错乱，就是月经的周期不定，没有规律，有时候来得早，有时候来得晚，有时候可能半个月一次，有时候可能1个半月、2个月一次，这种状况就是经期错乱，也称作月经不定期。引起经期错乱的原因有两个，一个是肾虚，另一个是肝郁。

大家应该知道，月经的形成和排出主要和肝、肾有关。为什么？肾藏精气，肝主疏泄而藏血。当肾虚和肝郁，就会导致月经的形成和排泄出现问题，表现为月经或早或晚，来的不定期，没有规律。

那么，临床上怎么去辨别是肾虚还是肝郁？这个问题不难，大家掌握两个要点就可以了。肾虚的月经错乱，伴有经期腰膝酸软，月经的颜色偏淡，质地偏稀。肝郁的经期错乱，要伴有肝气郁结的一个重要特征，如乳房、少腹胀痛，还常见情志的变化。

3. 经量异常

经量的异常，包括过多、过少、崩漏、闭经4小条内容。

（1）月经过多

月经过多是指月经血量明显增多，常见于血热、气虚。

课堂精华实录

月经过多有两个原因。第一是血热。血热会导致月经过多，这个机理，同学们还记不记得？想一想，血热为什么会导致月经过多？实际上，与月经先期的机制是一致的。对！就是因为邪热迫血妄行。第二是气虚，气虚又为什么会导致月经过多？这个道理更简单了，气虚不能固摄，血液溢出脉外，所以月经量就比较多嘛。

（2）月经过少

月经过少是指月经血量明显减少，甚至点滴即净，见于血虚、血瘀、痰湿。

课堂精华实录

造成月经过少的原因，同学们想一想就能想出来。一个就是血虚，血虚是月经的源泉不足，而造成血虚的原因是多样的，可以是因为失血，可以是肾精亏虚等；第二就是瘀血和痰湿，瘀血和痰湿阻滞了经脉，所以使这个经血来得过少。而造成血瘀的原因可以是气滞，也可以是寒凝。

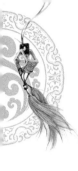
鉴别月经过少是血虚、血瘀，还是痰湿的要点，还是靠经色经质。这个问题前面讲过了，请大家自己去找答案吧。这里给大家留个思考题：月经过少与哪一种月经异常的形成机制相同？为什么？

（3）崩漏

崩漏指的是非正常行经期间阴道出血的症状。势急量多者为崩，也称为经崩、崩中；势缓量少者为漏，也称漏下。刘老师强调崩漏是我们学习的重点。首先，崩漏在临床上很多见，其次中医中药的治疗效果也比较好。

课堂精华实录

同学们注意这个概念，特别要注意这个流血的时间，是非经期，注意这个"非"字。它排除了经期阴道出血，就是出血不在月经期。其中，势急量多者为崩，势缓量少，淋漓不断者为漏。意思是说，出血的来势比较猛，来的量还比较多，这是崩；如果来势比较缓，经量比较少，时间还比较长，这种情况是漏。

漏和崩都是非经期出血，那两者是个什么关系？我提醒一下，是个本质的区别？还是个程度的不同？崩和漏不是本质的区别，是程度的差异！大家看，是急还是缓，是量多还是量少，这不是程度的差异么？所以，这两者可以交替的在一个患者身上出现，有时候可以崩，有时候可以漏，崩漏交替，所以，我们干脆称崩漏！

引起崩漏常见原因有气虚、血热、瘀血。血热和气虚引起出血的机制，刘老师在前面讲过了，这里重点讲的是瘀血为什么会崩漏。这个问题关系到用什么治法，选什么药物。所以刘老师重点讲解。

课堂精华实录

这里我重点讲一下瘀血引起崩漏的机制。这是个重点，也是个难点。瘀血是阻滞在脉中，使血液不能前进，这种情况下，就会导致脉络损伤，血溢脉外，引起出血。其实，自然界也有这种现象。例如，因河道堵塞，河水不能顺河道流动，而溢出河道，四处流淌。

这里强调一下，瘀血对血液运行的影响，可以有两种不同的病机和临床表现。一个是瘀血阻滞，血行不畅或不通，会引起疼痛、肿块等症状；一个是瘀血阻络，导致血不循经，出现出血等表现。你们在《中医基础理论》学习过瘀血的致病特点，其中是不是有一条出血？对！有的。那这种瘀血引起的出血，瘀血是本，出血是标，根据治病求本的原则，要用活血化瘀法，而不是止血法。例如，茜草、三七、蒲黄、五灵脂等药物是治疗瘀血崩漏常用的。这就是"通因通用"法的具体运用。

崩漏的学习第一个从概念上去掌握，第二个从辨别上去掌握，掌握辨证要点。这3种崩漏的特点，我们联系前面学习的知识就可以掌握了，此处我要强调的是举一反三的学习方法，下面请同学们回答。

如果颜色比较淡，质地比较稀？气虚崩漏！

如果颜色比较红，质地比较稠？血热崩漏！

如果颜色是紫黯的，有血块的？血瘀崩漏！

（4）闭经

闭经是指女子年逾18岁，月经尚未来潮；或已行经，未受孕、不在哺乳期，而又停经达3个月以上的症状。刘老师此处往往结合西医学的名词进行讲解，以方便大家理解。

课堂精华实录

闭经包括原发性的闭经和继发性的闭经。女子一般在12~18岁来月经，如果超过18岁仍然不来月经，那么我们就可以诊断是一个原发性的闭经。所谓继发性的闭经，就是来过月经，因为某些原因，月经中止了，而且要超过3个月，这种闭经，就是继发性的闭经。

闭经的诊断还是很容易的，当然了你得排除是不是受孕了，怀孕的妇女不来月经；哺乳期间的妇女不来月经，那不是病理的现象，也不能称闭经。

闭经见于多种原因。刘老师一般是把这些原因概括一下，概括为两大类。

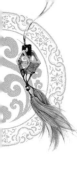

课堂精华实录

有很多原因可以导致闭经。肝肾不足、气血亏虚、阴虚血燥、血海空虚，或因痨虫侵及胞宫，或气滞血瘀、阳虚寒凝、痰湿阻滞胞宫，冲任不通。大家按两类去理解，第一类是各种原因导致血虚，就是不足，是虚证；第二类是各种原因导致血瘀、痰阻，脉道不通，是实证。

4. 痛经

痛经是指经期或行经前后，阵发性出现下腹部疼痛，或痛引腰骶，甚至剧痛难忍，并伴随月经呈周期性发作的症状。

课堂精华实录

痛经的概念，各版教材的表述稍有些不同，但总是讲明，痛经具备一定的时间要点和部位要点。时间要点：周期性，经前、中、后期都可以出现。部位要点：下腹、腰骶。有一个问题请大家注意，正常的妇女，在月经的时候有轻微的腹痛，不影响工作，不影响生活，不影响学习者，不视为痛经，这是正常的生理现象。

痛经的常见原因有：气滞血瘀、寒凝或阳虚、湿热蕴结和气血两虚。痛经原因的分析，刘老师结合临床实际情况，主次分明地讲解了最常见的痛经类型。

课堂精华实录

痛经在临床上最多见的类型是气滞血瘀和寒凝血瘀，气血不足的痛经比较少见。那首先我们看一下这3个类型各有什么特点。

气滞血瘀的痛经，首先要看什么时间痛，哪个部位痛，怎么痛。气滞血瘀的痛经，是发生在经前或经期，以小腹胀疼为主，有的患者可能出现刺痛。除了这个小腹胀痛以外，患者还会出现乳房胀痛，这是气滞的一个特征。

寒凝血瘀的痛经，重点是寒，寒是主导因素，所以这种患者要有寒的特征。寒的特征是什么？特点是小腹部冷痛，喜欢温，热敷能缓解，受凉就会加重了。

虚证类的痛经，气血两虚和肝肾不足，一个共同的特点就是月经后期出现腹痛。注意这个时间就是月经的后期出现腹痛，而腹痛的特点是隐痛，是可以忍受的。所以，这样的患者有时候可以不来看病的。一是这个月经即将过去，她不紧张了；二是痛得不是很厉害，她可以忍受。这可能是少见的原因之一。

通过刘老师的讲解，我们可以把痛经分为两大类，一类是实证，一类是虚证。根据我们在问疼痛学到的实就是不通，虚就是不荣，所以，治疗痛经得有两个原则：第一是通，第二是补。首先要先判断准确，看看这个痛经是不通为主，还是不荣为主，是气滞还是寒凝，是肝肾亏虚还是气血不足。这对我们的用药具有很重要的指导性。刘老师临证治疗痛经往往以通为主，常用理气、温通、活血的方药，治疗效果很好，多数患者服药一剂，痛经即可减轻。

（二）带下

带下，指正常情况下，女性阴道内少量无色、无臭的分泌物，有濡润阴道的作用。排卵期和妊娠期带下略有增加为生理现象。带下明显过多，淋漓不断，或是色、质、气味异常为病理状态。

课堂精华实录

中医把病理带下分为白带、黄带、赤白带三大类。那我们看一下这三大类的分类依据是什么？顾名思义，分类依据是根据颜色分类的，之所以是白带是因为带下的颜色是白色的，那带下颜色是黄色的是黄带，那带下的颜色白中有红的就是赤白带了。

白带，首先具备一个条件，就是颜色是白的，质地是偏稀的。白带说明这种患者是脾肾阳虚，是寒湿下注。中医学里带下的生成和湿有关，那么这个湿，一个是脾肾阳虚生湿，一个是寒湿外侵。前者因为脏器阳虚所致，后者是因为寒湿侵犯人体所造成的。

黄带，它的颜色应该是黄的，气味应该是臭的，质地是黏的。出现这一种带下，那是湿热所为，就是体内有湿热，湿热带下。

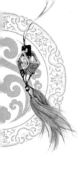

赤白带，既有红的也有白的，有血的颜色。这一种带下是因为肝郁有热或湿毒蕴结，同学们看一下，肝郁有热也好，湿毒蕴结也好，一般都和热有关。

这是中医讲的3种带下，临床上要加以辨证。刘老师同时结合临床实际情况强调带下类疾病进行病证结合诊断的重要性。

课堂精华实录

在这里我提醒同学们几句，你在看带下的时候除了中医辨证，最好要做妇科检查。因为这个带下病，可以见于癌症，可以见于多种阴道炎症。所以，在这个时候首先要诊断清楚是哪一类的疾病，在辨病的基础上去辨证，以免失治误治。这样，我们既能解决当前的主要矛盾，又能把眼光放远，解决疾病这一基本矛盾。

这就是我们在绪论里面学习的辨证和辨病相结合的意义所在。同时，由癌症引起的带下异常，应该考虑是手术治疗还是药物治疗；由阴道炎症引起的带下异常，就要注重内服药与外用药的结合应用。

课后思考

1. 血热、血瘀、气血不足引起的月经异常有哪些？各有何特点？

2. 何谓崩漏？崩漏的辨证要点是什么？

3. 谈谈病证结合在带下病诊断中的意义。

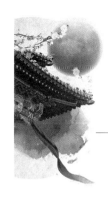

第二章　望诊

望诊的内容，包括全身望诊、局部望诊、舌诊、小儿指纹和排出物。可以这样说，凡是用眼睛能够看到的地方都是中医望诊的内容。

第一节　全身望诊

全身望诊包括四大内容，望神、望色、望形、望态，连起来就是神、色、形、态了。其中我们要重点学习的是望色和望神，而望形和望态这两部分，刘老师只是做简要的讲述。

一、望神

要点提示

神反映的是机体脏腑精气的盛衰。怎么通过得神、失神、假神等神的状态来判断体内的生理病理，是大家学习的要点。另外，假神是危重患者的一种表现，所以，一定要掌握假神的诊断要点，这对于合理的处理和预测预后都有重要意义。

（一）神的概念

了解神的概念是学习望神原理的基础。神，是人体生命活动的总称，是对生命活动的外在表现的高度概括。

课堂精华实录

中医学里讲的神，概念非常的广泛。在《黄帝内经》中神的概念有多

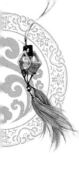

种，我今天讲的神，也就是望神的神，主要是指人体生命活动的外在表现。

人体生命活动的外在表现范围非常广泛。例如同学们正在听课，老师正在上课，这一切活动都属于神的范围。你看，我的手一抬，我的脚一迈步，我的面部的改变，表情的改变，这些变化都称作神。

（二）望神的原理与意义

精气是神的物质基础，而神是精气的外在表现。精、气、神三者盛则同盛，衰则同衰。望神的意义是，可以了解其精气的盛衰，判断病情的轻重和预后。

课堂精华实录

神是怎么产生的？大家重点理解这句话——精气是神的物质基础，神是精气的外在表现。精气是脏腑产生的，脏腑产生了精气，精气产生了人的生命活动，生命活动的外在表现就是神。

例如，老师在这里上课，就是生命活动的表现，而声音的大小取决于气的多少。中医讲，声由气发，气由精生。《黄帝内经》讲得很明白，"精化气"，就是讲精产生了气，而气的运动又主持了人的生命活动，生命活动的外在表现就是神。

讲到这个地方，同学们可以回答另一个问题了。望神的意义是什么？也就是说望神是在了解些什么，能够答得出来吗？

我们可以回答刘老师的问题。正如《素问·移精变气论》说"得神者昌，失神者亡"，就是讲如果体健神旺，那么精气充足，抗病力强，有病则病轻，预后较好；如果体弱神衰，那么精气亏虚，抗病力弱，有病则病重，预后较差。

（三）望神的主要内容

1. 望神的重点

神是人体生命活动总的体现，具体反映于多个方面，其中我们的观察重点有两目、面色、神情、体态等方面。

课堂精华实录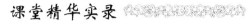

　　最能够体现神的是两目。眼睛这个地方是什么？是心灵的窗户。一个人是否聪明，是否善良，是否诚实，是否健康等，都可以表现于眼睛。眼睛是神集中表现的一个地方！《灵枢·大惑论》说"五脏六腑之精气皆上注于目"，那么，望目可以帮助我们去了解五脏六腑精气的盛衰。所以我们望神，眼睛是最为重要的。

　　面色。面部这个地方分布的血管非常丰富，面部的皮肤又非常的薄，面色能够迅速准确地反映体内的生理病理，所以望面色也是望神非常重要的方面。

　　2. 神的判断

　　神的表现临床上有得神、少神、失神、假神及神乱 5 种。刘老师强调，重点掌握得神、失神、假神这 3 种神的概念、意义和诊断要点，而少神要求一般的熟悉就可以了。因为，少神处于得神和失神两者之间，把得神和失神掌握了，少神自然就明白了。

　　（1）得神

　　表现：两目灵活，明亮有神；神志清楚，表情自然；面色红润，含蓄不露；肌肉不削，反应灵敏；语言清晰，对答如常；饮食如常。

　　意义：精气充盛，健康；或虽病而精气未衰，病轻。

　　刘老师则重点强调眼神的观察。

课堂精华实录

　　得神又称有神。那么怎么去判断有神？我们先看眼睛的表现。有神，首先表现在眼神上。两个目珠活动要灵活，要明亮有神，反应比较灵敏，这种状态就称作两眼有神。在座的同学，你们可以相互看一下，同学的眼睛都应该属于两目灵活，明亮有神的！《黄帝内经》提示我们，人体的精气都上注于目，所以眼睛这个地方，是精气汇聚的地方。只要这个人两个眼睛灵活，炯炯有神，反应比较快，这就是有神的重要特征！

　　再看神志和表情。神志清楚，表情自然。心主神，很重要的一条就是

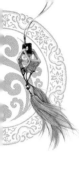

神志，神志要清楚，这是有神最起码的一条。如果这一条不存在了，那还能称作有神吗？表情要自然，不要呆滞，不要没有反应。

面部又是什么样子的？要红润，含蓄不露，要润泽光亮，这说明了气血精气充足。所谓的含蓄不露，以黄种人为例，应该是黄中透红。注意这个透字，讲的是红黄相间，黄不要太突出，红也不要太暴露，所以我们说是红黄隐隐。

还有肌肉。肌肉不削，反应灵敏。这个不削就是不很消瘦，不是皮包骨头。那为什么不用上一个肌肉丰满？肌肉丰满是一个非常好的名词，是一个非常好的形象，当然是有神的特征。但是如果我们这里把它作为有神的一个特征，那么肌肉不丰满的不都是没有神了么？那样的要求条件太高！所以明代名家，大医学家张景岳总结的就是肌肉不削，这个范围就比较的广，只要肌肉不出现消瘦的状态，都在其中，都在有神的范围之内。

如果具备了以上几条，我们可以判断这个人是个有神的状态。这个有神的状态说明了什么情况？上面我们讲过，神是脏腑精气的外在表现，那么有神，就说明脏腑精气充足，是健康的一个状态，没有病，就是有病也非常轻微，预后也非常好。

（2）少神

表现：两目晦暗，目光乏神；精神不振，思维迟钝；面色少华，色淡不荣；肌肉松软，动作迟缓；声低懒言，食欲减退。

意义：精气轻度损伤。见于轻病、恢复期患者、素体虚弱者。

刘老师对失神一般不展开讲解，只是告诉大家，少神处在得神和虚证失神两者之间，是比得神差，比失神好的一种状态，并常以感冒为例来说明少神的状态。

（3）失神

失神分为虚证和实证两类。

精亏神衰而失神。表现：两目晦暗，瞳神呆滞；精神萎靡，意识模糊；面色无华，晦暗暴露；形体羸瘦，反应迟钝；低微断续，言语失伦；毫无食欲。意义：精气大伤，病重。简单介绍之后，刘老师强调了学习方法。

课堂精华实录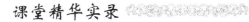

我们可以这样考虑，得神的反义就是失神，失神无论从表现还是主病，与得神都是相对的，都是相反的！所以，我们把得神反过来就是失神，这是一个学习的方法。同学们首先要掌握得神是什么样的，然后把它反过来就是失神的表现，不需要再去背诵失神的临床表现。主病，也是相反的。这种状态首先精气虚衰，病情比较重，和上面那个少神相比较是加重了的。

邪盛神乱而失神。表现：神昏谵语或昏聩不语，舌謇肢厥或卒倒神昏，两手握固，牙关紧急，二便闭塞。意义：邪陷心包，内扰神明；肝风夹痰，蒙蔽清窍。也是病重的表现。

（4）假神

表现：患者原本目光晦暗，突然浮光暴露；本已神昏，突然神志似清；本为面色晦暗，突然面红如妆；久病卧床不起，忽思活动；本不言语，突然言语不休；久不能食，突然索食。

意义：精气极度衰竭，正气将脱，阴阳即将离决，属病危。

刘老师在讲述6个突然性改变的基础上，重点解释的是面赤泛红如妆这一条。

课堂精华实录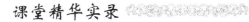

首先同学们要牢记的是，这种状态应该见于危重的患者，一般的患者不会出现。这种患者本来处于一种非常虚弱的状态，也可以说是处在失神的状态，却突然出现了类似好转的现象。这种精神好转，不是真的，是假象。这种假象中医称作假神，那么怎么去判断假神？你凭什么去判断这种患者是假神？这是我们学习的一个重点。

好，下面我就给大家讲这个问题。先请同学们自己找出6个突然。什么是突然？就是发生得很急促，出乎意料！这说明一个问题，假神这种状态，不是慢慢地出现，不在我们的意料之中，而是突然地出现。

先解释一下面红如妆。这种患者的面色本来应该是晦暗的，没有光泽

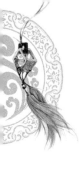

的，突然地出现一种颜色是红色。这种红色就在面部的表皮，时隐时现，游走不定，就好像人为地化妆一样，所以我们称作面泛红如妆。

为什么会出现面泛红如妆这样一个状态？大家想，红属于阳，阳气将绝的时候，这种残阳就向人体的外部飘动，飘浮到面部就出现红色。但是这种红色有特点，不是从肌肉里透出来的！是在人体面部的表层出现的一种红色。这种红色比较表浅，娇嫩，而且游走不定，所以这种红色就是残阳外露的一种表现。同学们想，残阳，就是剩余的一小部分阳气，被里寒逼于上，漂浮在面部而出现了面红。所以我们还称它为戴阳，称作戴阳证。戴阳证的面红如妆与实热证的满面通红不同，与阴虚证的两颧潮红也不同，临证要认真加以辨别。

再说说突然的神志好转。就是这种患者本来精神极度萎靡，甚至神昏，突然精神好转，睁眼说话，要做最想做的事情，例如想见亲人，下遗嘱，要交代后事，等等。

还有一条前面我们讲过一次，就是除中。患者之前不想吃饭，食量非常小，这一天突然地想吃饭而且吃得比较多。"除"就是消除的意思，"中"就是中焦，也就是说这是脾胃之气即将败绝的一种表现，这可能是患者最后的一顿饭，不会持续地吃很多。

中医学认为人体生命的维持要靠阴阳的平衡。《素问·生气通天论》有一句名言"阴平阳秘，精神乃治"。阴阳协调平衡，这是保持人体生命活动的重要条件。现在这个状态就是阴阳不能维持平衡，不能协调，不能阴平阳秘，阴阳分离，这是最危险的一个状态。古人找了两个比喻来说明假神的这个状态，一个比作为"回光返照"，一个比作为"残灯复明"。刘老师进行了细致地解释。

课堂精华实录

先解释什么是回光返照。是说太阳从西山落下去，太阳是看不见了，但是太阳的光芒，由于日落时的光线反射，天空会短时间发亮，然后迅速进入黑暗。你看见这种太阳的余光，就知道天快要黑了，为太阳最后的一亮。

再解释什么是残灯复明。这里的灯，是指过去用的香油灯或煤油灯，就是油灯。灯里有一个灯芯，倒上煤油，点上火才亮，给你放射光芒。灯里的油越来越少，这个灯光就越来越小，当这个油耗竭的时候，这个灯光突然地跳了一下，亮了一下，然后灯就自然地熄灭了，这个现象就称作残灯复明。这是因为最后的一滴油，失去了油的附着力或拉力，上升得特别快，所以会突然一亮。

这个灯里的油好比人体的精气，灯的光亮好比人的神，而由于灯油耗尽而发出的最后一亮，就好比危重患者精气将绝而出现的假神。可见，用残灯复明来形容假神是很恰当的，有助于更好地理解假神。

这两个比喻都很形象地说明假神就是脏腑精气衰竭的表现，所以患者是处在一个危重的状态。

我们知道假神是在重病的基础上出现的，那么病重的人转归有两个区别，一个是往好的方面转，一个是往坏的方面转。往坏的方面转出现假神，病情危重甚至死亡；往好的方面转，整体恢复，疾病向愈。那么，我们怎么判断患者是假神还是疾病好转？刘老师强调两方面的区别：突然"好转"和逐渐好转；局部"好转"和整体好转。

课堂精华实录

假神的第一个特点，突然出现，迅速消失。假神的出现往往意想不到，假神出现后也不会维持很长的时间，而是存在得非常短暂。例如吃饭，能够吃一顿，想见亲人，见完了，可能生命就要结束了。而疾病好转，是由重而轻，逐渐地好转，慢慢地好起来，越来越好，一天比一天好，这是好转的迹象。

假神与疾病好转的另一个区别，就是假神的好转和整体的状况不统一，不相符，不一致。例如患者突然想吃饭，看起来是好转，但是整体的情况没有好转，如面色、精神、舌象、脉象等，都没有好转，即使突然能吃饭，食欲大增，这个食欲大增是孤立的，和整体状况是不一致的。那么，这个食欲大增就是一种假象，而疾病好转和整体的病情是一致的，能吃饭了，面色也好转了，精神也好转了，各个方面都在好转，疾病向愈，整体恢复。

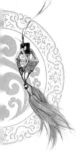

课后思考

1. 中医通过望神为什么能判断疾病？

2. 出现假神的机理是什么？假神与疾病好转如何区别？

二、望色

要点提示

望色诊病是中医突出的诊病特色，有重要的临床意义。在这一部分，我们要重点掌握五色的主病，而且要理解出现异常面色的机理。这对于将来的临床运用有重要的指导意义。

古人把颜色分为5种，即青、赤、黄、白、黑，称为五色诊。五色诊的部位既有面部，又包括全身，所以有面部五色诊和全身五色诊。但由于五色的变化，在面部表现最明显，所以常以望面色为重点来阐述五色诊的内容。

（一）望色的原理与意义

1. 望色、泽的意义

色，指的是青、赤、黄、白、黑的色调，反映气血的盛衰和运行情况，判断疾病的性质和部位。泽，指的是荣润、枯槁类表现，反映脏腑精气的盛衰，判断疾病的轻重和预后。刘老师用通俗易懂的语言讲解了这个问题。

课堂精华实录

色与泽是两回事，一是颜色，一是光泽。颜色就是色调的变化，光泽则是明度的变化。而健康与否、病的轻重主要取决于光泽。大家想一想，粉笔的白与同学们面色的白有什么不同？对！一种没有光泽，一种有光泽。相信大家已经明白什么是色，什么是泽了。

大家要理解，面部的颜色属血属阴，面部的光泽属气属阳。也就是说，阴和血的状态会表现在颜色方面的改变，而阳气的状态主要影响光泽方面。

2. 望面色的原理

面部的血脉是很丰富的。所以，望面色就可以诊察脏腑气血的盛衰。刘老师风趣幽默地讲解了这个问题。

课堂精华实录

面部的血脉是最丰富的！大家想，人喝酒时，哪里红得最快？对，脸部红得最快！那背部呢？脚呢？一般不会发红。如果都红了呢？那就麻烦了，一定是酒精中毒了！再想，人在害羞的时候，说假话的时候，脸会发红，肚子却不会红，为什么？肚皮的血脉少呀！

3. 面部分候脏腑

面部和脏腑关系密切，在《灵枢·五色》《素问·刺热》中，把人体的面部分为若干个部位，然后和内脏相联系。刘老师一般只是要求同学们了解这一部分内容。

课堂精华实录

《黄帝内经》中有两篇指出面部不同部位和内脏都有对应的关系，所以我们通过面部的变化就可以了解相应内脏的生理和病理。其中，外感病应用一般是用《素问·刺热》中的内容；内伤病多是用《灵枢·五色》中的内容。建议大家结合《黄帝内经》中的描述，自己画两幅面部脏腑分属图，这样可以加深记忆。但同学们在临床应用时，一定不能死搬硬套，不能对号入座，还是要全面分析与考虑的。

（二）常色

常色，就是正常的面色，也可以称作生理的面色。特点概括4个字，就是明润含蓄。那么中国人的面色应该体现出来种族的特征，中国人是黄种人，黄皮肤，所以除了光明润泽，还必须具备红黄隐隐的特点。所谓的红黄隐隐，就是黄中透红，这是中国人的基本肤色，黄中透红还应该具备明亮，还要具备润泽，这就是健康的中国人的面色。刘老师特别强调的是光明润泽的重要性。

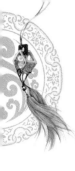

课堂精华实录

需要指出的是，中国人的面色，也并非都是红黄隐隐的，也有例外的。例如有的人偏黑，有的人偏红，有的人偏白。不管是偏红的，偏白的，还是偏黑的，只要具备光明润泽这个特征，就是健康的。所以光明润泽是生理面色的基本要求！

举个例子，大家熟知的《三国演义》中的刘备面白如玉，张飞面黑如漆，关公面红如鸡冠，这3个人的面色都不是红黄隐隐的，但却都是顶天立地的英雄好汉。这是因为虽然他们的面色不同，但都具有光明润泽的特点。在座的同学也不例外，有偏黑的，有偏白的，也有偏红的，只要具备了明润含蓄这个特点，你就是健康的了。

主色和客色都是常色。有关如何理解主色和客色，刘老师强调可以类比一下主人和客人的关系：主人是住在家里一直不走的人；而客人则不同，来了还是要走的。

1. 主色

主色就是人具有的基本不变的这样一个面色，这种面色和种族有关，生来具有，例如中国人面色是红黄隐隐，这一种面色是主色，一生都不会改变。

课堂精华实录

黄种人的孩子，生下来就放到黑种人居住的非洲，或者放在白种人居住的欧洲生活，他的肤色始终还是红黄隐隐的，不会因为生活环境的改变，而肤色变为黑色或白色，这就是主色，一生不变的肤色。

2. 客色

客色，是在客观条件发生变化的时候，面部的颜色也发生相应的生理性的变化。

课堂精华实录

理解什么是客色时，大家注意两个问题，一个是由于客观条件的变化，第二个是这个变化是生理的。这种生理的变化应该理解为受客观条件的影响发生的，大部分应该是短暂的。举个例子，例如有的人喝酒以后面色发红，过了一会儿又恢复到红黄隐隐的特征，这个面色发红就是客色。到了夏天，到野外去活动，去旅游，那你的脸晒得比较黑，这个面色发黑是生理的变化，是与太阳晒的有关。这种面色过些日子仍然会消褪，恢复你本来的面色，也就是主色。

（三）病色

病色，指人在疾病状态时面部显示的色泽。病色可以表现为晦暗、枯槁或是暴露浮现。这一部分的学习，刘老师强调大家要建立一种良好的学习思路，掌握了学习思路，比知识本身还重要！

课堂精华实录

所谓的病色，就是和生理的常色相对应的，就是疾病反映在面部的色泽改变。特征是什么？刚才我们讲到生理性的面色是明润、含蓄的，那病理性的面色和生理性的面色正好相反！明对暗、润对枯、含蓄对暴露！所以，病色的特点是晦暗、枯槁或是暴露，具备其中1条即可！1条可以，2条可以，3条呢？更可以了！

例如，患者高烧，满面通红，虽不晦暗，但他符合哪一条？符合暴露，面红通红，红得太突出，所以是病色！再例如黄疸之阳黄，那也没有晦暗，符合那一条呢？还是暴露，黄得太明显！所以也是病色。

1. 病色善恶

病色，根据有没有光泽，还有善色和恶色的区分。善色，是指虽然面色发生了改变，但是仍然有光明润泽的特点，这种患者病比较轻，属于阳证，比较容易治疗，预后比较好。恶色，没有了光明润泽的特点，出现了晦暗枯槁的特征。刘老师往往结合简单的例子来讲解。

课堂精华实录

善色和恶色是相对的，但是我们尤其要注意的是这两者都是病色。我给同学们举一个例子，例如感冒的患者，由于发热，面色发红了。"面色

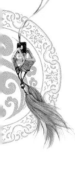

红了"这是病态，中医讲这是热的特征。但是，这个患者面部仍然具有光明润泽的特征。虽然脸红，但是光明润泽仍然存在，说明这个疾病是个新病，是刚刚得的，病情比较轻，治疗比较容易，预后也比较好。这就是善色。

如果患者是久病，面部发红，不是光明润泽，而是晦暗枯槁。这种状态说明疾病比较严重，治疗也就比较困难，预后也不太好。这就是恶色了。

大家看，都是一个面色发红，那么要判断这个疾病的轻重，判断这个病的新久，判断这个病的预后，靠什么？是靠这个颜色吗？不是！是靠有没有光明润泽这个特征！

2. 五色主病

所谓的五色，就是指面白、面赤、面黄、面黑、面青这5种面部的颜色。五色主病是指当面部出现这5种颜色，提示我们所患的病证是什么。这一部分是我们学习望色的重点内容，也是临床上常用的内容，对于中医辨证有重要的意义。刘老师一般按照这样的顺序进行讲解：白色、黄色、红色、青色和黑色。

（1）白色

面色发白，主虚证（气虚、血虚和阳虚）和寒证。白色我们学习3种：淡白、晄白和苍白。

课堂精华实录

我想同学们特别是女生，都喜欢面色白一些！但我今天讲的面白不是同学们所喜欢的那种白！我们正常人的白，是白里透红，光明润泽的。今天我所讲的这个白是缺少血色的白，甚至没有血色的那种白，是不好看的，甚至是很难看的。面白分为以下3种。

第一种是面色淡白。淡白，就是血色比较少，面部偏淡，缺少血的颜色。除了面白以外，口唇也是淡白的，还有舌质、眼睑等都是淡白的。这些地方的颜色改变都是一致的，可以相互印证。气血不足，不能上荣于面，就可以导致面色淡白。例如我们在临床上最常见的贫血这个病，属于中医学血虚的范畴，那么贫血的患者，一定有贫血貌，其中就有面色淡白。

第二种是面色㿠白。所谓的㿠白，首先面部要发白，其次面部要虚浮，看上去像水肿的样子，但又达不到水肿的程度，没有按之凹陷这个水肿的特点，这就是所谓的虚浮。这种面色主要提示阳气不足，脾肾阳虚的患者往往出现这种面色，心肾阳虚的也可以出现这种面色。

第三种是苍白。苍白是什么样的面色？就是白中带青的一种面色。到了冬天，天气冷了，如果衣服穿得比较单薄，站在外面时间久了，大家会发现面色就会发生改变，面色变得发青，这个时候就可以称作苍白。大出血的患者可以见到苍白，亡阳的面色也是苍白的，所以，我们经常说亡阳的特征就是手脚冰凉，面色苍白。还有阴寒较盛的，也可以见到苍白。总之，苍白的出现，说明阴盛阳衰，气血不畅。

总结一下，面白主虚证包括气虚、血虚、阳虚，但是不包括阴虚！因为，阴虚出现面红。寒证，这里的寒证包括实寒证和虚寒证两个方面。其实，虚寒也就是阳虚了，有些重复。建议大家记忆为：气虚、血虚、阳虚、实寒就可以了。临床上一些慢性的、消耗性的疾病，例如贫血、慢性肾炎、儿童营养不良等，都可以出现白色。

（2）黄色

黄色主脾虚、湿证。

黄色包括3种：萎黄、黄胖、黄疸。脾虚失于运化，气血生化不足，面部失养，面色萎黄。脾失健运，水湿内停，面色黄而虚浮，称为黄胖。面目一身俱黄，为黄疸，分为阳黄和阴黄。

课堂精华实录

黄色五行属土，和脾气相通。所以，脾病的时候可以出现黄色，体内有湿的时候也可以出现黄色，也就是说黄色主要见于两个方面，第一脾虚，第二湿盛。

面黄中最常见的是萎黄。什么是面色萎黄？重点理解这个"萎"字。"萎"就是枯萎的意思，干枯的意思，不润泽，没有光泽，这种状态就称作萎。再加上偏黄一些，这种面色就称作萎黄。用患者的话说就是，面部干枯而黄，干干巴巴的发黄，又瘦又黄等。萎黄提示脾胃气虚。刚才讲到，黄色主脾病，脾胃虚弱，气血不足，肌肤失养，这就出现面色萎黄。面色萎黄在临床上非常多见，许多慢性疾病特别是脾胃虚弱的慢性疾病，都可以出现萎黄的面色。

黄胖，是面黄虚浮。刚才我们讲到的面白虚浮，现在又出现了个面黄虚浮，这两个虚浮是相同的，就是颜色有些改变。上面讲到一条面白而虚浮，那么下面这一条，是面黄而虚浮，一字之差，主病不同，但也有相似之处。两者都有湿邪，体内都存在着湿这样的病理变化，这是相同的特点。那么为什么出现虚浮？现在同学们应该明白了，关键是有湿的存在！黄主脾，胖主湿，面色黄胖主脾虚湿盛。

黄疸，是非常明显的一种皮肤颜色的变化。患者不仅皮肤发黄，眼睛的白眼珠也发黄，全身的皮肤都发黄，小便也是黄的，这样的病证就称作黄疸。如果单纯的某个部位发黄，那不是黄疸。

黄疸分两种，一个是阳黄，这个面色发黄比较鲜亮，眼球发黄也比较鲜亮，所以前人称黄如橘色，就像橘皮的颜色发亮，称作阳黄。阳黄说明体内有湿热，也就是说，湿热导致的阳黄。阴黄，是晦暗的，前人找了个比喻像烟熏，烟熏发黑，那么这样的一个状态不是湿热了，而是寒湿。从这个主病大家看，阴黄和阳黄都是发黄，但一个属阴，一个属阳，所以主病一个属热，一个属寒。但是两者都有湿，也就是说既有区别又有联系。

（3）赤色

赤色主热证和戴阳证。

赤色，有满面通红、两颧潮红、泛红如妆 3 种。红色主热是一般规律，但也有特殊情况，例如泛红如妆就不主热，而是阳虚。刘老师强调要特殊记忆和理解。

课堂精华实录

满面通红，整个脸都发红，红得比较明显，大家没有见过患者的话，见过喝酒的人吧。有些人喝酒后满面通红，白眼球也变为红的，甚至耳朵也是红的，这种状态我们称作满面通红！满面通红的出现，说明一个问题，就是体内有热，而且这个热是实热。所谓的实热就是阳热亢盛！这大部分都是外感热邪，或者是内脏火热炽盛所致。例如外感病的阳明病、气分证等出现满面通红，内伤病的肝火上炎、肺热炽盛等也出现满面通红。

两颧潮红，就是指颧骨这个部位发红。重点理解"潮红"，为什么称潮红？我们在前面学习了潮热，潮热就是按时发热，那么潮红就是按时发红的意思！一般是到了下午或者夜间，患者两颧发红，早晨或上午面部不发红，这种情况，我们称作潮红。这个面部潮红和问诊讲过的潮热，还有晚上出现的盗汗，往往见于同一个患者，所以临床意义是一致的，都是阴虚内热，也就是虚热证。这种学习方法，我概括为前后联系法，或者称作举一反三法，这是学习《中医诊断学》的有效方法。

泛红如妆，是一种特殊情况。上面讲过的满面通红，两颧潮红，很多见，主实热，主虚热，是一般规律。但泛红如妆既不是实热也不是虚热，而主戴阳。那什么称作戴阳？戴阳就是重病的患者本来面色是苍白的，在面色苍白的基础上又出现泛红如妆，这是阳气衰败，残阳浮越的表现。其形成机制和临床特点，我在望诊的望神那里讲过了，大家回去看看就行了。

这种情况说明了疾病比较严重，这是虚阳浮越的一种体现！大家注意虚阳浮越，阳气极度虚衰，阴寒内盛，逼阳上浮于面部出现的这种表现，属于病危的表现！属于我们前面讲到的假神的一个方面，我们要前后联系一下。

（4）青色

面色发青，主病比较多，寒证、痛证、气滞、血瘀和惊风。刘老师强调这些病证出现青色的主要机制，是气血运行不畅。

课堂精华实录

青黑的，或者是淡青的，这种情况主寒，主痛。这个寒，应该是阴寒内盛的实寒证。另外就是疼痛，是剧烈的痛，一般的痛也不出现青色。《黄帝内经》里记载的"真心痛"，也就是我们现在讲的心绞痛，患者不

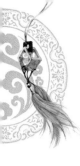

仅面部发青，手足也发青，称作"手足青至节"，就是整个手足都发青，痛得比较剧烈。

面部青黄，就是黄中带青，前面我们讲过，中国人的面色正常的应该是黄中透红，如果黄中带青，就称作青黄。前面我们学的，黄色和脾有关，青色和肝有关。又黄又青，就是和肝脾两脏的关系密切，所以这种情况，主要见于肝郁脾虚的患者，肝郁就发青，脾虚就发黄！

再看，面色和口唇都青紫，这种情况见于心气、心阳不足，血行瘀阻或者是肺气闭塞，呼吸不利。我想这些原因可以概括一句话就是气血瘀阻，西医认为这是缺氧的表现。心病的患者，肺病的患者都常常会出现这种青紫的特征。

第四，小孩眉间、鼻柱、口唇周围发青的，是惊风的一个特征。惊风的基本特点就是四肢抽搐，在小孩子比较多见。小孩子比较容易出现抽风，特别是在高热的时候容易出现。那么四肢抽搐为什么会出现面色发青？在上面我已经讲过了，面色发青的基本原理是气血运行不畅，这里也不例外！惊风的小孩出现四肢抽搐，导致了经脉的拘挛，气血运行不畅，所以可以出现面部青色。

（5）黑色

黑色，面色发黑的主病有肾虚、寒证、水饮、血瘀、疼痛。刘老师用比较的方法重点讲述面黑和面青在主病上的异同点及其机制。

课堂精华实录

青色的主病是5条，包括寒证、痛证、气滞、血瘀、惊风。那我们再看，黑色主病也是5条，包括肾虚、寒证、水饮、血瘀、疼痛。同学们看看，青色和黑色主病，有哪一些是共同的？有3条！很明显，一条是寒证，黑色主寒，青色也主寒；第二条血瘀，黑色主血瘀，青色也主血瘀；第三条是疼痛，黑色、青色都可以主剧痛。反过来说，寒证、血瘀、剧痛，既可以出现面色发青，又可以出现面部发黑，还可以出现青黑相间。

那么为什么寒证、血瘀、疼痛既可以出现面色发青，也可以出现面色发黑？首先要明白青和黑的关系。青色和黑色，是接近的两种颜色，都是气血运行不畅所出现的异常。而寒证、血瘀、疼痛，都可使气血运行不畅，所以既可以出现青色也可以出现黑色，还可以青黑相间！

第二个问题，黑色和青色在主病上又有什么不同？黑色的主病有肾虚，有水饮；青色的主病有气滞，惊风。为什么又会出现不同？我们首先从五脏的关系来分析，在中医基础理论大家学过了，青色属于木，肝属于木；黑色属水，肾属水。所以说肝脏的病变出现青色，肾的病变出现黑色。

其次我们看，水饮为什么出现面黑？水和黑色属于同类，黑属于水，另外肾主水，肾虚以后就出现水湿停留。

再看这个气滞出现青色的道理。肝主疏泄，调畅气机，肝病则疏泄失常，气机郁滞，血行不畅，所以出现了青色。

那么由此可见，青色、黑色都主寒证、血瘀、剧痛，这是因为气血运行不畅所致。青色又主惊风，又主气滞，这和肝有关系；黑色又主肾虚，又主水饮，这和肾有关系。刘老师继续讲解了面色发黑的几种情况。

课堂精华实录

第一个是面黑干焦。其特点是面部消瘦，就是肌肉消瘦，肌肤黑而干枯。出现这种面部的变化是肾阴虚所为。肾阴不足，肌肤失去滋养，所以就出现干黑，也就是患者经常说的干瘦而黑。

第二种是面部黧黑，或者称作暗淡。这一种情况就是黄中见黑，以黄为主，黄中带黑。这是肾阳虚的一个表现。那么同学们看一下，肾虚都可以导致面部发黑，肾阴虚可以，肾阳虚也可以。但是阴虚和阳虚的黑又不一样，阴虚的黑是干而黑，阳虚的黑称作黑而淡，暗淡。

第三个情况是特殊的情况，就是眼眶周围发黑，黑眼圈。这种情况属于肾虚水饮，也就是说有水的一个病理变化。这种水，在内科可以称作肾虚水饮，在妇科可以出现寒湿带下，就是带下病，所以，古人说"无湿不作带"，带下的发生是以水湿为基本变化的。眼眶周围发黑和水有着密切的关系。

第四种情况是肌肤甲错，面色黧黑。在这个地方重点掌握肌肤甲错的

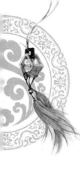

诊断。就是皮肤比较粗糙，发黑，出现一片一片的像鱼鳞一样的变化，称作肌肤甲错。这种面色的改变提示患者的体内有瘀血，而且这个瘀血不是新生的，往往是久病的，有的是先天具有的，有的是后天形成的。肌肤甲错可以长在面部，也可以长在身体的其他部位，甚至全身。

课后思考

1. 望色诊病的原理是什么？

2. 哪种面红不是热证？为什么？

3. 面青和面黑的形成机理及其主病有何异同？

三、望形

要点提示

通过观察形体的强弱、胖瘦及体质形态来诊查病情，有一定的临床意义。这是从外知内，由表知里的具体运用。

（一）望形的原理与意义

因为五体（筋、脉、肉、皮、骨）和五脏有密切的关系，即肺合皮毛、脾合肌肉、心合脉、肝合筋、肾合骨。五体依赖五脏精气的充养，所以观察患者的形体特点，可以帮助我们了解五脏精气的盛衰。

（二）望形的内容

1. 形体强弱

形体强弱包括两个方面，身体强壮和身体衰弱。刘老师较为详细地给大家介绍了观察形体强弱的3方面要点。

课堂精华实录

强弱要从哪些方面去判断？要从肌肉、骨骼、皮毛3个方面进行判断。

第一，看肌肉是否结实。例如肌肉丰满，结实有力，说明了身体强壮；如果肌肉消瘦，或者是松弛、松软，肌肉没有力量说明了体弱。

第二，看骨骼是否粗大。如果骨骼粗大的就是身体强壮，骨骼细小的就是身体比较虚弱。

第三，看肌肤是否光泽。皮肤、毛发有光泽的就是强壮的体质，如果肌肤毛发干枯的，患者可能处于虚弱的状态。

看来，判断强弱并不难，要从肌肉、骨骼、皮毛3个方面。那么强壮的身体说明了什么？说明了脏腑气血不衰，脏腑气血充实！虚弱的身体说明了什么？内脏不足，气血虚衰！

2. 形体胖瘦

胖与瘦，都有健康和非健康之分。所以，无论胖瘦都要综合判断，不是说瘦都是不足，也不是说胖就是痰湿，要看胖瘦的程度，然后再结合其他生命特征，去综合判断。刘老师结合临床实际，详细地讲解了这个问题。

课堂精华实录

胖有两种情况。一种是肌肉比较结实，精力充沛，一切生理活动正常，这种情况我们可以肯定是身体健康。另一种是肉松皮缓，肌肉松弛，神疲乏力，这种情况属于病态，属于阳气不足，痰湿内盛。朱丹溪有一句名言，"肥人多痰"，就是指的这种人。请大家记住胖子有两种，一种健康，一种多痰多湿。

瘦也有两种情况。如果这种患者身体偏瘦，但是精力充沛，抗病能力比较强，这种人是比较健康的。那些长寿的百岁老人，大部分属于这种体质。所以有一句话称"有钱难买老来瘦"，就是这一种情况。

如果形体消瘦，就是肌肉、脂肪过度的少，甚至是皮包骨头。这样的人，脏腑功能不足，体力不支，精神疲倦，那当然属于病态，而且多属久病、重病的范畴。这个体型有一个特征，就是腹部凹陷特别的明显，是个什么状的？是个木舟状的。木舟就是小船！在湖里、在河里用手桨划的那种船，所以称作舟状腹。这说明患者脏腑极度衰弱，气血非常亏虚。

3. 体质形态

中医学体质一般可分为阴脏人、阳脏人和平脏人3个类型。阴脏人阴

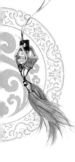

偏盛，阳脏人阳偏盛，平脏人阴阳平衡。

课堂精华实录

阴脏人的体型特点是体型矮胖，头比较圆，脖子比较粗。这种人，体内阳衰阴盛的特点比较明显。所以，最大的特点就是容易怕冷，喜欢暖和，这就说明阴盛阳少。

阳脏人从体型上来讲比较瘦长，脖子比较长，个子比较瘦。往往体内阳热亢盛，阴虚阳亢的患者才会出现的状态，所以这种患者喜欢凉而怕热。

所谓的平脏人就是介乎于阴脏人和阳脏人之间，既不太瘦也不太胖，既没有明显的怕热特征，也没有明显的怕冷特征，两者之间。按照体质的分类，是最理想的人。

根据我上面讲的3类体质的特点，同学们可以对照一下，你属于哪一种体质？

判断体质，我认为最好操作的标准是看对寒热喜恶的程度。这个人是喜欢热还是喜欢凉，是不耐热还是不耐寒。例如到夏天有的人必须开空调，才能感到舒适，否则热得不能睡觉，这样的人应该是阳气盛的人，那就属于阳脏人；有的人不敢开空调，一开空调就觉得冷，觉得身体不舒服，这样的人，是阴盛阳虚，按体质来划分属于阴脏人；还有一种人，热了能够忍受，冷了也能够忍受，没有太过的反应，这种人属于阴阳平衡的人，是比较理想的。

不同体质人群，患病后的特点往往不同。阴脏人，患病易从阴化寒，多寒湿痰浊内停；阳脏人，患病易从阳化热，导致伤津耗阴。所以，了解患者的体质特点，可以预测疾病的发展趋势，可以指导我们的临床辨证治疗。

四、望态

观察患者的动静姿态和异常动作可以大体了解疾病的阴阳、寒热、虚实。一般规律是：动、强、仰、伸者，多属阳证、热证、实证；静、弱、俯、屈者，多属阴证、寒证、虚证。

课堂精华实录

观察患者的身体处于什么状态，就可以判断一些病情。例如，在睡觉的时候，面部朝上，四肢伸开，好动，那这种患者属于阳证，属于热证，属于实证。如果患者喜静少动，睡觉喜欢趴着，蜷着，面部喜欢对着墙，喜欢黑暗，不喜欢光亮，那么这种患者属于寒证，属于阴证，属于虚证。

这只能大体做一个判断，我们学到八纲辨证还有诸多条件去判断寒、热、虚、实、阴、阳。这只是望诊得来的一部分信息，对患者都是大致判断。

异常动作部分，刘老师虽然要求同学们仅作一般地了解，但还是幽默地通过肢体语言展示一些异常的动态，同时要求同学们重点理解肝和异常动作的关系。

课堂精华实录

最常见的异常动作有四肢抽搐、手足蠕动、颤动、拘急等这样的一些动态。

我先给大家作一下示范。四肢抽搐就是这样，一纵一收，反复抽动；手足在蠕动，是指手足前后的轻微地动，像蚯蚓爬行这样；还有一种动态称作颤动，颤动是上下微微地动。

下面给大家分析一下出现这些动态，有哪些临床意义。

上面这几个异常动态的出现，主要和一个脏器有关，我想请同学们回答，应该和哪一个脏器有关？对，和肝的关系最密切！为什么？首先想一下，我们讲的这个动，是什么在动？是骨在动？是肉在动？还是筋在动？同学们说都在动。对了，骨、肉、筋都在动！但是这里最重要一条是筋在动！由于筋动，带动了骨、肉、皮都在动！再往下想，筋属于哪个脏腑？筋属于肝！肝主筋，所以动摇的病症都属肝。正如《黄帝内经》所说的"诸风掉眩，皆属于肝"，理论依据就在于此。

课后思考

望形诊病的原理是什么？并举例说明。

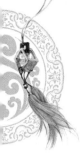

第二节 局部望诊

▌要点提示

局部望诊是对人体头面部、五官部、躯体部、四肢部和皮肤等进行观察,以了解相应局部疾病的诊察方法。这部分内容大家通过学习,熟悉或了解就可以了。

一、望头面

(一) 望头

对于头部的观察,主要是大小、外形和囟门。

1. 头形

新生儿头围一般为34cm,15岁以后接近成人。对于头形大小的判定也有相应的数字标准。刘老师却重在提醒大家灵活分析,不可一概而论。

课堂精华实录

首先要明白多么大的头属于正常范围。在我们教材上有一个标准,就是用多少厘米来衡量,例如新生儿的是34cm,但是这个标准要灵活运用。道理很简单,一个5斤和一个10斤的新生儿的头肯定不一样大。所以用尺子去测量,用同一个标准去衡量,是不科学的。那么用什么办法去衡量头形的大小?我认为应该看这个头形和身体的比例!如果头和身体是成正比的,就说明这个头是不大不小的,这是一个比较好的衡量标准。

头形的异常有3项内容,头大、头小和方颅。刘老师强调,这3种头形异常的形成都与肾精亏少有关,而且多属于先天不足。

课堂精华实录

小儿头形大也好,小也好,方也好,都和肾精有关,多是肾精不足。所以,望头形重点在了解肾精的盛衰,这种望诊主要用于小儿科。这对我们诊断先天是否充足，肾精是否充足，有一定的意义。

2. 囟门

囟门分为前囟和后囟。前囟门为菱形，在出生后 12～18 个月闭合；后囟门呈三角形，在出生后 4～6 个月闭合。囟门的异常包括囟填、囟陷和解颅 3 项内容。

课堂精华实录

囟门这个部位没有头骨，由头皮覆盖，我们能够看得见，也能够摸得着。

囟门突起，是指囟门高起，比周围的头皮高起一块，也称作囟填。这种情况以火热上攻为主，或者是颅内有水液停留，不论是火也好，水也好，都属于实证。如果小儿在哭泣时囟门暂时突起为正常情况。

囟门凹陷，指囟门比周围要低，形成一个坑，这种情况和上面的囟门突起正好相反，一突一陷，在主病上，也恰恰相反，一实一虚。什么虚？第一个方面就是吐泻伤津，就是津液不足；第二个方面就是气血不足；第三个方面是精髓不足。这 3 个方面都属于虚证的范畴。

前囟门超过 18 个月仍然不闭合的，就称作囟门迟闭。后囟门一般不会出现迟闭，主要发生在前囟门。这一种病理状态，称作解颅。说明什么问题？说明肾气不足，发育不良，这和先天的关系也比较密切。

（二）望发

正常人的头发可以概括为 3 个特点，黑、密、泽。也就是中国人的头发正常情况下应该是黑色的，而且头发要比较多，还要有光泽。而头发的状态与肾气和精血的盛衰关系密切。刘老师在讲解望发原理的基础上，讲述了发黄、发白、发结如穗、脱发 4 种病变。

课堂精华实录

头发和肾有关，和血也有关。复习一下，肾藏精，精可以生血，血可以养发，所以中医有一个理论，就是肾和发的关系，肾其华在发，发为血之余。头发是精血的外在表现，通过看头发的变化，我们可以了解精血的盛衰，这是望发的原理。

头发的异常表现主要有4个方面。

一是头发变黄，而且干枯稀落，即又黄又干又少，这种状态我们可以判断是精血不足，不能养发。

二是发白。如果随着年龄的增长头发不断地白起来，白得越来越多，这种情况属于自然现象。如果青年发白，甚至少年发白，可能有两种情况，一种可能是遗传的，爸爸妈妈都是这样，没有什么其他异常的表现，可以不处理；再一种有肾虚或者劳神的一些表现，如腰膝酸软、记忆力减退、失眠、头晕等，那就应该做适当的治疗，纠正这些病理状况。

三是小儿发结如穗。小孩这个头发一撮撮向天长，形状如麦穗，而且干枯没有光泽，这属于营养不良的表现，属于气血不足的表现，属于脾胃虚弱的表现，主要见于疳积病。所谓的疳积病，以脾胃虚弱、气血不足为主要病机。从西医的角度来讲就是营养不良。

四是脱发。这里重点讲斑秃。斑秃就是头发成片的掉下来，形成了一个或多个圆形的，光滑的，一片一片的。看一看没有头发，摸一摸比较光滑，而周围的头发都很好！这一块，为什么掉下来？是因为血虚，而且受了风。血虚是病理基础，风的特点是变化比较快，发病比较急。这种脱发就具备这样的特点——突然的头发脱落。在老百姓中称之为"鬼剃头"。

如果青壮年头发比较稀疏，可以考虑是肾虚或是血热。刘老师强调肾虚和血热的发质不同，血热的头发往往伴有油脂比较多，可以观察衣服的领子，同时询问枕套和被子是否出现一些油脂的迹象。而肾虚脱发患者的头发是干枯发黄而没有光泽的。这是肾虚与血热脱发的鉴别点。

（三）望面部

望面部的色泽，我们已经学习过了，现在要学习的是面部的形态异常。包括面肿、腮肿、面脱、口眼歪斜、惊恐貌和苦笑貌。刘老师讲述这一部分，突出的特点是详略得当，主次分明。

课堂精华实录

先谈面部浮肿。这是水肿病的表现。水肿病与哪些脏腑有关？要回答这个问题，首先要知道水液的代谢与哪些脏腑有关。《中医基础理论》讲过，主要和肺、脾、肾3脏有关！肺在上焦，通调水道。当外邪侵犯人体，肺气不宣的时候，通调水道失职，会引起水肿，我们称作肺水。面部的水肿和肺的关系比较密切。

其次就是和脾有关。脾主运化，脾气不足，运化无力，水湿停留，可以引起水肿。还有一个非常重要的脏就是肾。大家还记得肾和水液的关系吗？肾主水，肾主持了水液代谢的过程，肾阳不足，气化无力，是引起水肿的一个主要原因，所以面部的水肿主要考虑3个脏腑。

再说腮肿。腮肿见于痄腮和发颐两种疾病。这两种情况如何鉴别？首先肿的位置不同。痄腮是以耳垂下为中心肿起，边缘不清；发颐是颏下颌上耳前出现红肿疼痛。其次发病人群不同。痄腮多为儿童；发颐则发于成人。再有，痄腮是有传染性的，而发颐没有传染性。

再提一下面脱。所谓的面脱，就是指面部的肌肉非常少，皮包骨头，出现这种状态说明机体处在一种极其衰弱的状态，脏腑精气已经耗竭。

二、望五官

（一）望目

望目，内容较多，刘老师先讲到的一个重要内容是五轮学说。所谓的五轮学说就是中医把眼睛分为5个部分，然后和内脏相配属，通过眼睛不同部位的变化，可以诊断相应内脏的疾病。

课堂精华实录

先看眼睛与五脏的关系。瞳仁这个部位中医给它起个名字称为水轮，在五脏中属于肾；黑眼睛这个地方，称为风轮，在五脏当中属于肝；白眼珠这里称为气轮，在五脏当中属于肺；眼睑称为肉轮，在五脏里面属于脾；剩下的就是内眼角，外眼角，这里有一些小血络，就是细小血管，这个部位称为血轮，在五脏配属心。

五轮学说有什么用处呢？这是中医学的整体观念在眼睛上的应用。中医学认为五脏的生理功能和病理变化，可以在眼睛不同的部位表现出来，通过眼睛不同的部位变化，可以判断相应脏腑的病变。这就是五轮学说的意义。

望目的具体内容也有神、色、形、态4条。其中刘老师在望神中讲过了目神，这里没有再重复，首先讲到的是目色。

1. 目色

眼睛的颜色，也不外乎五色。其中刘老师重点讲解的是临床最常见的红色。

课堂精华实录

首先讲目赤。两个眼角发红属于心火，白眼珠发红属于肺火，眼睑发红属于脾火。红主热！我前面给同学们讲过，这是一般规律。下面有一条全目红赤，包括眼睑、白眼球、两个眼角等。如果都红了，是什么热？这个地方就不能按五轮学说对号入座了，这是肝经风热。这是因为肝开窍于目。也就是说眼睛和五脏的关系密切，而和肝的关系最密切。那么整个眼睛发生了病变，全目发红，不是五脏皆病，而是肝经风热。

再看血轮部位变得淡白，这也和五色的主病是一致的，是血虚了！

还有白眼球发黄了，就是我们前面讲到的黄疸。黄疸的特点就是不但面部发黄，眼睛也发黄，整个皮肤也发黄。

如果眼眶发黑，可以是肾虚水泛，也可以是没睡好吧！

这一部分的学习，刘老师强调我们要结合前面讲过的五色主病的规律去掌握。红主热，白主虚，黄主黄疸，包括脾湿和脾虚等，这些理论都可以举一反三。

2. 目形

目形的改变主要有3项内容。其中目胞浮肿见于水肿病，若为红肿则可以是针眼或者是眼丹；眼窝凹陷见于吐泻伤津或精气衰竭；眼球突出，伴喘者为肺胀，伴颈前肿块，急躁易怒，为瘿气。由于目胞浮肿和刚讲过的面部水肿是同样的病因病机，所以刘老师略而不谈。

课堂精华实录

目胞红肿,眼睑周围出现一个麦粒或黄豆粒大小的红肿,上、下眼睑都可以出现,这叫针眼。如果是眼睛肿得特别严重,多么严重呢?上、下眼睑难以睁开!这叫眼丹。针眼也好,眼丹也好,都和热有关,这也是规律性的东西。这个患者上眼睑肿,下眼睑也肿,整个眼都肿了,不管哪里肿,颜色都是红的。因为红色主热,所以这几个病症都和热有关系!什么热?首先想眼睑和哪个脏有关?对了,和脾有关!那我们首先考虑是不是脾热,还可以考虑是不是风热,这就是我们诊断的思路。

眼球突出,这种情况可能的病证有两个,一个是瘿病,就是甲状腺肿大这样的疾病;一个肺胀,见于缺氧的患者。

眼球凹陷,与囟门凹陷一样,都主虚证,见于津液不足,气血不足。这都是一致的。

3. 目态

目态的异常有瞳孔缩小、瞳孔散大、目睛凝视、睡后露睛和胞睑下垂5项内容。刘老师往往强调望瞳孔可以了解疾病的轻重,并重点强调了目睛凝视分为戴眼反折和瞪目直视两部分。

课堂精华实录

首先讲瞳孔的变化。瞳孔这个地方是人体当中最精华的一个部分,我们望瞳孔能了解疾病是否处在病危状态。如果瞳孔散大了,是肾精耗竭,病危的状态。如果瞳孔缩小了,这和肝有关,肝胆火盛,或者有中毒的一些原因可以导致。

下面讲戴眼反折。戴眼这两个字怎么理解?我看过一个考试答卷,有一个同学答得很有意思,他说这个戴眼就是视力不好,戴上眼镜才能看东西。这种答法是错的吧。正确的答法是这4个字,两目上视。两个眼睛向上看,叫戴眼。那什么叫反折呢?反折就是角弓反张,腹部向前,身体出现一个弓形的状态。这两个症状往往并见,合称为戴眼反折。见于肝风内动的患者,主要是热极生风。

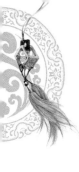

所谓瞪目直视，是指两个眼睛向前看，眼珠不能转动，直着往前看。这种状态是脏腑精气即将耗竭的表现，病情是很严重的。再就是瘿病也可以出现瞪目直视的样子。

所谓睡后露睛，就是在睡觉的状态下眼睛仍然睁着。这种看起来眼睛是睁着的，但是他在睡觉，这叫露睛——露着眼睛睡觉。露睛的原因不在眼珠，在两个眼睑不能完全闭合。请同学们想一下，眼睑属于哪个脏腑的病变？属于脾的病变！两个眼睑不能闭合就是脾虚！如果在成人的话，那说明疾病比较严重的情况下可以出现。

还有眼睑下垂，就是眼睑抬不起来，特别是上眼睑下垂。如果两个眼睛都是这样，那是和脾虚有关，和先天不足有关。如果一个眼睛下垂，这种情况可以见于外伤，还见于脾气不足等。

（二）望耳

耳病和肾、肝、胆相关。我们要联系刘老师在问诊强调过的"耳之实证责之肝胆，耳之虚证责之肝肾"进行学习。望诊中，耳的望诊分为色泽、形态和耳内病变。刘老师一般是选择性地讲解。

课堂精华实录

第一个问题，耳背出现红络。这是指耳垂的上面、耳朵的后面，有小血管发红，这个状况往往和发热在一块儿出现。如果出现耳朵垂发凉，耳背这个地方发红，这是麻疹的先兆，可能孩子马上要出麻疹了。

第二，耳朵流脓。这是指脓液从耳孔流出来。这是什么病呢？在中医学称脓耳，在西医学称中耳炎。按中医辨证，主要有两种情况，一是肝胆湿热，一是阴虚火旺。急性的、病程短的、伴有耳痛的，多属肝胆湿热。慢性的、病程长的，多属阴虚火旺。阴虚在哪里，阴虚在肾！肾阴不足，虚火上炎。

再补充一点。脓耳多与热有关，但也不尽然，也有虚寒的方面。我看过李克绍教授的一个案例。一青年患中耳炎，历时半年，服药近百剂，始终无效。李老根据脉迟舌淡，脓液清稀，予以四君子汤加炮姜、白芷，一剂效，三剂愈。

我讲这个病例有两个目的，一是说明中耳炎并非都是热，也有虚寒者。二是强调学习中医要突出一个"活"字，不要把书读死了，不要让书本把自己框住了，要摆脱教条，注重辨证。

耳的病我们就学习这两个方面，一个是耳背发红，一个是耳内流脓，刘老师认为其他的情况在望诊中不容易诊断，就没有再做讲解。

（三）望鼻

要注意观察鼻部的色泽、形态以及鼻内的变化。刘老师一般结合临床实际，直接分析具体的一些表现。

课堂精华实录

第一个要讲的是鼻头红肿。这个鼻头除了红肿以外上面还有一些粉刺，这种病变，称作酒渣鼻。这是由于胃和肺有热所导致的，特别是胃热。那么酒渣鼻为什么和胃有关系？这个问题我们可以到经络学说去找到答案。大家知道，足阳明胃经的经络，起于鼻旁，上行到鼻根。所以，胃火上炎就可以导致这个鼻头发红，且有粉刺，也就是说形成了酒渣鼻。

第二个要讲的是鼻柱塌陷。这个鼻梁骨塌陷，往往见于麻风病。麻风病目前很少见，就是过去有一些患者都在麻风病院，所以，想见到这种患者是比较困难的。除了鼻梁塌陷以外，眉毛脱落也是麻风患者一个很重要的特征。

这种患者可以鼻梁几乎是平的，然后眉毛部位光光的。这种面容像一种什么动物的脸？像一个狮子的脸，为狮子面形。

涉及鼻内的病变，刘老师一般讲述两个问题。一个是鼻翼煽动，一个是鼻内出血。鼻涕也是望诊的内容，但刘老师把它放到望排出物那里讲解。

课堂精华实录

鼻翼煽动。这种情况是肺热所致。例如肺炎，肺炎用中医辨证属于肺热炽盛，可以导致鼻翼煽动。还有哮喘病。肺热也好，哮喘病也好，都是由于肺气不能宣降，肺气上逆而导致的鼻翼煽动。

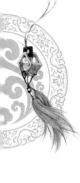

鼻内出血。鼻内出血中医称为鼻衄，多与火热有关，或是肺热，或是胃热，都可以。感冒以后经常出现鼻内出血，这都属于热性。治疗鼻出血最常用的一味药是白茅根，因为它是凉性的，入血分，能切中鼻衄的病机。

（四）望口与唇

1. 望口

刘老师讲解的第一个问题是口角流涎。在解释小儿口角流涎的病机的同时，结合治疗方药进行了详细地讲解。

课堂精华实录

流口水，小孩子比较多见，也称作流涎。中医学认为脾主涎，因为小孩脾胃虚弱，水液的运化能力不足，就可以出现这种状态。中医在这个症的治疗方面积累了一些经验。我治过一个5岁的孩子，流口水很严重，嘴角淹的发红了，衣服浸的发亮了，多处医治无效。我用苍术、白术、佩兰等几味药就给他治好了。这些药物之所以可以治疗口涎，因为它们都具有健脾燥湿的功能。但如果在成年人出现流口水，可能是因为中风病而导致。

下面刘老师要讲的是口疮的望诊。在临床上，无论是小儿还是成人，都比较多见。口疮的特点有，疮面是溃烂的，疮面的周围是红的，甚至是肿的，同时患者有灼热疼痛的感觉。中医学认为这属于热，分为实热和虚热。刘老师重点讲解了实热和虚热的鉴别。另外，刘老师根据自己的临床体会，提出了气虚口疮的诊治要点，这对指导临床辨治口疮有实际意义。

课堂精华实录

实热的口疮，主要与心火、脾热有关。虚热的口疮，主要是阴虚火旺。两者的鉴别主要是看口疮时间的长短，也就是病史是长还是短。如果这个口疮的病史比较短，疮面红肿得比较明显，痛得比较厉害，热得也比较厉害，就可以诊断是实热口疮。虚热口疮的特点是，病程比较长，口疮反复发作。

除此之外，再补充讲一个问题。临床上还可以见到气虚引起的口疮。这种口疮也是反复发作，而且有气虚的表现，如舌质淡白，身体困倦，易疲劳，脉象沉弱，等等。这种口疮的治疗，清热不行，滋阴也不行，健脾益气往往收到满意的效果。

口腔的病证还有一个鹅口疮。鹅口疮的发病人群是小儿，口腔布满了白斑，是由热引起的。这种热，主要和心、脾有关，其次和胃也有关系。

口之动态部分，口噤、口振、口撮、口张、口歪等不是单独出现的症状，往往和全身的其他症状相呼应。例如口噤，往往是和四肢抽搐在一块儿的。刘老师在此处并不展开讲解。

2. 察唇

我们在《中医基础理论》学习过，脾和口唇关系最密切，口唇属于脾，脾其华在唇。正常人的口唇，颜色是红润的。这部分内容比较简单，刘老师重点讲一些规律性的内容，尤其重点强调青色、黑色、紫色往往是气血运行不畅的表现，并注重学习方法的讲解。

课堂精华实录

这一部分我们用前后联系的方法，利用举一反三的方法，用掌握规律的方法去学习。脾开窍于口，唇为脾之外华。脾的生理病理，可以表现在口唇上。

如果口唇的颜色是淡白的，就是缺少血的颜色，那这一种情况和面部的淡白，就是面色淡白的主病是一致的。同样的道理，深红主热，这个我们在讲到面色红的时候，也提到过这样的问题。

口唇青紫，这一条也用刚才说过的办法，掌握一般规律的办法。中医学认为，青色、黑色、紫色都是气血运行不畅的表现。颜色越深，病情就越重。发黑的就比发青的严重一些。这三者主要是反映气血的运行不畅。这3种颜色可以相间，也可以单独出现。如青紫色，就是青色和紫色在一起，如青黑、紫黑等。这些颜色虽然不同，但是主病、病性是一致的，都是气血运行不畅所致。这在临床上很常用，也很重要。

望唇的内容除了观察色泽，还可观察到干裂、糜烂和生疮等形态方面的改变。刘老师一般只是简单讲解。

课堂精华实录

口唇干裂，或者是脱皮，形成的病因病机很明确，就是津液不足。而形成津液不足的原因可以是多样的，实热、虚热、燥邪等都可以。

口唇糜烂，常见于口角。因为脾其华在唇，所以口唇糜烂当属于脾有热，又因为脾和胃相表里，一膜相隔的关系，所以，口唇糜烂除了和脾有关以外，还可以和胃有关，统称为脾胃积热。

（五）望齿与龈

齿与龈主要反映胃和肾的病变。胃和牙龈、牙齿的关系，主要体现在经络上，足阳明胃经分布于此处。肾主骨，而齿为骨之余。牙齿的生长、松动、脱落都和肾气的盛衰有关系。刘老师一般只结合图片简单讲解牙宣和牙龈红肿。

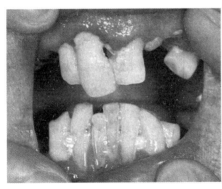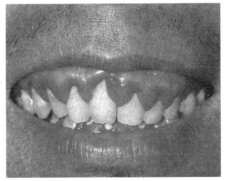

课堂精华实录

这里有两幅图，一幅是牙齿变长了，一幅是牙齿变短了。真的是牙齿的问题吗？不是，是谁的问题？牙龈的问题。

第一幅图片就是牙宣。牙宣是牙根暴露，牙龈萎缩，看这个牙根暴露出来了。

第二幅图片就是牙龈红肿。牙龈红肿，当然也是热，那你们想想这热和哪个脏腑有关？胃！因为足阳明胃经到达口腔以后经过牙龈和牙齿。

（六）望咽喉

刘老师强调咽喉部的望诊是一个临床大夫必须掌握的望诊技巧，是比较实用的内容。我们首先还是要知道正常咽喉部的表现。知道了正常的，才能判断异常的，这就是以常衡变的原理。所以刘老师经常要求学生要注重观察人体的生理现象。

课堂精华实录

望咽喉在临床上很常用，例如咽痛、感冒、发热、咳嗽，甚至急性的水肿、关节炎等许多疾病都需要诊察咽部的变化。咽喉部正常的色泽是什么样的？正常人的咽喉部色泽是淡红润泽的，整个咽喉部的颜色是均匀的。刚才还讲到，正常人口唇是淡红色，以后会讲正常人舌的颜色也是淡红色，还有我们的指甲，在正常情况下也是淡红色。这就是说人体的许多部位，正常状态都应该是淡红色。

那咽喉部淡红、舌部的淡红、口唇部的淡红、指甲的淡红都一样吗？因为它们处在的位置不同，所在的环境不同，血脉多少不同，所以这个淡红色有差异。这就要求同学们回去做一个重要的作业，去观察自己的这些部位的淡红色有什么不同。然后你再观察你周围的人，健康的青年人，你就能够掌握生理的一些情况，那么当你碰到病理现象时，就容易做出判断。这是中医诊断的一个重要原理，这个原理就是前面我讲过的"以常衡变"，这也是学习中医诊断学的一个重要的方法，这个方法就叫"掌握一般规律"。

咽喉部的异常，刘老师首先强调的是颜色方面的改变，同时结合形态进行分析，而且经常结合同学们耳熟能详的西医学名词来进行介绍。

课堂精华实录

如果咽喉部由淡红色转化为深红色，规律是什么？红色主热！这个红色是深红色，红得比较厉害，主实热！这个实热哪里来的？主要是外界的热邪侵犯到咽喉部，引起咽喉部发红疼痛，而且肿得比较明显，吃东西，咽唾沫，都感觉痛。

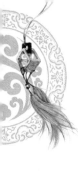
因为是热毒所致，我们治疗这些病证，主要的方法是清热解毒。你们在《中药学》学到的清热解毒的药物有很多。其中作用于咽喉部的，如山豆根、牛蒡子、板蓝根等药物，对于咽喉部的热证疗效是可靠的，甚至超过抗生素的疗效，一般服用 3~5 剂可痊愈。

第二种情况，是咽部嫩红。这个嫩红就是红得不是很明显，这个疼痛和肿得也不明显。而且这种病变病程都比较长，有时候重一些，有时候轻一些，这种情况中医称作虚火上炎。这种虚火主要来源于肾，就是肾阴不足导致了虚火上炎。为什么和肾有关？同学们回去查一下资料，自己找找答案。这种病变可以见于临床上常见的一个病，那就是慢性咽炎，慢性的咽喉部的炎症。

第三种情况，是咽部淡红。也就是说，这个咽喉部颜色的改变不够明显，还有微微肿起，漫肿，而且这种咽部的改变往往时间都比较长。除了这些以外，患者往往有一些自我的感觉异常，例如咽喉梗塞，咽部堵得慌。这就是中医讲的痰湿阻滞。张仲景创制的半夏厚朴汤，就是治疗这种病症的。

下面刘老师结合喉痈、白喉和乳蛾 3 种疾病讲解了咽部的形态改变。

课堂精华实录

望咽部的形态，主要观察扁桃体有没有改变。正常人扁桃体应该在扁桃体隐窝里面。如果患者扁桃体明显肿大，吞咽可以引起疼痛，中医学称作喉痈。西医学称作扁桃体发炎。如果扁桃体红肿疼痛、溃烂，出现白色的脓点，称作乳蛾。乳蛾是在喉痈的基础上病情加重了。这两种疾病，可以是实热证，也可以是虚火上炎。最常见的主要是实热。

白喉患者咽喉部可出现灰白色的假膜，拭之不去，重擦出血，很快复生。整个咽喉部都出现这种状态，因为喉部发白所以称作白喉。这种疾病具有传染性，中医学认为是外感疫疠之邪。

最后，刘老师结合临床实际提醒同学们要注意以下问题。

课堂精华实录

望咽喉部首先光线要好，充足的自然光线可以，如果准备一个手电筒会更方便些。第二，在望诊的时候患者的口要朝向光亮处，张大口，发出"啊——"的声音，最好找个压舌板把舌头压住，否则阻碍你的视线。第三，医生要快速地去望诊。这一点在小孩子望诊更重要，因为小孩子往往不配合，这就要求医生用最快的速度去完成望诊。

三、望颈项

（一）外形

颈项部的望诊，刘老师结合西医学知识对瘿瘤和瘰疬进行了讲解。

课堂精华实录

瘿瘤，指结喉的两侧肿起来了，还有一个非常重要的特点，就是这个肿物随着吞咽上下的活动。在检查这个肿块的时候，除了望诊以外，还要把手放在肿块上，让患者做吞咽的活动，看肿物是不是在动。如果随着吞咽在上下的移动，那就是瘿瘤。由肝郁气结痰凝或水土失调，痰气搏结所致。

我们再看瘰疬。瘰疬也长在颈部，但是这种肿块不随着吞咽上下移动，可以长1个，可以长多个，可以大，可以小，可以成串，长在皮肤底下，所以古人形容"累累如串珠"。瘰疬如果没有治好，时间长了以后就溃破，溃破形成一个洞一个洞的，这样我们就可以称作颈瘘，而颈瘘久不收口，不容易愈合多因肺肾阴虚，虚火灼津，结成痰核，或因感受风火时毒，夹痰结于颈部所致。

为了帮助大家理解，下边我想用西医的名词给大家做一下对照。这个瘿瘤实际上就是西医说的甲状腺肿。这个瘰疬就是西医讲的颌下淋巴结结核，颈瘘就是淋巴结溃破了形成的。

（二）动态

课堂精华实录

动态部分有两个方面，一个是项强，一个是项软。刘老师只是简单讲解。

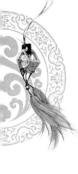

项强，如果伴有全身的表现，例如四肢抽搐、角弓反张、两目上视等，这种情况主要见于抽搐的患者。项强也可以见于落枕，特点就是局部的僵硬疼痛。

小儿颈项部软，抬头无力，颈项软弱，这种表现和先天有关。肾精亏虚，发育不良是主要病机。

四、望躯体

（一）望胸胁

望胸胁，重在观察胸胁的形态改变。正常人胸廓为扁圆柱形，两侧对称，左右径大于前后径。小儿与老人左右径略大于前后径或相等。有关胸廓形状的改变，刘老师讲解了扁平胸、桶状胸、鸡胸、肋如串珠、乳痈 5 个知识点。

课堂精华实录

第一要讲的是扁平胸。如果胸廓前后径相对缩小，就称作扁平胸。患者的胸部前后径变窄，显得左右变宽，这是相对而言的。这一种病变的患者体质都比较虚弱，肌肉比较消瘦，所以这一种胸部的改变多是久病体虚的患者。许多慢性病都可以出现。

第二要讲的是桶状胸。桶状胸指的是前后径显得比较大，左右径显得比较小，胸部成了一个桶状的状态。这种状态主要见于慢性咳喘的患者，也就是慢性气管炎引起的肺气肿，形成了桶状。

第三要讲的是鸡胸。鸡胸见于小孩，主要表现为胸骨高起，状如鸡胸。前后径大于左右径的。这一种情况，属于先天不足，脾肾亏虚，发育不良。这个症状往往和前面讲过的方头并见，见于佝偻病、营养不良的患者。另外，往往还与下面这个肋如串珠并见。

肋如串珠，就是在肋骨的软肋这个地方出现疙疙瘩瘩的一些形状，像一串珠子。也是脾肾亏虚，发育不良引起，所以和鸡胸往往见于同一个患者。病因病机是一致的。

望胸胁，还有一个知识点——乳痈。乳痈因肝气郁结，胃热壅滞；或因乳汁积滞；或乳儿吸乳时损伤乳头，感染热毒；或产后血虚，感受外邪，以致湿热蕴结，气血凝滞而成。多发于乳房外上方，初起硬结胀痛，焮热，伴有恶寒壮热。

乳痈这个病好发生于哺乳期的妇女。哺乳期的妇女乳房容易受到挤压，或者是乳汁不通，郁而化热，肺胃热盛，形成了这种病变，相当于急性乳腺炎。诊断是很容易的，患者乳房红、肿、热、痛，是乳痈的特征。

中医讲这是肝气郁结，胃热壅滞。因为肝的经络通过乳房，所以这个部位的病变主要在肝。其次和胃也有关系，因为足阳明胃经也从这里走。所以哺乳期的女性一定要保持心情舒畅，乳汁畅通，避免挤压，防止感染。

（二）望腹部

腹部的望诊刘老师主要讲 3 个知识点，腹部膨隆、青筋暴露，还有一个是腹部凹陷。腹部膨隆见于 3 种情况，鼓胀、水肿、癥积。而鼓胀患者同时可以出现腹壁的青筋暴露。

课堂精华实录

先讲腹部膨隆。腹部膨隆常见以下 3 种情况。

第一种是鼓胀。患者具备两个特点，一是肚子比较大，符合腹部膨起这一条；另一个是青筋暴露。

这里的青筋就是静脉。患者腹部显现很多曲张的静脉，中医称作青筋暴露。这在腹部看上去还是很明显的，那正常人是看不到的。青筋一旦出现，往往和这个腹大如鼓并见，所以古人把它们放在一起称作"腹大如鼓，青筋暴露"。而且患者四肢是消瘦的。这是很有特征的一个病变，中医学称作鼓胀。

第二，是腹内肿块。就是体内长东西了，肿瘤这一类的东西使腹部变大。例如卵巢囊肿，有的卵巢囊肿长得很大，腹部就鼓起来了。

第三，是肥胖。肥胖的人不单单是腹部膨隆，还有其他部位的肥胖，例如四肢、颈部等，全身是对称的。

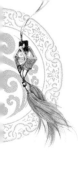
再讲腹部凹陷。这样的患者肌肉比较少，这个肚皮紧贴脊柱，形成了舟状的一个状态。这种状态一旦出现，就说明患者是久病，体质比较虚弱，津液不足，精血亏虚。这么一种病理变化，没有特异性，可以见于多种慢性消耗性疾病。

五、望四肢

望四肢部分，刘老师是选择性地进行讲解的。课堂重点讲述的内容有肌肉萎缩、小腿青筋暴露、杵状指 3 项内容。

课堂精华实录

痿病，最早见于《黄帝内经》，有专门记载痿病的一篇文章，提出痿病的病机，主要是脾胃不足，气血减少。所以，提出治疗痿病的一个原则，就是温补脾胃，治阳明。

至于中风这样的患者诊断比较容易，还有半身不遂，有口眼歪斜的表现。

梭状指，就是手的关节发生了改变，主要见于风湿性疾病。

杵状指，主要是在手指头这个部位发生变化，指端粗大，像个鼓槌似的。可见于慢性气管炎患者、慢性肺心病患者。按西医来说这是缺氧引起的。按中医来说这是血瘀、痰湿阻滞引起的。

小腿青筋暴露，西医学称作下肢静脉曲张。正常人下肢的静脉可以看见，但是不曲张。如果这个静脉变得粗，变得弯，变得发青，这就称作静脉曲张，中医称作青筋暴露。这样的患者往往伴有小腿部胀痛，酸痛，甚至溃烂，中医学认为这都和血瘀有关，是气血运行不畅引起的。

六、望二阴

刘老师对二阴部望诊的讲解应该说是属于简介性的。

（一）望前阴

水肿病和疝气造成的阴囊的肿大，需要进行鉴别，刘老师重点讲解两者的不同。

课堂精华实录

第一疝气。常见的有两个可能，一个是阴囊里面有水，水液内停；另一个就是小肠从腹部坠下来，坠到阴囊里。这两个原因引起的阴囊肿大，称作疝气。

第二水肿病。水肿病也可以引起阴囊肿大。

水肿病和疝气的区别是：水肿病引起的阴囊肿大，阴囊不痛不痒，而且是左右对称这样一个状态；而疝气引起的阴囊肿大，患者有坠痛，而且疝气和体位有关，躺下以后这个疝气可能消失，站起来或者用力咳嗽等就会出现。这是疝气的特点。但是水肿病不具备这个特点。

（二）望后阴

后阴部的病变，有痔疮、肛裂、肛瘘、脱肛和肛痈。刘老师也是简要地介绍。

痔疮是指肛门内、外生紫红色柔软肿块，分为内痔、外痔和混合痔。

课堂精华实录

痔疮的发生率非常高，所以有"十人九痔"的说法。内痔发生在肛管齿状线以上，内痔一般不痛，以便血、痔核脱出为主要症状。外痔位于齿线以下，以疼痛、肿块为主要症状，肛门周围长有大小不等、形状不一的皮赘。混合痔兼有内、外痔双重特征。不管是内痔还是外痔，颜色都是紫红色的。

肛裂，就是肛门周围有裂沟。它的形成和便秘有密切关系。大便干结是引起肛裂的主要原因，所以，保持大便的通畅对于防止肛裂的形成有重要意义。

肛瘘，就是在肛门周围，出现一个孔通于肛门内侧，和肛门直通。其形成的原因主要是痔疮溃破，或者是痈疮所致。换句话说，就是化脓以后这个地方溃烂，没有愈合好，于是形成一个通道。这个通道的口内通肛门，外口通肛门周围皮肤，这称作肛瘘。这些病证，肛瘘也好，肛裂也好，大都需要手术去处理，中药内服或熏洗能缓解症状。

刘老师同时提醒我们预防痔疮要做到：防治大便秘结，保持肛门周围清洁，少饮酒，少辛辣，注意加强锻炼。

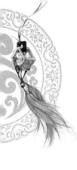

七、望皮肤

有关皮肤颜色和光泽望诊，我们在望面色那里学过了。在这里刘老师重点讲解的是皮肤病症中斑疹、水疱、疮疡。

（一）斑疹

斑疹部分，包括斑、疹两项。刘老师强调斑和疹的概念、斑和疹的分类是我们要重点学习的内容。

1. 斑

课堂精华实录

先讲什么是斑。斑的颜色是红色的，或者是青紫色的；可以成片的，或者是点；在皮肤下，不高起皮肤。所以，我们可以看得见，但摸不着，用手压下去颜色不退，这就是斑的特点。其实，中医讲的斑实际上就是皮下出血！皮下出血形成的点，或者是片，都称作斑。这多见于过敏性紫癜和血小板减少性紫癜。

再讲斑的分类。斑分两种，一个称作阴斑，一个称作阳斑。

我在前面讲过，阴阳是对疾病相对两类的一个分类。那阴斑和阳斑都是斑，也就是斑要分阴阳。依据是什么？依据主要是颜色！颜色是红的，或者是紫红的、鲜红的就称作阳斑。如果颜色是青紫的，或者以青为主，或者是淡青的称作阴斑。

其次，还要看病史。如果是新发的，多数属阳斑；病史比较长的，多属阴斑。

另外，再看兼症。例如有无发热，如果在发热的过程中出现了斑点、斑片，属于阳斑的可能性就比较大了。如果患者皮下出现斑点、斑片，患者又有一些虚弱的状态，甚至还怕冷，这个时候我们应该诊断为阴斑。

阴斑和阳斑的病因病机是相反的。阳斑是因为有热，热邪迫使血液妄行出现了出血；阴斑是由于气虚、阳虚，气不摄血，导致了皮下出血。所以，这两种斑形态不同，颜色不同，病因病机也不同，那么临床的治疗方案也完全不同。

2. 疹

皮肤出现红色或紫红色、粟粒状疹点，高出皮肤，抚之碍手，压之褪色的症状，主要见于麻疹、风疹和瘾疹。麻疹和风疹的学习，刘老师重在讲解两者的鉴别诊断。

课堂精华实录

先讲麻疹和风疹。麻疹和风疹都是两种带有传染性的疾病，多发于小儿。那么这两种疹病怎么区别？这是学习的难点，也是重点。

从颜色看，麻疹是桃红色，风疹是淡红的；从形状看，麻疹形状像麻粒，就是麻的种子，风疹形如粟粒。两者比较，麻疹的个儿大一些，风疹的个儿要小一些。

另外，应该结合病史去诊断。这两种疾病初期都有类似感冒的症状，例如发热、流鼻涕、打喷嚏、流眼泪等。在这个基础上出现了疹子。其中，麻疹是在发热的3~4天出疹，风疹是在发热的1~2天出疹。麻疹的出疹是有顺序的，先从耳朵后边发起，然后到面部，再到躯干部，最后到四肢出齐了，而且这麻疹消退的时候是按照这个次序消退的。风疹不是的。风疹由于出疹的时间比较短，半天或1天之内这个疹子完全出来了，没有明显的顺序。

通过刘老师的讲解，我们可以知道风疹本身并不严重。但孕妇（4个月内的早期妊娠）感染风疹病毒，可以通过胎盘传给胎儿，引起先天性风疹，发生先天畸形。因此，孕妇在妊娠早期一旦发生风疹，应考虑中止妊娠。下面是刘老师对瘾疹的讲解。

课堂精华实录

瘾疹也称作荨麻疹，是由于灰尘、花粉、食物等过敏引起的过敏症。中医来讲是受了风邪，风邪又分为风寒和风热。瘾疹的特点就是皮肤突然出疹子，迅速发起，有时候成片。成片的我们称作风团。患者的感觉，不管是风寒还是风热都是以痒为特征，瘙痒比较严重。还有一个特点，就是反复发作。这是与风疹、麻疹的主要不同点。

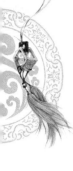

（二）水疱

水疱，皮肤上出现水疱见于多种疾病。我们要学习的具体内容有白疹、水痘、湿疹等内容。其中白疹，是指患者的皮肤出现小疱疹，皮很薄，里面是清稀的水，这种疹子见于温病过程当中发热的患者，是由于汗出不彻引起的，这是温病过程中的一个症状，不属于皮肤病的范畴，这在临床上也比较少见，不作为学习重点。刘老师重点讲解的是水痘和湿疹。

课堂精华实录

水痘，是一种传染性疾病，是由水痘病毒引起的。第一个特点，水痘是椭圆形的；第二个特点，这个水痘，皮很薄，里面的液体是清稀的。由于这个皮比较薄，非常容易破，破了以后形成了一个痂。这个痂退了以后不留任何痕迹，所以水痘是可以治愈的，也可以自愈。一般10天左右就可以痊愈，会伴有轻微的发热，一般不需要特殊的处理。

湿疹，是临床常见的一种皮肤病。它的发病特点是，在皮肤上出现红斑或丘疹，下一步就出现水疱，水疱破了以后就出现糜烂。往往不容易治愈，这是和湿邪的特性有关。

大家还记得么？湿邪致病具有缠绵难愈的特点，所导致的疾病反反复复，不容易治愈。湿疹就是一个例子。湿疹可以发生在人体各个部位。口唇、耳根下、小腿上、前阴部、腹股沟这些地方都可以出现。除了皮肤的改变以外，患者会痒。出现湿疹的地方瘙痒不已。

（三）疮疡

疮疡也称作肿疡，包括痈、疽、疔、疖4个病，都属于中医的外科疾病。这四者都是出现肌肤异常改变，因为性质和表现不相同，所以有痈、疽、疔、疖之分。刘老师重点讲解痈和疽。

课堂精华实录

我们先把疽和痈做一下区别。首先，痈是阳证，疽属于阴证，那一阳一阴，所以就有了明显的区别。

痈属于阳，就应该有阳的特征，例如红肿高大、灼热疼痛。典型的特点：一是个儿比较大，有的和鸡蛋那么大，甚至有和馒头那么大；二是皮肤红，患者的感觉是灼热疼痛的。这种病变就称作痈，由热毒所致。

疽属于阴证，所以应该具备阴的特征，如漫肿无头，皮色不变，无灼热感，疼痛不明显。这种痛和痈相比缺乏灼热的感觉，是轻微地痛。最主要的一个特点就是皮色不变。漫肿无头，也就是说这个疽是长在深部的肌肉里面。例如可以在腰椎的两旁，腰大肌里面，长得比较深，所以就出现了无头这么一个特点。那么刚才讲到痈是热毒，那这个疽是什么？疽是阴痰阻滞，属于阴，属于痰湿阻滞。

疔，形小如粟，根硬而深如钉，漫肿灼热，麻木疼痛。疖，形小而圆，红、肿、热、痛不甚，根浅，出脓即愈。刘老师在课堂上还强调了疖与粉刺的区别。

课堂精华实录

疔的特点是个儿比较小，但是根比较深，像个钉子。这种病变也属于热毒。患者有灼热疼痛的感觉，并有局部麻木感。该病变尽管比较小，但却是热毒比较严重的一种疾病。

疖的特点是小、圆、浅，很容易溃破。破了以后流出脓液就可以痊愈。它是这4种病症里面病情最轻的一种。疖的里面有脓液，这是和粉刺的区别。有的人面部长一些粉刺和这个差不多。但是从粉刺里面挤出来的东西是粉状的，这是带脓血的，而且这个红肿比较明显。这个东西虽然小，但也是热毒。

通过刘老师的讲解，我们可以知道痈、疽、疔、疖四者有3个属阳，属于热；有1个属于阴，属于寒。痈、疔、疖这3种疾病病因病机基本一样，皆属于热毒，就是有轻重的区别；而疽是属阴的。

课后思考

1. 目的五轮病变有哪些？分别与哪些脏腑有关？

2. 怎样看咽喉部？其病变有哪些？

3. 阴斑与阳斑的形成机理和临床表现有何不同？

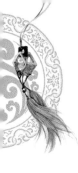

第三节 舌 诊

舌诊在中医诊断学里面占有非常重要的地位,是中医独具特色的一种诊法。舌诊所搜集的临床资料比较客观,比较实用。所以是我们临床辨证论治的一个非常重要的依据,这一部分是我们学习的重要内容。可以说,刘老师对这一部分非常的重视,往往用较多的课时来进行讲解。

要点提示

舌诊学习的重点较多,一是舌质的变化,包括舌色异常、舌形异常、舌态异常;二是舌苔的变化,包括苔色异常、苔质异常。还有正常舌象的特点、望舌的方法等。

一、舌的形态结构

舌体是由肌肉和血脉构成的,分为舌根、舌边、舌中、舌尖。这个分法的目的就是为了和五脏相配属。

舌面上有许多细小突起,称为舌乳头,包括丝状乳头、蕈状乳头、轮廓乳头、叶状乳头。

舌的上面有一层苔状物,这层苔状物中医称作舌苔。

舌底有几条静脉,中医称之为舌下络脉。

二、舌诊的原理

关于望舌诊病的原理,刘老师强调与前面学过的望面色原理、望发的原理、望目的原理、望神的原理一样,都有一个总的指导原则——整体观念。我们都是在整体观念的指导下进行的各个部分的望诊。

(一)脏腑经络联系于舌

经络内联脏腑,外连肢体关窍,从而人体形成一个不可分割的整体。五脏六腑通过经络与舌相连,所以五脏六腑的病变就可以反映到舌象上来。我们通过看舌象,就能够了解脏腑、经络的生理病理。刘老师的讲解是简洁而明了的。

课堂精华实录

舌与经络的关系。我们看哪些经脉和舌的关系比较密切。第一个是足三阴经，足太阴脾经、足少阴肾经和足厥阴肝经的经络都到达舌体。手太阴肺经，通过咽喉部到达舌根，手少阴心经也到达舌本。我们可以总结一下，五脏都和舌通过经络相联系，所以我们通过舌的变化，就可以了解经络和这些脏的病变。

（二）舌面的脏腑分候

我们前面学习到的舌分为 4 个部分，舌根、舌中、舌尖，还有舌边。这 4 个部分，分别和五脏相配属。中医学认为舌尖配属心、肺，舌根配属肾，舌中部配属脾、胃，舌的两边配属肝、胆。刘老师则重在讲述这一知识的实际应用。

课堂精华实录

舌面和脏腑的配属这个理论在临床上有一定的意义。例如我们前面讲过红色主热，舌质红也主热。如果患者的舌尖红了，热可能就在心和肺；如果患者的舌边红了，那这种患者的热可能在肝、胆，这样对我们诊断疾病有一定的意义。

但是具体应用的时候，要灵活运用，不能拘泥，也就是不能死搬硬套。例如舌尖红了主心、肺，舌中红了主脾、胃有热，舌根红了属肾有热，两边红了属肝、胆有热。如果按照这个理论去推断，如果整个舌体都红了，那同学们想，哪里有热，难道是五脏六腑都热了吗？所以，在这种情况下，那到底热在什么脏腑，这要四诊合参才能确定。例如整个舌头都红了，如果伴有烦躁易怒，两胁灼痛，这样我们就可以判断这是肝胆火盛；如果伴有咳喘，吐黄痰，那么这就属于肺热。

（三）气血津液充养于舌

舌体的颜色、形质与气血的盛衰和运行有密切关系。刘老师强调，舌体是红的，还是淡的，还是青紫的，这些都取决于气血的多少和运行状

117

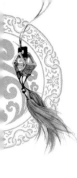
况。所以，我们通过望舌就能够了解气血的多少和运行状况。津液的主要作用是滋润全身，包括舌、口腔、咽喉部等。舌体和舌苔的润泽，主要靠津液的滋养，所以，我们通过望舌就能够了解津液的盈亏和输布情况。

概括起来说，舌象的形成和脏腑、经络、气血、津液都有密切的关系，所以，我们望舌可以了解脏腑、经络、气血津液的一些生理病理情况。

三、舌诊的方法和注意事项

（一）舌诊的方法

舌诊的方法是比较容易掌握的，刘老师结合临床做了实用而简单的介绍。

课堂精华实录

我们在望舌的时候要注意一些问题。

第一个是患者处于什么样的姿势。患者处在什么姿势比较合理？可以是坐位，可以是卧位。在门诊上看病，患者基本都处于坐位。如果在病房里面，有的患者不方便坐起，不能坐起，那躺着也是常用的一种姿势，也可以进行望舌。

第二个是患者如何把舌伸出来。要让患者张大口，口要朝向光亮处，最好是充足的自然光线。如果自然光线不充足的时候，可以借助日光灯。患者要做的是，张大口，然后自然地把舌体伸出来。同学们要注意这两个字，"自然"。所谓的自然，就是舌体要放平整，不要紧张，不要皱折，平坦地伸出来。伸出来之后，舌体要微微地朝下。那舌体伸出多长为好？不能太长，也不能太短，一般来讲，三分之一就可以了。

再就是望舌的顺序。望舌的顺序一般是先看舌尖，再看舌中，然后看舌的两边，最后看舌根。另外可以先看舌体，再看舌苔，也可以先看舌苔再看舌体，根据情况，医生可以做出选择。

（二）舌诊的注意事项

望舌要注意光线的影响，食物或药物的影响，还有口腔以及伸舌姿势

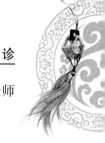

的影响。我们刚刚学习到了光线以充足的自然光线为好。这一部分刘老师重在讲解其他几项注意事项。

课堂精华实录

望舌首先要注意患者的舌体是否自然放松。如果舌尖翘了起来，舌尖就会变红；如果用力伸舌，舌体颜色就会变红变深。遇到这种情况，让患者放松，舌体重新自然地伸出。

还有一种情况，就是诊小儿舌象比较困难。一是孩子不张口，不伸舌；二是孩子哭闹。这都给望舌带来困难。但望小儿舌象又特别重要，不看不行。怎么办？我的做法是，借小儿哭闹时迅速望舌。如果孩子闭嘴不开，就想办法将口撬开，迅速望舌。

食物能够使舌苔变色。例如，吃生黄瓜的时候舌苔可以变绿；吃西红柿的时候舌苔可以发红；刚刚吃过了中药，舌苔可以发黑；刚刚吃过橘子，舌苔可以微黄等。这些舌苔的变化和疾病没有关系，望舌时要特别留意。

药物也会使舌苔发生改变。例如，治胃炎的西药丽珠得乐等会使舌苔变黑。那么，这种黑是药物所为，非疾病所致，要加以区别。

其他原因，例如张口深呼吸、镶牙等，都可以使舌苔、舌体发生一定的变化，也要留意察看区别对待。

四、舌诊的内容和正常舌象

（一）舌诊的内容

舌诊的内容，包括望舌体和望舌苔。望舌体包括舌体的颜色、形态、动态，还有舌下络脉。望舌苔包括望苔质和苔色。刘老师重在讲解望舌体和舌苔的不同意义。

课堂精华实录

望舌体最主要的目的是什么？就是判断脏腑的虚实，判断气血的盛衰。例如，舌体淡红，说明脏腑平和，气血充盛。如果舌体淡白，则说明

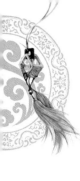

脏腑已虚，气血不足。可见，望舌体对于判断脏腑气血的盛衰是有重要意义的。

那么望舌苔的意义又是什么呢？望舌苔主要是判断病邪的性质、深浅。通过判断病邪性质的深浅，进一步了解病邪的消长。举个例子，如果舌苔比较厚，说明了病邪比较深，病位在里。相反，舌苔比较薄，说明这个病邪比较轻，病邪的位置在表。这是从舌苔判断病邪的深浅。再举个通过望舌苔判断病邪性质的例子。如外感病患者，舌苔是黄色的，说明了所感受病邪属于热邪，舌苔发白，那感受的外邪可能就是寒邪。

（二）正常舌象

正常舌象的特点是淡红舌、薄白苔。掌握正常现象的特征非常重要，因为中医是在正常的基础上去发现异常的。所以，刘老师再次强调了知常达变的重要性。

课堂精华实录

我在前面强调过，无论是看面色，看口唇，看咽喉部，还是看舌头，正常情况也就是生理现象都要熟悉。只有熟悉了正常情况，你才能辨识病理的变化，才能对病理的变化做出判断，所以，我们学习中医诊断要多加观察。观察的对象以年轻人比较好，例如大学生这个群体就很好。我们通过大量的观察这些人的舌苔、咽喉部等变化，就可以熟悉生理现象，将来我们看病的时候就能知道生理和病理的区别，这对学习中医是个重要的环节。同学们要多加注意，多加实践。

正常舌象我们可以概括六个字，淡红舌、薄白苔。舌苔要符合两个条件，第一要白，第二要薄。

总结刘老师前面的讲解，咽喉部的正常颜色是淡红的，正常口唇的颜色是淡红的，现在我们学到的正常舌体的颜色也是淡红的。不过，我们还要注意正常舌象受内外环境变化的影响，可以产生生理性的变异。

五、望舌质

望舌质，有的教材称作望舌体。舌体由肌肉和血脉构成。望舌质包括观察舌的神、色、形、态方面的内容。刘老师课堂讲解的重点是望舌色与望舌形。

（一）望舌神

舌的有神与否，主要表现在舌质的荣枯与灵动。荣舌，指舌质荣润红活，有生气，有光彩，舌体活动灵活自如。荣舌见于健康人，病中见到是善候；枯舌，指舌质干枯死板，毫无生气，失去光泽，或活动不灵。枯舌见于危重病证。

（二）望舌色

舌体的颜色有淡红舌、淡白舌、红舌、绛舌、青紫舌5种。

1. 淡红舌

由于淡红舌可以见于正常人，刘老师再次强调只看舌象图片是不够的，也要看看自己的舌象，还必须看周围人的舌象，特别是要看正常人的舌象，这样才能真正掌握正常舌象。

课堂精华实录

淡红舌的特征是舌体淡红而润。那么淡红舌说明什么问题？同学们还记得刚刚讲到正常人的舌象吗？舌苔是薄白的，舌体是淡红色的。所以淡红舌是正常人的一种舌象。正常人气血充足，脏腑功能正常，阴阳平衡，所以舌象就出现一种生机勃勃的气象，颜色不深也不淡，处于淡红的一种状态。

还有一种情况，虽然生病了，但患者的舌象变化不明显，仍然处于淡红的状态，这种情况主要见于外感病的初期。那外感病的初期，因为病程很短，病邪还没有入里，脏腑气血没有受损，在这种状态下，舌象还没来得及变化，仍然是淡红色的，舌苔也可能仍然处在薄白这个状态。如果内伤病中出现这种舌象，也代表病的程度是比较轻的。

2. 淡白舌

淡白舌，舌色比正常浅淡，见于气虚、血虚、阳虚的患者。刘老师强调在望舌的时候，要注意整体的观察和分析。

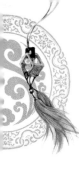

课堂精华实录

淡白和淡红就一字之差，但是颜色发生了根本的变化，一个偏红，一个偏白。淡白舌这种舌象说明了什么问题？说明患者是虚证！可以是气虚，可以是血虚，也可以是阳虚。

淡白的形成机制，与我前面讲过口唇淡白、面色淡白等是一致的，都是正气不足，气虚、血虚、阳虚导致机体失于营养和温煦所致。大家可以用举一反三法学习这类似的内容。

总结刘老师的讲解，淡白舌主虚证，不包括阴虚。也就是说阴虚不出现淡白色，这是阴虚和气虚、血虚、阳虚的重要区别。同样的道理，面色淡白、口唇淡白、眼睑淡白等都不主阴虚。因为阴虚产生虚热，人体各部分的颜色可以变得发红，而不是淡白。

3. 红舌

红舌指舌色较正常红，呈鲜红色，见于热证，包括实热证和虚热证。虚热证和实热证的鉴别，刘老师强调我们应该四诊合参。

课堂精华实录

这个非常简单，很好掌握。红舌就是比正常人的舌体颜色要深，也就是红舌要比淡红舌要深。一般舌质是红的，口唇也是红的。

我们前面学过了，红色是主热的。面部的红色，口唇发红主热，咽喉部发红也主热，舌体发红当然也主热。这个热包括实热和虚热都在其中，那这两者怎么去区分？实热证的舌象，除了舌体发红以外，舌苔往往发黄，也就是舌红苔黄；虚热的舌象，除了舌体红以外，舌苔偏少，甚至没有舌苔。

然后，还要根据这种患者病程的长短，患者的面色，还有问诊的症状，以及脉象等综合判断，才能区别实热还是虚热。这一点我们后面在八纲辨证里边会讲到。

4. 绛舌

绛舌较红舌颜色更深，或略带黯红色，见于脏腑热盛、阴虚火旺和热入营血。绛舌见于热证，从脏腑热盛、阴虚火旺的盛和旺，我们可以得知绛舌见于热较重的病证。刘老师重在讲述热入营血，并且简要介绍了卫气营血辨证的基本知识。

课堂精华实录

绛舌和红舌相比颜色更深了。绛舌的临床意义，从大的方面来讲和红舌是一致的，也是主热证。但是绛舌主热有一个特殊情况，除了实热和虚热以外，还见于热入营血。

在这里，首先给同学们简单地说明一下什么是热入营血。清代著名的外感热病专家叶天士，把热病分为四个阶段。第一阶段称作卫分证，第二阶段称作气分证，第三阶段称作营分证，第四阶段称作血分证。卫气营血这四个阶段，代表着热邪由表入里，由轻至重不同的病理变化。在卫分证也就是温病的初期，舌苔是薄黄的，舌质只有舌尖发红；如果温病到达了气分，也就是内热炽盛的阶段，整个舌体是红的，舌苔是黄的了；疾病再往下发展，就到了营分，舌体就由红变绛；再进一步深入到达血分，舌体的这个绛色就更深，就变成了深绛。这是叶天士通过长期的观察，总结出来温病过程中舌象的变化规律。对温病的辨证和用药有重要的临床意义。

总结刘老师的讲解，在温病过程中出现绛舌说明热邪侵入营分和血分，是热邪进入营分和血分的标志，也是选用清营凉血药物的重要依据。所以，这一点在温病的辨证过程中显得相当重要。

5. 青紫舌

青色、黑色和紫色都提示气血运行不畅。舌体出现青色、紫色或者是青紫色兼有，也是气血运行不畅。

课堂精华实录

青紫舌，可以是全舌的青紫，也可以局部有瘀斑和瘀点。这类舌象只有程度的差别，没有本质的区别。

所谓瘀斑舌，就是舌上出现成片的黑色的、紫色的或是青色的斑块。所谓瘀点，是比较小的点。瘀点和瘀斑就是大小有异，由于颜色是一致

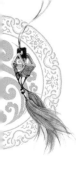

的，所以瘀点舌和瘀斑舌主病也完全相同，都是气血瘀滞。

例如，冠心病的患者舌体出现瘀斑，或者瘀点，那么我们就可以判断这个冠心病属于气滞血瘀了，或者是气虚血瘀了。中风的患者也是一样，如果出现了舌体有瘀斑，或者说有瘀点，我们就可以肯定这个中风的患者就存在着气血瘀滞，经络不通这样的病理变化。所以，瘀斑舌和瘀点舌，对判断体内气血运行状况有重要的临床意义，也是我们选择活血化瘀药物的重要依据。

总结刘老师的讲解，青紫舌类皆为气血运行不畅而致，但什么原因导致的气血运行不畅，还应当结合舌苔，结合四诊的其他资料加以判断。

（三）望舌形

讲授舌体的形状，刘老师主要结合临床实际应用强调一些知识点的重要性，并把每一项内容都总结归纳为记忆的语句，方便同学们掌握，同时强调了舌象综合分析的重要意义。

1. 老、嫩舌

老舌的舌体苍老，纹理粗糙，主实证；嫩舌的舌体娇嫩，纹理细腻，主虚证。

课堂精华实录

老舌，舌体纹理粗糙，显得苍老；嫩舌，舌体纹理细腻，很娇嫩。所以，临床上判断老舌、嫩舌并不困难。

下面我讲一下老舌和嫩舌的临床意义。出现老舌和嫩舌提示出了什么问题？老舌和嫩舌是判断虚实的标志之一。虚证和实证有诸多表现，其中，舌质的老嫩是一个重要的表现：老舌是实证，嫩舌是虚证。

请大家思考一个问题，老年人得病和青壮年得病之后，舌质在老嫩方面出现什么样的变化？对，不是年龄越大，舌体越老，而是相反的。老年人得病常见虚证，所以常见嫩舌；青壮年得病常见实证，所以常见老舌。注意，我说的是常见，不是绝对的。

2. 胖瘦舌

有关舌体胖瘦的判断，刘老师强调还是要以常衡变。这就要求我们多观察正常人的舌象，因为正常人的舌体就是不胖不瘦的。同时刘老师强调，舌体胖瘦的判断要因人而异，并不是用一些数据能够说明白。

课堂精华实录

舌体的大小、胖瘦不能用尺度来衡量。并不是说人的舌体必须要有多少厚，有多么长，有多么宽。因为人的舌体大小是根据自己的身高，头的大小，口腔的大小而有所不同的。只要舌体的大小和口腔、身高以及头形成正比，那就是不胖不瘦了。掌握这一点，同学们再注意多观察就会得出正确的结论。

我们已经学习了各种舌色的临床意义，在这里刘老师强调胖瘦舌的临床意义一定要结合舌色全面进行分析。

（1）胖舌

舌体比正常舌大而厚，伸舌满口，为胖大舌。根据舌体的颜色，胖舌分淡胖舌和红胖舌。如果舌体肿大满嘴，甚至不能闭口，为肿胀舌。

课堂精华实录

淡胖舌，首先舌体看上去是胖大的，这种胖主要表现厚度的增加，比正常人的舌象偏厚。再观察颜色，但胖舌的颜色不是淡红的，更不是红的，是淡白的，包括口唇也是淡白的，这都是一致的。颜色是淡白的，舌形是胖的，结合起来我们就称作淡胖舌。

前面我们学过，淡白舌的主病，主要是气虚、血虚和阳虚。这个舌体胖大而淡白，仍然主虚证，这里主要是阳虚。因为血虚的患者，舌体的颜色是淡的，但是往往偏瘦；气虚患者的舌体一般也不胖大。

阳虚的患者，除了阳虚这个病理基础以外，往往由于阳虚气化失职，水液代谢发生障碍，湿邪聚集舌部，使舌体变得胖大。这样分析同学们应该很清楚了。舌淡主虚，舌胖说明有湿，综合判断应该是阳虚湿聚，肾阳虚、脾阳虚、心阳虚都可以出现淡胖舌。

如果舌体胖而舌色是红的，这叫红胖舌。红色主热，舌体发胖，还是说明有湿或是有痰湿。所以，这个红胖舌主要是湿热和痰热。

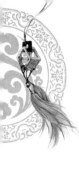

　　如果舌体比较大，颜色比较深，是绛色的，称为肿胀舌。这种情况主要见于心脾热盛。那热盛为什么舌体会肿胀？这个肿胀，不是湿邪聚集所造成的，是由于心脾热盛，舌之血脉过度充盈所造成的。

　　（2）瘦舌

　　舌体比正常舌瘦小而薄，为瘦薄舌。瘦薄舌的分析也要结合舌色。

课堂精华实录

　　舌体瘦小主虚证，包括阴虚和气血不足。

　　舌体瘦小而颜色发红的，称为红瘦舌。临床见于阴虚火旺；舌体瘦小而颜色发白的，称为淡瘦舌。临床见于气血不足。

　　这两种舌象，有一个共同点就是舌体偏瘦，但是有一个明显的区别，就是舌体的颜色完全不同。舌瘦主虚，表明舌体失去了滋养，失去了温养。再结合颜色，红是主热的，白是主虚的，这样结论就出来了。舌体瘦小而颜色发红，说明了是阴虚有热。如果舌体瘦小而颜色淡白，这就说明是气血不足。气虚、血虚，气血两虚，都可以出现舌体瘦小而淡白的舌象。

　　总结刘老师的讲解，瘦薄舌主阴虚还是气虚血虚，主要靠舌体颜色的变化。红的是阴虚，淡白的是血虚、气虚，这样的规律，掌握和运用起来也比较容易。同时，我们也可再总结一下，淡白舌主虚证，有气虚、血虚、阳虚，不包括阴虚；瘦舌主虚证，包括气虚、血虚、阴虚，而不包括阳虚。

　　3. 点刺舌

　　点，指突出于舌面的红色，或紫红色星点。大者为星，称红星舌；小者为点，称红点舌。刺，是指舌乳头突起如刺，摸之棘手的红色或黄黑色点刺，称为芒刺舌。点刺多见于舌尖部。刘老师首先从点刺的实质讲起。

课堂精华实录

　　首先我们应该明白，舌的蕈状乳头增大，乳头内充血水肿形成了红点舌；舌的蕈状乳头增大、高突，并形成尖锋，形成了芒刺舌。所以，点刺舌包括红点舌，还包括芒刺舌。这两个舌象是一类的，没有本质的区别，只有程度的差异。红点舌比芒刺舌病情要轻一些。

这两种舌的主病是一致的，都说明阳热亢盛，这是两者的共同点。这里的阳热亢盛可以是外感病的热盛，也可见于内脏火热亢盛的疾病，但还是以外感热病为主。特别是芒刺舌，主要见于外感热病。

这里我们要重点掌握，是热盛导致了蕈状乳头增大或者是高突，从而出现红点舌或芒刺舌。同时，大家还要知道有2%~3%的正常人可以出现生理性的红点舌，要结合舌色分析，正常的人不具备红舌的舌色特征。

4. 裂纹舌

裂纹舌指舌面上有裂纹、裂沟。红绛舌有裂纹见于热盛伤津，或阴虚液涸；淡白舌有裂纹见于血虚不润；若舌淡白胖嫩，边有齿痕而又有裂纹见于脾虚湿侵。

课堂精华实录

舌体上面的裂纹形状不同，有横的，有竖的，还有半圆形的。不管是什么形状的，只要舌面上出现一些裂沟，舌苔不能覆盖，就称作裂纹舌。

那么裂纹舌的出现，提示了这个疾病可能属于热盛伤津，这个津液不足的原因，主要是热盛伤津，热盛引起的。裂纹舌也可见于血虚，还可见于脾虚湿盛。所以病理变化也是比较多的，但以虚证为主，或是血虚，或是津虚，或是脾虚。这要根据临床的其他情况，尤其是舌色，加以区别。

另外，正常人也可以出现这种舌象，大概占0.5%。正常人出现裂纹舌时，舌体的颜色和舌苔的厚薄应该是正常的，这种裂纹舌是一种生理现象，没有临床意义。

5. 齿痕舌

舌体边缘见牙齿的痕迹，称为齿痕舌，常与胖大舌同见。常见于脾虚、湿热，也见于正常人。

课堂精华实录

齿痕是由于牙齿压迫到舌边所造成的，那这个齿痕的形成要取决于

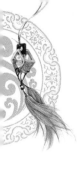

舌体的大小，还可能因为牙齿排列得不整齐，都可以造成齿痕舌。在病理状态下的齿痕舌，若舌体是淡白的，舌的两边是有齿痕的，那么我们可以判断这种患者是脾虚而且有湿。有湿的患者具备舌苔偏腻或者偏滑的特征，就是湿邪的特征比较明显。如果舌红而有齿痕，往往是内有湿热。

如果是一个正常人的齿痕，可能是生来舌体偏大，或者是牙齿排列不整齐造成的，那么舌体的颜色应该是淡红色的。这是区别生理齿痕舌和病理齿痕舌的一个关键点。

（四）望舌态

正常人舌体的动态可以概括为舌体是柔软的，活动是自如的。常见病理舌态有痿软、强硬、歪斜、颤动、吐弄、短缩。由于舌出现异常的动态往往病情较重，需要结合多方面资料综合诊断，所以刘老师讲解这一部分相对其他部分要简单一些。

1. 痿软舌

痿软舌就是舌体软弱，活动无力。舌体没有力量，无力伸出，这种状态主虚证。

课堂精华实录

舌体痿软，和四肢乏力、肌肉松弛等病症的病因病机是一致的，都是正气不足。正气虚弱，机体失养，表现在舌上就是痿软舌。正气的虚弱包括气虚、血虚、阴虚等，对应的疾病是比较严重的。

2. 强硬舌

强硬舌指舌失柔和，屈伸不利，板硬强直。见于热入心包、高热伤津或风痰阻络。

课堂精华实录

强硬舌特点就是舌体发硬，活动不灵便。强硬舌都属于实证。第一，心包有热；第二，高热伤津；第三，风痰阻络。心包有热主要发生在高热的患者身上，热入心包，神昏，舌强硬。高热伤津，和第一条相比，高热的患者如果出现了神昏，那就热入心包了。这是不到神昏的时候，就只是津伤得比较明显。其实，最常见的是风痰阻络，经络不通，舌脉不畅导致了舌体强硬。

3. 歪斜舌

舌体偏于一侧，称歪斜舌。见于中风或中风先兆。

课堂精华实录 ✿✿✿✿✿✿✿✿✿✿✿

歪斜舌，这一个非常容易判断，舌体歪向一边，不能正过来。这个舌体歪斜，应该和口眼歪斜是并存的，这种状态主要见于中风患者。中风患者很常见的特征就是半身不遂，口眼歪斜。

4. 颤动舌

舌体震颤抖动，不能自主，称为颤动舌。见于肝风内动。

课堂精华实录 ✿✿✿✿✿✿✿✿✿✿✿

前面我给大家讲过了手足颤动，舌体颤动可以和手足颤动同时出现。这样的患者在伸舌体的过程中，舌体是抖动的，抖动着伸出来。当你观察到这种情况以后，要看看手是否也处于颤动状态，可以相互印证。

舌体颤动的临床意义，和手颤动是一致的，都是肝风内动的表现。临床上常见的一个病，就是甲状腺功能亢进，可以出现手的颤动，也可以出现舌的颤动。

有一次，一位大学生找我看闭经，当我舌诊的时候，发现她的舌头是颤动的，又检查了她的手，手也是颤动的。于是，我就考虑可能是甲亢引起的闭经，就让她做了血液检查，结果就是这个病。经过 1 个月的甲亢治疗，月经就来了。

这个病例如果不是因为舌颤而发现了甲亢，那就可能单纯的治疗闭经，这个闭经肯定是治不好的。所以，医生看病要认真，要多动脑子，要多问个为什么。

5. 吐弄舌

舌伸出口外不即回缩者为吐舌；舌反复吐而即回，或舌舐口唇四周，

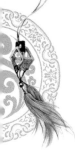

掉动不宁为弄舌。两者皆因心、脾有热所致。

课堂精华实录

吐弄舌，包括吐舌和弄舌，都是患者的舌体伸出口外。两者的区别是，吐舌把舌伸出口外时间比较长，不能立即回收，经常把舌放在外边。弄舌则是舌体伸出来又缩回去，再伸出来又缩回去，或者是把舌头伸出来左右、上下舔口唇。由于吐舌和弄舌都是把舌体伸出口外，只是略有差别，所以我们把两者放在一块儿讲，合称为吐弄舌。

吐弄舌的意义都是心脾有热。这一点大家可以想到，许多动物在天气炎热的时候，喜欢把舌头放在体外散热，道理有相同的地方。另外，吐舌还见于心气已绝，就是病危这个状态。弄舌可以见于热极生风的患者，"风"快要发生的时候，舌往往会出现弄舌。弄舌还可以见于先天愚型儿。这样的孩子往往喜欢舌体放在外面。

6. 短缩舌

舌体卷短、紧缩、不能伸长，称为短缩舌。短缩舌可由多种原因引起，如寒凝筋脉、气血虚弱、热病伤津、风痰阻络等。无论因虚因实，皆属危重证候。

课堂精华实录

短缩舌的主病内容多，不容易记。危重的患者才可以出现短缩舌。我可以用变繁为简的方法，把短缩舌的主病概括为寒、热、痰、虚四个字。寒，就是寒凝筋脉；热，就是热病伤津；痰，就是风痰阻络；虚，就是气血虚弱。大家看，很容易记吧，很好用吧。

刘老师讲解舌的动态是简练易懂的。我们还可以总结一个问题，中风病可以出现的舌态异常有哪些？中风病可出现多种舌态异常，如强硬舌、歪斜舌、颤动舌。舌的动态异常在中风病的过程中属于较早出现（先兆），较晚消失甚至是不消失（后遗症）的症状，也就是说见于中风病的全过程。

六、望舌苔

舌苔是舌体上面的一层苔状物。舌苔为胃气蒸化胃中谷气、食浊所生。简单地说，是胃气化生。望舌苔包括两部分内容，苔质和苔色。

（一）望苔质

苔质指舌苔的质地、形态，主要观察舌苔的厚薄、润燥、腻腐、剥落、偏全、真假等方面的改变。

1. 薄、厚苔

苔质的厚薄，以"见底"和"不见底"为标准，即透过舌苔能隐隐见到舌质者为"薄苔"，不能见到舌质者则为"厚苔"。主要反映邪正的盛衰和邪气之深浅。

课堂精华实录

这个薄苔的特点就是透过舌苔往下看，能够看见舌体，就称作薄苔。这是很好运用的，从舌苔往下看，能够透过去，能看到舌体的就称作薄苔。那如果看不到舌体的，就称作厚苔。

这个学起来非常容易，临床意义也比较简单。前者主表证，后者主里证。这就是说薄苔说明病邪比较浅，厚苔说明病邪比较深。

除此之外我们在前面讲过正常人的舌象，也具备薄的特点。但是正常人的薄，必须具备白，就是又薄又白，而且是润泽的，才可以确定是正常的舌象。

舌苔的厚薄是可以出现转化的。例如，来了个小朋友看病，胃口不好，不爱吃饭，一看舌苔厚腻，就知道这是脾湿引起的。你给他开了健脾燥湿的方子。3天后来复诊，再看舌苔，舌苔变薄了，就知道这个孩子胃口开了，食欲增强了。这是什么道理？其实很简单，舌苔由厚腻变薄，说明湿邪气已去，胃口转好，食欲自然会好起来。

2. 润、燥苔

舌苔的润燥主要反映体内津液的盈亏和输布情况。舌面润泽有津，干

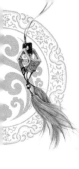

湿适中为润苔，还有滑苔、燥苔、糙苔几项内容。刘老师分别做了比较讲解。

课堂精华实录

润苔提示了津液是充足的，津液未伤，是够用的。

滑苔就是舌面水分过多，看上去水分停留过多。这种舌苔，说明有寒、有湿，也就是说水液停聚的可能性比较大。

燥苔就是干燥的舌苔，舌苔上面很干燥。这种情况那当然就是津液不足。个别患者是因为津液输布发生了障碍，津液不能到达口腔导致了舌苔干燥。糙苔，就是舌苔十分干燥，苔质粗糙，看上去非常干燥，干的有裂纹，这说明了津液严重不足。

燥苔、糙苔都是津液不足，但是有程度的区别，后者是津液不足的十分严重，我们需要救津液了，在临床上要快速地采取措施恢复津液。

3. 腻、腐苔

腻苔指苔质颗粒细腻致密，如涂有油腻之物。腐苔指苔质颗粒粗大疏松，如豆腐渣堆铺于舌面。刘老师的讲解通俗易懂，而对于临床意义的解释却是非常的简洁实用。

课堂精华实录

腻苔就是看上去舌苔黏黏糊糊的。有的患者张口的时候，舌苔可以黏着上颚拉出黏丝来。腐苔和腻苔是相反的，苔质是疏松的，比较粗大，不黏糊，像豆腐渣放在舌面上一样。豆腐渣，大家见过没有？是比较粗糙的，松散的。

在主病上腻苔主湿，包括寒湿、湿热、痰饮、水饮等多种湿邪内聚的病证。区别这些病证还要结合苔色去完成。腐苔主热，如果是久病出现了腐苔，那可能是胃气大伤，胃阴不足、枯涸所导致的。

4. 剥（落）苔

舌苔全部退去，以致舌面光洁如镜，称为镜面舌。若舌苔多处剥脱，舌面仅斑驳残存少量舌苔者，称为花剥苔。还有中剥苔、前剥苔、根剥

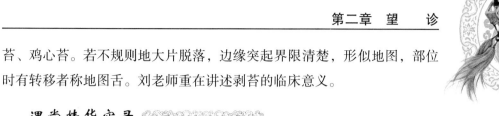

苔、鸡心苔。若不规则地大片脱落，边缘突起界限清楚，形似地图，部位时有转移者称地图舌。刘老师重在讲述剥苔的临床意义。

课堂精华实录

剥脱苔有的是部分剥脱，有的是全部的剥脱，形成了形形色色的舌苔剥落。舌苔脱落不管样子如何，不管什么状态的，只要是舌苔脱落，难以再长出来，我们都称作剥脱苔。

请同学们复习一下，就是从中医角度来讲，舌苔的生成和什么有关？是的，我们刚刚学到的，和胃气有关，就是胃气生成了舌苔。现在，舌苔脱落不能再生长，当然应该找胃气。胃气不足，胃阴匮乏，就是胃气胃阴大伤。所以，舌苔脱落，不能复生，这是胃气胃阴虚衰的一个重要的标志。

5. 偏全苔

舌苔仅布于前、后、左、右之某一局部，称为偏苔。病中见全苔主邪气散漫，为湿痰阻滞之征。舌苔偏于某处，为舌所分候的脏腑有邪气停聚。

课堂精华实录

舌苔出现于舌面某一局部，称为偏苔。偏苔的部位不同，主病各有不同。一般来说，舌苔偏于舌前部，表明邪气不深；若舌苔偏于舌后部，表明病位较深；若舌苔偏于舌的两边，则表明邪在肝胆。当然了，也要结合其他资料才能准确判断。

6. 真假苔

判断舌苔真假，以"有根无根"为标准。刘老师结合临床应用讲解有根无根的确定标准，强调了判断舌苔真假的应用范围，而不是面面俱到地讲述教材知识。

课堂精华实录

真苔是有根的，所谓有根，就是舌苔贴在舌面上，从舌体里面长出来

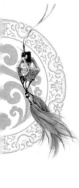

的。那怎么知道舌苔是从舌体里面长出来？这有一个办法很好用。用刮舌板去刮舌苔，这个舌苔怎么刮也刮不干净。为什么刮不干净？因为有根，因为是从舌体里面长出来的，这种舌苔称作有根苔。

假苔和真苔相反，是无根的苔，是附着在舌面上的一层苔，一刮就掉，掉了以后这个舌面非常干净。这一种情况和前面讲过的剥脱苔，临床的意义相同，都是判断胃气的存亡。有根的舌苔说明胃气尚存，无根的舌苔说明了胃气匮乏，那前者预后良好，后者则预后不佳。

（二）望苔色

望舌苔包括苔色和苔质两项内容，所以望苔色的学习，刘老师强调一定要和刚刚讲过的望苔质综合分析应用。

1. 白苔

白苔的主病是最复杂的一种，既可以主寒，也可以主热，既可以主表，也可以主里，还可以见于正常人。刘老师强调要综合分析。

课堂精华实录

白苔的主病，有寒、有热、有表、有里、还有正常人。那白苔的主病取决于什么？取决于苔质的变化！例如，薄白的在表，白厚的在里；白润的主寒，白燥的主热。通过这样分析，同学们可以听明白了，就是望苔色的时候必须结合苔质，苔色和苔质综合分析才能做出疾病的诊断。

先看薄的。苔薄白而干的，这一种主要见于风热表证，就是风热之邪侵犯体表，感冒的初期。薄白而滑，什么称作滑苔？我们刚才提到过了，就是舌苔上的水分比较多，这种舌苔可能感受了寒湿，也可能是水湿内停。

再看厚的。首先白厚苔主里，没有怀疑吧？因为厚主里。白厚苔有腻的，有干的，有如积粉的。那么，我们前面学过了，腻主湿，白和腻在一起，主寒湿，说明了疾病没有热。可以是寒湿、痰湿、痰饮、食积等，肯定没有热！如果这个舌苔又白又厚又干，那可能见于痰热，痰浊化热。如果这个舌苔白如积粉，这是一种特殊的舌苔，在临床上主要见于传染病。除此之外，内痈也可以出现白如积粉的舌苔。

什么是内痈？就是指脏腑发生了化脓性的病变，例如肠痈、肝痈、肺痈这些病变，就可以出现舌苔白如积粉的一些特征。

2. 黄苔

舌苔呈现黄色，有淡黄、深黄和焦黄。苔色愈黄，说明热邪愈甚。刘老师强调通过黄苔深浅的变化，来判断热邪的轻重和进退，而且还要结合苔质分析。

课堂精华实录

黄苔分为淡黄苔、深黄苔、焦黄苔，有什么不同？是程度的不同！淡黄、深黄、焦黄是3个不同程度的黄，因此热也是不同程度的热，一个比一个热得厉害！如果患者首先出现了淡黄，后来又出现了深黄，再后来出现焦黄，那说明这个疾病在逐渐地加重，具体地讲就是这个热邪在不断地加重。反过来如果由焦黄变成深黄，由深黄变成淡黄，这说明了热邪在逐渐地消退。

我们如果从苔质的程度看，可以分为薄黄、黄腻等。黄而薄，薄苔主表，黄苔主热，薄黄苔主表热，说明疾病在表，病性为热。如果这个舌苔又黄又黏，腻苔主湿，黄苔主热，黄腻并见说明湿热。这就是舌苔的苔质和颜色的综合分析。可以以此类推。黄燥苔，黄苔主热，燥苔是津液大伤，所以这样的舌苔就表明热极而严重损伤津液。

还有一种黄滑苔，舌苔有点发黄，这种舌苔往往黄得不厉害，轻微地发黄，而舌苔的上面，看上去水分比较多，称作滑苔。这种情况，可以见于阳虚有寒湿，也可以见于痰饮化热。这个情况很复杂，和单纯的湿热、单纯的热甚不一样。这种情况同学们应该临证多加思考，那四诊合参显得也更为重要，不要独取舌象。

3. 灰黑苔

苔色浅黑称灰苔；苔色深灰称黑苔。灰黑苔主阴寒内盛，或里热炽盛。黑色愈深，说明病情愈甚。刘老师强调苔质的润燥是辨别灰黑苔寒热属性的重要指标。

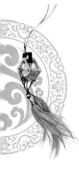

课堂精华实录

灰和黑这两种颜色没有本质的差别，只有程度的差异，灰得厉害了就是黑了，黑得轻了就是灰。在舌苔上来看，灰苔可以变为黑苔，黑苔也可以变为灰苔，而且，灰苔和黑苔可见于同一个患者的舌象，就是同一个舌上既可以出现黑，也可以出现灰，形成灰黑相间的一种舌象。

灰黑苔的临床意义。灰黑苔都主热盛和寒盛，也就是说既可以主热也可以主寒，都是灰黑苔，有的可能是热，有的可能是寒。那这里要求我们很好地把握住什么情况下是寒，什么情况下是热。这个判断的标准是什么？非常简单，判断的标准是看舌苔是润的还是燥的。如果这个灰黑的舌苔是润的，提示我们这个病性是寒；如果这个灰黑的舌苔是燥的，说明这个病性为热。

七、望舌下络脉

正常人的舌下络脉，第一，长度不超过舌体下边的舌下肉阜至舌尖的三分之二；第二，黯红或淡紫色；第三，管径不超过 2.7mm。刘老师临床上非常重视舌下络脉的望诊，积累了丰富的经验和体会，所以他对这一部分的讲解具有详尽而实用的特点。

课堂精华实录

据我所知，临床上不少医生不重视，甚至不进行舌下络脉的望诊，这很可惜，很不应该。我的体会是，望舌下络脉对于判断气血运行状况很有意义，而且有些患者的舌体舌苔还没有变化，而舌脉却有了明显的变化。这种情况对于疾病的早期诊断和治疗的意义就更大了。所以，我想展开讲一下舌下络脉的望诊。

首先讲舌下络脉望诊方法。很简单，面朝光亮，把口张大，舌体翘起，就可以观察舌底的静脉了。下课后，同学们可以照着镜子，按照我讲的这个方法观察一下自己的舌脉是什么样子。

关于舌下络脉的病理变化，主要表现于色泽和形态两方面。舌脉色青紫，其形粗长或怒张，提示气滞血瘀；其色淡紫，脉形粗大或怒张，提示寒邪凝滞；其色紫红，脉形怒张，提示热壅血瘀；其色淡红或呈现浅蓝色，脉形细小，提示正气虚弱。

那么，有哪些疾病需要看舌下络脉？临床所见，肺气肿、肺心病、心衰、冠心病、脑梗死、肝硬化、痛经、癌症等，患者多出现舌脉青紫，甚至发青黑、紫黑，舌脉形态变粗变长或怒张。因此，对这些患者要注意观察舌脉的变化。

发现患者的舌脉发生了青、紫、黑的变化，无论什么疾病，都应该考虑应用活血化瘀的药物治疗，可以使瘀血的舌象逐渐改善。

我用益气活血法治疗气虚血瘀型的冠心病，一般服药1个月左右，舌脉就可以见到明显的改善。舌脉瘀血状况改善了，由此就可以判断该患者心脉痹阻的程度减轻了。这个道理我也经常讲给患者听。有一些患者也有这个常识，经常照镜子看舌头，当他发现服药后自己的舌下静脉发生了改变，变得不那么青紫了，不那么怒张了，他确信自己的病情有了改善，他会非常欣慰。

还有一种情况，舌下出现瘀点或瘀斑，或针尖样，或粟粒样，或绿豆样，也有条片状者，无论何色，均为瘀血证的重要体征。这与舌下络脉变紫、变黑、变粗的机制是一致的。

八、舌象分析要点与舌诊意义

（一）舌象分析的要点

1. 察舌的神气和胃气

刘老师讲解舌神结合了望神的内容；讲述舌的胃气，结合了其他判断胃气盛衰的内容。这是刘老师最常应用的前后联系法。

课堂精华实录

舌的神气。舌的有神无神，和我们前面讲过的望神是一致的。我们讲过神就是人体生命活动的外在表现。那么舌神就是舌外在活动的一种表现，主要表现在舌体的颜色和运动方面。如果舌体是红润的，活动是灵活

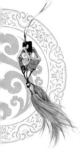
的，这就称作有神的舌。无神的舌正好相反，舌质是干枯的，晦暗的，活动起来是不灵变的。这种舌象是病舌，而且病得比较严重，预后不良。

舌的胃气。从舌上判断胃气主要是看舌苔是有根的还是没有根的，有根的说明胃气还存在，没根的说明胃气已经败绝了。请同学们结合我们讲过的真假苔自学。另外，中医诊察疾病除了诊查神以外还要诊查胃气。胃气要从多个方面去诊查。如面色有没有胃气、脉象是否有胃气、舌象是否有胃气和从患者的饮食上看有没有胃气。我曾经发表过一篇论文，题目是"如何察胃气"，对这几个问题做了解读，大家可以查看。

2. 舌体与舌苔要综合分析

刘老师在前面的授课中反复强调了舌体和舌苔要综合分析。而望舌体主要分析脏腑气血的盛衰，望舌苔主要分析病邪的性质和病邪深浅。

课堂精华实录

我们在分析舌象的时候要把舌苔和舌质综合起来分析。那么怎么去综合分析？

如果舌苔和舌体的变化是一致的，判断其临床意义比较容易。我们把这两者主病综合起来就可以了。例如舌质是红的，舌苔是黄燥的。那同学们想，红是主热，黄燥是主热伤津的，没有矛盾，这样结合起来下个结论，这患者属于实热证。再如舌体是淡的，舌苔是白润的，你看淡嫩主虚寒，舌苔白润说明没有热，所以我们可以判断患者是虚寒证。

如果舌苔和舌体变化不一致，甚至相反，这个时候的病因病机就错综复杂，分析就有一定的难度。例如舌体是淡白的舌苔是黄腻的，那我们可以分析一下看看。舌体是淡白的说明了阳虚，阳虚有虚寒；舌苔是黄腻的说明有湿热。这样综合判断，这种患者属于阳虚的体质，又感受了湿热；也可能是阳虚导致湿阻，郁久而化热；还可能是真寒假热。

再看一个例子，舌质是红绛的，舌苔是白滑腻的。我们知道红绛舌主热，白滑腻苔主湿。那这种情况有这么几个可能。第一个是这种患者的体质本来属于阴虚火旺的，后来感受了寒湿。还有一种特殊的情况就是外感热邪，热邪进入了营分，湿邪进入了气分也可以出现这种复杂的舌苔。遇到这种情况，一定要全面诊察，全面分析。

3. 舌象的动态分析

疾病是不断变化的，每一个阶段都有各自病因、病理变化，出现不同的临床表现，舌象也不例外，所以观察舌象时，必须用动态的观念去指导。刘老师举例说明这个问题。

课堂精华实录

我来举一个例子，叶天士把疾病分为4个阶段，分别称作卫分证、气分证、营分证、血分证，那么这4个阶段实际上是温病不断发展，不断深入的一个过程。表现在舌象上是不断变化的，不同的阶段会出现不同的舌象。所以，我们要善于去观察舌象的动态变化，从而去判断温热病处在哪一个阶段。

例如，舌象由舌尖红苔薄黄转为舌质红苔黄，说明疾病由卫分到达气分。如果舌质又变成红绛颜色的，或者深绛的，说明温热病邪由气分进入营分，进一步发展，进入血分。所以，舌象是一个动态过程，要根据舌象的变化去修正你的判断，去调整你的用药，这就是动态分析舌象了。

（二）舌诊的临床意义

舌诊的临床意义是重大的，中医的辨证论治离不开舌诊。舌诊的资料能够指导临床的辨证和用药，刘老师举例说明了以下5个方面。

课堂精华实录

分析病位浅深。例如舌苔是薄的，病位在表；舌苔是厚的，病位在里。如果舌尖发生了变化，病位在心、肺；如果舌边发生了变化，病位在肝、胆。还有根据刚才讲过温病的舌象变化，分析卫气营血的病位。

区别病邪的性质。例如舌苔白主寒，舌苔黄主热，舌苔腻主湿，所以说望舌苔可以判断病邪性质。

判断邪正的盛衰。举个例子，舌苔厚说明了邪气盛，舌质淡说明了正气衰。

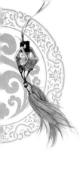

分析病势进退。这一点可以找到许多舌象来说明这个问题，例如剥脱苔、有根无根苔，都可以判断病势的趋势，向好的方面，还是向坏的方面。另外，判断虚实。病势包括虚、实。举个例子，舌质老说明邪气亢盛，舌质嫩说明正气不足。

推测病情预后。疾病总是向两个方向发展，一个方向就是好转、痊愈，另一个方向就是加重、恶化、死亡。我们通过舌象的变化，可以大体上预测疾病的未来。例如，舌苔由厚变薄，说明邪气逐渐地消退，疾病向愈。如果这个舌苔属于剥脱苔或者是无根的苔，那说明这个疾病比较严重，预后不良。当然了，这些情况都需要四诊合参，全面分析，才能做出一个整体的判断。舌象只是我们辨证的一个重要依据，不是全部。

刘老师反复强调，我们要认真理解中医诊病整体审查的原则；强调要全面、要整体地去看问题，而不要局部地去下一个结论。我们搜集到的舌象、脉象、面色都很重要，要全面地去搜集这些资料，更要全面地分析这些资料。通过综合分析，做出的结论才是可靠的。

课后思考

1. 思考淡白舌主虚证为什么不包括阴虚？

2. 红色与绛舌的主病有何异同？

3. 腻苔与腐苔有何区别？

4. 思考舌下络脉望诊的临床意义有哪些？

第四节 望小儿指纹

要点提示

重点掌握小儿指纹望诊的方法和浮沉分表里、红紫辨寒热、淡滞定虚实、三关测轻重的临床意义。

课堂精华实录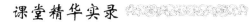

望小儿指纹，首先要知道小儿指纹是什么，望诊部位在哪里？小儿指纹就是手指内侧的血络，望小儿指纹就是望小儿食指内侧的血络。

望小儿指纹为什么能够诊断疾病？原理和我后面要讲的脉诊原理是相同的。今天简单地给大家说一下。中医诊脉的部位是寸口，是手太阴肺经的一个部位。小儿食指内侧的络脉，也是手太阴肺经的一个部位，这两处诊病的原理是一致的。

正常小儿指纹的特点，颜色是浅红的，长度不超过风关。哪个地方称作风关？同学们看一下，食指有三节，从手心往上看，第一节称作风关，第二节称作气关，第三节称作命关。这个要牢记的，从手掌这个部位开始数，不要记反了。

病理小儿指纹的学习要点有：浮沉分表里、红紫辨寒热、淡滞定虚实、三关测轻重。刘老师一般是重点讲解红紫辨寒热。

一、浮沉分表里

浮就是表浅，沉就是深在。小儿食指络脉，表浅的主表，深在的主里。

二、红紫辨寒热

根据一般规律，红和紫都主热，白是主寒的，但是这里例外。小儿食指络脉颜色如果鲜红，是表证、寒证。刘老师强调要特别注意的是寒证。

课堂精华实录

我们中医讲的五色主病，红色主热，白色主寒，这是规律。凡是人体出现红的颜色，提示我们是体内有热证，有热邪，例如面红、舌红、口唇红、咽部红、皮肤红、眼睛发红等，这些都是热。但小儿食指络脉鲜红，不是主热而是表证、寒证。这样的例子还有，面部泛红如妆，也不是热证

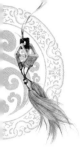

而是戴阳证。大家一定要特别注意，红色主热是一般规律，红色主寒是特殊情况。特殊情况要特殊记忆。

紫红色也就是深红色的，说明有内热。

除了这个之外，还有青色、淡白色、紫黑色。这3个颜色的主病，同学们看一下，和五色主病是相通的。大家可以用举一反三的办法去学习，用前后联系的办法去掌握。

三、淡滞定虚实

课堂精华实录

所谓淡就是颜色较正常络脉颜色偏淡，是虚的表现，气虚、阳虚、血虚都可以；所谓滞就是浓滞的意思，颜色比较深，这种情况多见于实证的患儿。

四、三关测轻重

课堂精华实录

小儿指纹发生了异常，如果限于第一关，说明病比较轻；如果表现在气关，说明比较重；如果表现在命关，说明这个疾病危重。还有一个情况，就是小儿食指络脉透过三关到达指甲，我们称作透关射甲。这种状态属于病情危重。所谓的三关测轻重，就是根据食指络脉的长短去推测疾病的轻重。

讲解这一部分时，刘老师特别提示我们在学习当中，既要掌握一般规律，也要注意特殊情况。一般规律可以推出来，但特殊情况一定认真熟记。并且强调这是学习中医诊断的基本方法之一。

课后思考

1. 小儿指纹诊病的原理是什么？

2. 小儿指纹鲜红主热还是主寒？

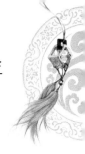

第五节 望 排 出 物

要点提示

排出物包括痰、涕、涎、唾和呕吐物。望排出物的目的主要是判断疾病的性质。排出物清稀色白为寒，黏稠色黄为热。掌握这个规律是学习这部分的关键。

一、望痰

痰是由肺和气道排出的病理性黏液。我们要重点学习的是寒痰、热痰、燥痰、湿痰。刘老师是在对比中进行讲解的。

课堂精华实录

一般来讲，痰的情况是通过问诊得到。例如患者咳嗽，要问吐痰不吐痰？再问吐痰的颜色是什么样？患者说是白的。那你再问痰黏不黏？患者说不黏，是稀的。那你再问好吐不好吐？患者说好吐，很容易就吐出来了。同学们看，痰的这些情况是问出来的还是望出来的？当然了我举的这个例子，主要是从问诊得来的。如果在病房里，或者有时候在门诊上也可以亲眼见到，从望诊得到。所以，问诊和望诊不能绝对分开，有时候是配合使用的。

第一种痰是寒痰。这个痰的颜色是白的，质地是稀的，见于肺寒。

第二种痰是热痰。颜色是黄的，质地是稠的，见于肺热。

第三种痰是燥痰。燥痰必须具备几个特点，黏、少、较难咯出，见于肺燥和肺阴虚。

第四种痰是湿痰。首先量要多，这是第一个特点；第二个特点是白；第三个特点是很容易咳出。见于痰湿阻肺。

第五种就是带脓血的痰。这种痰里面有白色的脓和红色的血，而且有明显的腥臭气味，这种痰具有特异性。所谓的特异性是指它见于一种特定

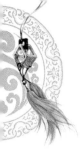

的病，这种病称作肺痈。中医诊断肺痈有一个重要的条件，就是看是否有脓血痰。

二、望涕

涕是鼻腔分泌的黏液。流鼻涕是很常见的一个症状。流涕分两种，一种是清稀的，一种是稠浊的。刘老师强调了规律性知识的掌握，并结合常见的西医学病名讲解相关知识点。

课堂精华实录

下面我们简单提一下鼻涕。清稀的鼻涕主寒，黄浊的鼻涕主热，这是纲领。无论何种排出物都是清稀的主寒，黄稠主热，这是规律，要记住。

然后再分，清稀的鼻涕见于两个情况，一个是风寒表证，一个是鼻鼽。风寒表证就是风寒感冒，鼻鼽就是我们经常说的过敏性鼻炎。无论是表证，还是鼻鼽，只要流涕清稀，都表明有寒。前者寒在表，而后者寒在肺。

那么流黄鼻涕说明了什么呢？也主要见于两个病。一个是风热感冒，一个是鼻渊。这个鼻渊就是我们通常说的鼻窦炎。鼻鼽与鼻渊的主要区别就在于流什么样的鼻涕。鼻鼽流清稀的鼻涕，鼻渊流黄浊的鼻涕。这个诊断起来也比较简单。

三、望涎唾

口腔流出的黏液称为涎，口腔分泌的稠滞泡沫状黏液称为唾。脾在液为涎，所以涎的多少和脾气的运化功能有关。唾是肾之液，从理论上来讲，唾属于肾，但刘老师认为这一条的临床意义不够突出。

课堂精华实录

流涎，就是流口水。涎多是由脾病所致。小儿流口水这个比较多见，一个是脾虚，一个是胃热，而脾虚的比较多见。

那怎么判断是脾虚还是胃热？大家看，如果这个小孩的口水是清稀的，那就是脾虚。如果这个小孩的口水是黏的就是胃热。如果这个小孩同时还有虫病的迹象，如不能吃饭，经常的肚子疼，肚子疼的范围是肚脐周围，消瘦，也就是营养不良这些情况的出现，那我们应该考虑肠道寄生虫的可能。再就是有一个特殊现象，就是睡中流口水，这种情况可能是胃热，也可能是食积。

唾，唾是肾之液，这一条用处不很大。在临床上，来看唾病的几乎没有。从理论上讲，唾属于肾，唾多应该找肾，唾少也应该找肾。一般的肾阴虚的时候唾少，肾阳虚的时候唾可以多，再就是食积的时候唾也可以多。

四、望呕吐物

呕吐的基本病机是胃气上逆。刘老师重点强调，呕吐无论什么原因（寒、热、食积、虚），病变部位都在胃，病机都是胃气上逆。

课堂精华实录

胃寒、胃热很容易去鉴别，符合我前面讲过的规律。例如呕吐物是清稀的，那就是寒；呕吐物是浑浊的，那就是热。这个规律在所有的分泌物、排泄物当中，都是通用的。

有一种特殊的呕吐物，发黄，而且有苦味，这属于肝胆有热。

还有一种特殊的呕吐物，这种呕吐物带有痰液。那同学们明白，带有痰液就是体内有痰，才能吐出这种带有痰液的呕吐。所以，这是痰饮内停。

再有一种呕吐物是不消化的，有酸臭味的，这是伤食的特征。前面我们在问诊里谈到过这个问题。所以，诊断起来也是比较简单的。

如果呕吐鲜血或者是紫黯的有血块的血，不管什么颜色的血，只要夹有食物的，都称作呕血，都说明这个血是从胃而来的。可以是胃热，或者是胃实寒、胃虚寒等情况导致。

望诊部分的内容，学到这里就全部学完了。望诊的内容比较繁杂，在刘老师的课堂上我们既学习了规律性的知识，也掌握了一些特殊情况；既

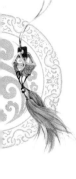
学习了具体的知识，也应用了前后联系、举一反三等学习方法。而望诊学到的知识与方法，尤其是一些规律性的知识，在接下来的学习中我们会经常用到的。

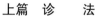 课后思考

痰有几种？各有何临床意义？

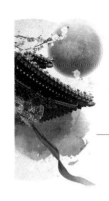

第三章　闻诊

要点提示

闻诊的内容是四诊中最少的。重点掌握几个概念,例如谵语、郑声、狂言、少气、短气等。

第一节　听　声　音

听声音,也就是听诊。传统中医的听诊,是不借助听诊器的。因此,传统听诊的范围仅是医生的耳朵所听到的声音。

一、正常声音

正常声音,又称为"常声",指人在正常生理状态下发出的声音。正常人声音的特点是发声很自然,声调和谐、柔和、圆润,声音流畅。

课堂精华实录

每个人的正常声音都各有其特点,一个人一个声音。所以,当你听到声音的时候就能判断他是谁。影响正常声音的因素包括性别、年龄、禀赋、情志变化等。例如,女性和男性的声音不同。年龄不同,声音也有着很大的差别,几岁、十几岁、三十几岁、六十几岁、还是八十几岁,这些不同年龄段的声音,各具特点。如果一个陌生人给你打电话,从对方的声音就可以判断出其大概年龄。

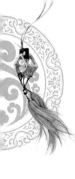

二、病变声音

（一）发声

有关发声的原理，刘老师强调声由气发，气由脏生。声音是由气发出的，而气是脏腑所生的。由此，通过听声音我们就可以推断脏腑之气的盛衰。

课堂精华实录

我们的声音是脏腑推动气发出的响声。例如在咳嗽的时候，要用力气。还有用力大一些，声音就大一些；用力小一些，声音就小一些。所以声音的高低，与脏腑之气的盛衰有关。

如果患者声音有力，比较洪亮，是属于实证、阳证、热证类的。反之声音微小，很细弱，这种情况属于虚证、阴证或者是寒证。通过声音的高低判断是实证还是虚证，是比较有意义的。

发声部分，刘老师重点讲解音哑和失音的临床意义。

1. 语声重浊

声重，也称作声音重浊，常见于感冒和鼻炎患者。

课堂精华实录

我们听到感冒的人说话的时候，或者是鼻炎的患者说话的时候，声音就是重浊的。声音重浊，可以提示两个方面的病变。第一是感冒了，以风寒表证为主，当然了风热表证也可以出现，风寒表证比较突出。这是因为寒性收引，使肺气不能宣发所导致的。另外就是鼻炎这一类的疾病导致的鼻腔不通，肺气宣发异常，也可以出现声音重浊的特点。

这两者怎么区别？主要看这种患者病程的长短，还要看他是否有其他症状。如果有恶寒发热、头身疼痛，那就是表证，感冒了。如果患者鼻塞、打喷嚏、流鼻涕时间比较久了，这个时候可以考虑是鼻炎，包括过敏性鼻炎和鼻窦炎。

2. 音哑和失音

语声嘶哑者为音哑，语而无声者为失音，或称为"喑"。声音嘶哑和失音病因病机基本相同，只是有程度的差别，所以我们放在一起学习。刘老师强调这里有两个名词需要重点理解，一个是"金实不鸣"，另一个是"金破不鸣"。

课堂精华实录

如果是新病出现声音嘶哑或者失音，病程比较短，出现一天、三天、五天这些都属于病程比较短。这种情况都属于实证。常见的形成原因是外邪犯肺和痰湿阻肺，导致肺气不能宣发，所以声音可以嘶哑，严重者出现失音。这种情况前人称作"金实不鸣"，相对的下面有一个"金破不鸣"。

这里的金，代表肺，根据五行学说，肺为金；这里的实和破说明是邪气所致，还是正气不足所致；这里的不鸣都是指的声音嘶哑或者失音。

久病出现声音嘶哑或者失音，是虚证，这种情况病程比较长。同学们想想音哑和失音与哪些脏腑有关？和肺有关系，肯定没有怀疑。再找一个，你们想还有哪一个脏器和这个问题有关？那就是肾了。肺和发声关系比较密切，这是因为声由气发，肺主气，所以肺主发声。和肾的关系，主要取决于肾主纳气，肾为气之根，还有足少阴肾经到达咽喉部。所以，肾中所藏的精气，通过足少阴肾经，到达咽喉部，帮助发出声音。如果是肾虚或者是肺虚，肺肾两虚就可以导致音哑或者是失音这样的病变。概括地讲，急性的，实证的属于肺气失宣；久病的，虚证的，属于肺肾阴亏。这样一个结论，对于临床上的运用具有指导意义。

另外，还见于大声疾呼，持续地演讲，耗伤气阴导致声音暴哑。孕妇出现声音嘶哑，这往往在怀孕的后半期，随着胎儿的增大，胎儿压迫了足少阴肾经导致。刚才我们学习了足少阴肾经到达咽喉部，胎儿压迫了足少阴肾经，肾中的精气不能上乘，所以导致了声音嘶哑。这种现象属于生理性的，不需要治疗，分娩以后就会消失的。

（二）语言

语言的异常，主要是心神的病变。我们要学习谵语、郑声、独语、错语、狂言和语謇6小条内容。刘老师要求我们重点掌握概念，也就是临床表现，至于临床意义要结合其他临床表现全面地分析。

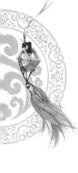

首先我们要学习的是谵语和郑声，这两者都见于《伤寒杂病论》。有关两者的基本病性，张仲景概括为"实则谵语，虚则郑声"。刘老师在讲解过程中强调了两者的异同点。

1. 谵语

课堂精华实录

先讲谵语。谵语在临床上也是多见的，那什么样的称作谵语？谵语是神志不清，语无伦次，声高有力。所谓的语无伦次，就是老百姓说的说胡话，胡言乱语。说胡话的声音比较高，比较有力。

但是，这些我觉得还不太够。谵语的患者，主要见于热扰心神，那同学们想热扰心神的患者，出现了谵语，前提是什么？前提应该有发热，而且是高热。

2. 郑声

课堂精华实录

再讲郑声。郑声的特点首先也是神志不清，然后他说的话和上面讲的谵语有区别。患者老是说那几句话，也就是语言重复。他说的话可能是他最关心的一个事情，重复唠叨，累了就不说了，休息一会儿又开始说。这就出现了时断时续这个特点。郑声之声音非常低微，严重者低微得你都听不清楚，这是因为脏气虚得太严重，发声的力气不足，所以见于虚证，是由于脏腑的精气已经衰竭，心神错乱导致的。

谵语和郑声的诊断要点，都是有神志不清。但是，这两个症状，一新一旧，一实一虚，声音一高一低，区别较为明显。这样，鉴别起来也是不困难的。

3. 独语

独语指患者自言自语，喃喃不休，见人语止，首尾不续的症状。独语的临床意义，刘老师结合治则治法对临床常见类型进行了讲解。

课堂精华实录

独语实际上就是自言自语，特点是患者自己说了自己听，看见人就不说了。而且他说的话，前一句后一句往往不表达同一个意思，就是首尾不续。还有喃喃不休，唠唠叨叨，说起来没完。这种情况属心气不足，或者属了肝气郁结。从临床上来看属于肝气郁结的比较多见。如果说见于什么病的话，有癫病和郁证，常见的是郁证。

中医这个郁证的范围很大，并且朱丹溪创有"六郁"之说。但是基本的病机都是肝气郁结。郁不离肝，治郁的时候以疏肝为主。我曾发表过一篇文章，题目是"诸郁本于肝，治郁先治肝"，主要论述的就是郁证与肝的关系。大家可以查阅参考。

4. 错语

错语，刘老师重在讲解其具体表现；而错语的临床意义较多，刘老师并不展开讲解。因为，要想确定为具体是哪一种病证需要四诊合参，多方面综合考虑。

课堂精华实录

错语，指患者神志清楚而语言时有错乱，语后自知言错的症状。证有虚实之分。错语的患者，语言有时候发生错乱，可以颠三倒四，可以倒过来说。这种状态患者的神志是清醒的，所以说，他说错了他也明白。说完以后就知道这个话说错了，常常重说。这种状态年纪大的人比较多，老年人、气虚的患者，除此之外还可以见于湿邪阻遏心窍的人。包括瘀血、痰饮、痰浊等，阻遏了心窍，所以出现语言错乱。

5. 狂言

狂言指精神错乱，语无伦次，狂叫骂詈的症状。刘老师的讲解是风趣幽默，令人记忆深刻又易于理解的。

课堂精华实录

下面讲讲狂言。狂言是胡言乱语，这样的人狂躁不安，登高而歌，弃衣而走，心烦失眠，语无伦次，声音很高，打人骂人，损坏物品。打人骂人的特点是不避亲疏，就是远的近的，好的坏的，一概不分辨，一样看待。这是一个什么状态？同学们可能想到了，这是精神失常的一种状态，

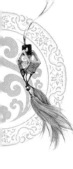

中医称作狂病。

中医说的狂病以痰火为主，往往和肝有关，和心有关，由肝郁而化火，痰火扰心所致。所以，这样的病证涉及心、肝，但是以心为主，因为心主神明；从病性上来讲，以火为主。火热扰乱神明，这是最基本的病机。

6. 语謇

语謇指吐字困难，吐字不清楚。我们学习时要结合舌诊中学习的内容。刘老师强调主要的病机是舌的动态发生了变化。

课堂精华实录

我们前面讲到望舌的时候给同学们讲过，正常人的舌体是柔软的，舌的活动是灵活的。患者为什么出现语謇？关键问题是舌体强硬了，不柔软了，不灵活了。

那同学们想，什么样的病证可以使舌体出现这样的状态？在日常生活当中，这样的患者也到处可见，同学们可以回顾一下，你们有没有见过这样的患者？大家说对了，是中风的患者，包括中风先兆。也就是说在中风之前可以出现说话不清楚，中风以后也可以出现。所以，这个症状主要见于中风的患者。

（三）呼吸

呼吸部分的讲解，刘老师重点强调的是喘和哮的临床表现，以及两者的关系。同时还提到了同名西医学疾病。

课堂精华实录

喘和哮，在西医学合起来称作哮喘，西医内科有一个病称作哮喘病。但是，我今天讲的喘和哮是两个不同的概念，大家要认真对待，加以区别。在中医学，喘和哮是两个病，这个大家可以打开中医内科学看一下，分别称作喘证和哮病。

1. 喘

喘指呼吸困难、急迫，张口抬肩，甚至鼻翼煽动，难以平卧。喘的概念刘老师讲解得非常通俗易懂，解决了同学们似懂非懂的问题。

课堂精华实录

喘是什么状态？呼吸急迫困难的状态。大家要想体会一下的话，下了课你可以去跑步，最好是去爬山，或者是爬楼梯，动作要快一些，速度要快一些。当你跑得感到呼吸困难，呼吸急迫，上气不接下气的时候，那就是喘。

从病机上来说，这个喘又有虚实之分，我们可以称作实喘和虚喘。实喘的患者，喘的声音比较粗；虚喘的患者喘的声音比较微小。再看形态的改变，实喘的患者往往是仰起头、挺着胸，甚至是抬起肩、鼻翼煽动；虚喘的患者往往是低着头、垂着胸，这样一个状态。

2. 哮

哮指呼吸急促似喘，喉间有哮鸣音。喘和哮的关系是"喘不兼哮，哮必兼喘"。

课堂精华实录

再看什么称作哮。首先哮也具备喘的特点，患者呼吸也困难，也比较急迫。但是这个哮多了一个症状，就是喉间哮鸣这个症状。喉间哮鸣也称作痰鸣，就是从咽喉部发出的痰鸣的这种声音。这种声音一旦出现就称作哮。如果没有这种声音那只能称作喘。可见哮和喘的区别就在于有没有喉间痰鸣。所以我们经常说，喘不兼哮，哮必兼喘。也就是在喘的基础上又出现了喉间痰鸣，这就称作哮。

这个哮分寒热，分别称作寒哮和热哮。那么寒哮和热哮是如何区别？主要靠痰加以区别。我们往往需要通过问痰来区别是寒哮还是热哮。这就比较简单了。黄痰的，痰是比较稠的，这是热哮；白痰的，痰比较稀的，这是寒哮。具体讲就是寒痰导致肺气不能宣降而出现的哮，这是寒哮；热痰导致肺气不能宣降而出现的哮，这称作热哮。

讲解喘和哮的最后，刘老师总结了这样一句话，"喘分虚实，哮分寒热"，作为临床上辨证喘和哮的要点，非常简洁实用。

3. 短气和少气

短气和少气，刘老师重在强调两者的区别，从临床表现和临床意义两

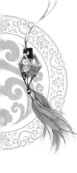

个方面进行比较。

课堂精华实录

短气就是呼吸短促而不能接续，这种症状比喘要轻。少气主要指的是，呼吸微弱，声音非常的低，患者觉得气很少不够用。所以，短气突出一个短字，呼吸的长短发生了明显改变；少气突出一个少字，突出虚的特征。

短气可以虚也可以实，湿邪阻滞可以短气，脏腑虚弱可以短气。但少气，只见于虚证，不见于实证。这个少气往往和懒言、乏力在一起，主要见于气虚患者，包括肺气虚、肾气虚、脾气虚等。

（四）咳嗽

咳嗽是临床上常见的症状，刘老师强调虽然听咳嗽的声音能够判断出某些咳嗽的性质，但因痰的特点可以对判断咳嗽的性质起到一个重要的作用。所以，听咳嗽的声音应该与问痰和望痰的内容密切结合。

课堂精华实录

我们前面讲过痰，是寒痰？热痰？燥痰？还是湿痰？这些痰的辨别直接关系到我们对咳嗽的诊断。

如果咳嗽的患者吐痰色白、清稀，我们就可以考虑这个咳嗽是肺寒；如果患者吐的痰是黄的、稠的，这个咳嗽就属于肺热；如果患者吐的痰是少的、黏的，那我们应该考虑这种咳嗽是肺阴虚引起的，也可能是燥邪犯肺引起的；如果这个痰是比较多，是白的，容易吐，那这种患者的咳嗽我们可以称作痰湿阻肺引起的。

可见，听咳嗽的声音要配合问痰或望痰的内容，这对于咳嗽的辨证至关重要。

咳嗽的声音有重浊、低微、不扬、干咳、痰声、顿咳和如犬吠等多项内容。刘老师讲解最详细的是咳声重浊，并且结合语声重浊对相同病机引发的病证表现进行了系统的综合分析。

课堂精华实录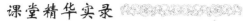

第一是咳声重浊。上一节课给大家讲了一个类似的症状，就是语声重浊。咳声重浊与语声重浊都以重浊为特点。只不过语声重浊是说话的声音，我们现在讲的是咳嗽的声音。咳声重浊属于实证，包括风寒犯肺、痰湿阻肺。风寒犯肺也好，痰湿阻肺也好，都是导致了肺气不能宣发，出现这种咳嗽的声音。

那同学们回顾一下，上一节课我们讲的语声重浊是不是也是这个道理？语声重浊也是肺气不能宣发。声音是靠气的推动发出来的。其中肺是主要的，因为肺主气。所以，不管什么病邪导致了肺气不能宣发，都可以出现声音的改变。可以是咳嗽的声音，可以是哮喘的声音，可以是说话的声音，都可能发生改变。

这个声音重浊和咳嗽重浊都是以寒邪为主。寒性收引，收引什么？在外收引皮肤，收引汗孔，使这个汗孔闭塞，腠理致密；在内，可以收敛肺气，使肺气不能宣发。

总结刘老师的讲解，寒邪侵犯到肺，可以引起咳嗽的声音重浊，也可以引起说话的声音重浊，其原理都是寒性收引。

有关咳声低微，刘老师结合少气进行了简单地讲解。

课堂精华实录

我们前面刚刚学习了说话的声音比较低微的是少气，见于虚证患者。同样，脏腑虚衰的患者，特别是肺气不足的患者，咳嗽的声音也是无力的，声音是小的，是弱的。

讲到咳声不扬，刘老师重点讲解咳声不扬的特点。

课堂精华实录

扬，有向上、向外、升举等意思。咳声不扬是与咳声洪亮、咳声干脆相对的，具有咳声不高亢，不利索，嘶嘶啦啦的特点。这种咳嗽主要见于风热犯肺。

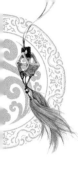

如果患者干咳没有痰，或者是痰很少、很黏、很难吐，这种痰称作燥痰，这种咳嗽称作燥咳。其主要见于两个方面，燥邪犯肺和肺阴虚。至于两者的区别，刘老师在讲到肺病的辨证时进行了详细地讲解。

咳嗽有痰声，而且这个痰容易吐出来，量比较多，称作痰湿阻肺。刘老师从理、法、方、药各个方面做了讲解，让同学们在辨证的基础上进一步建立起论治的逻辑思维。

课堂精华实录

咳嗽有痰声，这种咳嗽主要矛盾就是有痰，特点是黏腻、阻碍气机。痰湿阻肺，阻碍了肺气的宣降，所以出现咳嗽。这种咳嗽我们在处理的时候主要是祛除痰湿。有一个名方称作二陈汤，是治痰湿的一个基本方。用它治疗痰湿的咳嗽能取得很好的疗效。

闻咳声的内容还有两项，顿咳与咳如犬吠。这两种咳嗽各有特点，也各具有特殊意义。顿咳见于百日咳患儿，咳如犬吠见于白喉患儿。刘老师主要讲解其咳声的特点。

课堂精华实录

顿咳，就是阵发性、痉挛性的持续片刻的一种咳嗽。发作起来会出现呼吸困难，连声不断地咳嗽。当这一阵咳嗽结束的时候，喉间就会有一种回声，像鹭鸶叫声的一种声音。这时候的患者不咳嗽了，缓解了，但是过一段时间又开始了。这种咳嗽称作阵发性咳嗽，也称作顿咳、百日咳。

还有一条，是白喉引起来的咳嗽，特点是咳如犬吠。就是咳声像狗叫的声音一样。这种咳嗽往往伴有喉头水肿，所以病情比较危急。

（五）呕吐

呕吐，病变主要在胃，病机是胃气上逆。但刘老师强调我们仅知道胃气上逆，这是不够的，还应该根据胃气上逆的原因，加以区别治疗。

课堂精华实录

呕吐一定是胃气不降，但只知道降胃气，那是远远不够的。我们中医在看病的时候，要辨证论治。我们必须明白，引起胃气上逆的原因所在，找到根本，针对根本而治之，这是治本。胃热的要清热，胃寒的要祛寒，胃虚的要补胃，肝气郁结的要疏肝和胃，只有这样才能消除疾病的根本，这就称作治病求本。

有声无物为干呕；有物无声为吐；有声有物为呕吐。古人这样分，现在我们临床上一般不分这么仔细了。刘老师重点讲解寒热虚实所导致呕吐的特点。

课堂精华实录

首先同学们应该注意，虚寒证和实热证无论见于什么病证，治疗原则都是相反的。所以，我们辨别是虚寒还是实热，对我们用药至关重要，呕吐也不例外。

什么样的呕吐属于虚寒？什么样的呕吐属于实热？辨起来并不困难。我给大家讲几个辨证要点。首先听一下这个呕吐的来势是缓还是猛，缓的为虚，猛的为实。再听这个声音是否有力，声音有力的为实，声音虚弱的为虚。还要结合望诊，看看呕吐物的性质。如果这个呕吐物是清稀的（所谓的清稀，就是水谷分明），气味不明显。这样的呕吐属于虚寒，属于脾胃阳虚导致的呕吐。如果这个呕吐物是浑浊的、酸臭的、黄色的，那我们诊断这是实热证的呕吐，即属于胃热呕吐。

总结刘老师的讲解，呕吐的寒、热、虚、实主要从3个方面来判定。第一，看吐势；第二，听声音；第三，看呕吐物。这3个方面结合起来，判断是虚寒还是实热就不困难了。

有关呕吐物还有两条，呕吐物酸腐为食积；喷射状的呕吐见于热扰神明、头颅外伤、脑髓有病。这两条刘老师仅做简要介绍。同时提醒我们，临证见到喷射状的呕吐，应当认真地、仔细地做检查，诊断要明确，否则容易贻误病情。

（六）呃逆

呃逆指从咽喉发出的一种不由自主的冲击声，呃呃作响，声短而频的症状。刘老师讲解呃逆的概念，同样是通俗易懂，风趣幽默的风格。

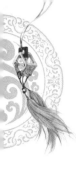

课堂精华实录

什么称作呃逆？呃逆就是有一股气，从肚子里往上冲，冲到咽喉部发出一种特殊的声音。这种声音比较短，比较频繁，一分钟可以出现几次。例如，"嗝-嗝-嗝"，这称作呃逆。实际上是我们的膈肌在动。

呃逆我们也分虚实。新病呃逆，就是病程比较短，声音很有力。这种情况都属实证，是邪气在胃，可以是热也可以是寒。声音比较低的，没有力的，这称作虚证。实证病变在胃，虚证病变也在胃，都是胃气上逆而动膈。

所谓的久病、重病呃逆不止，就是由于某些疾病，时间比较长，病情比较重，在疾病的基础上出现这个症状。这种患者呃逆不止，这种情况声音都比较低，没有力量。患者的整体状况，都比较糟糕，很虚弱，这说明脏腑精气衰败了，胃气衰败了，病情比较严重了。

记得我第一次治疗重病呃逆不止，是大学临床实习的时候。当时在一个县人民医院实习西医，病房里住着一个危重患者，突然出现呃逆不止，西药治疗无效，老师就让我们几个同学去治疗。我们选择了针灸，针完后呃逆缓解，可是过了半天又开始呃逆，再针又缓解，持续十几天，患者终因病重而去世。

除了这些以外，呃逆可以见于正常人。例如，天气凉的时候，因为受凉引起的。例如吃饭的时候，由于吃得过快、食物过干等，都可以引起呃逆。但是这个时候的呃逆，是短暂的，很快就能恢复正常的，可以不用药物治疗。

（七）嗳气

嗳气是气体上出咽喉所发出的一种声长而缓的症状。嗳气与呃逆有相似之处，刘老师是在比较鉴别中进行讲解的。

课堂精华实录

嗳气和呃逆相似的地方就是这个气体都是从肚子里面往上冲，都是冲到咽喉部发出的一种特殊的声音。但是这两种声音又不一样。大家看，呃逆的声音是声短而频。声音比较短，频率比较高。再看嗳气，声长而缓。我给大家做一个样子你们听一下，"嗝——"。这就是嗳气。这个辨别不是很困难的。

嗳气和呃逆，病机都是胃气上逆，造成的原因相似。刘老师对胃的生理特点做了较为详细的解释，重点讲解的是胃气虚弱这一条病机。

课堂精华实录

嗳气有这么几个情况。

第一种是宿食，也就是伤食引起的。同学们知道伤食以后可以导致胃气不降而上逆，就可以引起嗳气了。这种嗳气的特点是嗳腐吞酸，气味是酸臭味，具体讲就是食物的酸臭味。这是很难闻的气味。

第二种是肝气犯胃。肝气犯胃的嗳气往往和情绪有关，情志不舒，生气、着急都可以引起嗳气的发作。

第三种是胃气虚弱。胃气虚弱下降无力而致嗳气。同学们在中医基础里学过了，胃气是以降为顺，以通为用。这个降是通的前提，通是降的一个条件，两者互为因果。胃气不降就可以引起胃气不通，胃气不通也可以引起胃气不降。所以，我们降胃就有通胃的作用，通胃也有降胃的作用。当这个胃气不足的时候，无力下降，就引起了胃气上逆，就可以出现嗳气、呃逆的声音。

第四个是寒邪客胃。这种情况的嗳气有一个特点，就是胃部受凉而发作，并伴有脘腹冷痛等寒的特征。

另外，如果是吃饱了饭，偶尔的嗳气，没有其他不适感，这种情况可以视为正常的，不是病态的。

（八）太息

太息，指情志抑郁，胸闷不畅时发出的长吁或短叹声，见于情志不遂，肝气郁结。

课堂精华实录

太息，就是我们平常说的叹气，也称唉声叹气。患者总觉得胸胁满

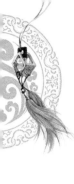

闷，然后就深深地吸一口气，吸下去，然后迅速呼出，这样可以缓解胸胁满闷。这样呼吸的动作可以带有声音的，所以我们有时候称作唉声叹气。这样的人之所以太息，是因为肝气不舒，气机郁滞，也就是肝气郁结。太息后，患者自觉胸胁满闷缓解，所以喜欢太息，我们称为善太息。

（九）肠鸣

肠鸣指腹中肠蠕动所产生的声响。肠鸣增多，见于水饮留聚于胃、胃肠虚寒、感受风寒湿邪等；肠鸣稀少见于胃肠气虚、胃肠气滞。刘老师的讲解是简洁而实用的。

课堂精华实录

肠鸣就是肚子响。肚子响和气有关，和水有关，所以，肠鸣主要是关系到水和气。肠鸣直接代表的是肠蠕动的快慢。肠鸣增多，就代表肠蠕动加快，那往往就腹泻了。所以，我们讲过的所有可以造成腹泻的原因都可以造成肠鸣增多。而肠鸣减少，就代表肠蠕动慢了。什么原因可以导致肠蠕动变慢？寒性凝滞可以；肝脾不调，气机郁滞可以；胃肠气虚，动力不足也可以。

第二节　嗅　气　味

嗅气味包括病体气味和病室气味。大部分内容可作一般了解。刘老师一般要求大家以掌握规律性知识为主，还要注意几条有特殊气味的病证。

课堂精华实录

我们用鼻子去诊察疾病，搜集病情资料比较困难。因为，第一，医生的鼻子没有那么敏感；第二，大部分疾病的气味表现都不是非常明显。所以这一节大家以了解为主。

病体的气味包括口气、汗气、痰涕之气、二便之气、经带恶露之气，还有呕吐物之气。这里面有的是机体的味，有的是排出物、分泌物的气味。刘老师先介绍的是规律性知识。

课堂精华实录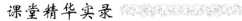

首先大家要掌握一些规律。气味秽臭的，这种酸臭味不管从哪里排出来的，痰也好、呼吸也好、脓液也好、带下也好，只要这个气味是秽臭的，那中医讲是热！这个病的性质属于热！如果微有腥臭味，而且这个臭是微微的，不明显的，这是虚寒性的。

再看其他的。如果你接触患者，有血腥味说明这种患者是出血的患者。再就是一些腐臭味（腐烂的臭味），这一种情况属于溃腐疮疡。例如一个常见病——脱骨疽，西医称作血栓闭塞性脉管炎。这个血管破了，皮肤肌肉烂了，就发出了臭味。再一种就是比较明显的尿臊味。这个尿臊味见于这么几种患者，一是尿毒症的患者；二是可以见于遗尿的，尿失禁的。再就是烂苹果味，就是甜丝丝的那种气味，这说明了病室里面有消渴病患者。

课后思考

1. 思考为什么声音嘶哑属于肺和肾的病变？

2. 谵语与郑声的区别是什么？

3. 少气与短气有何区别？

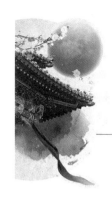

第四章　切诊

第一节　脉　　诊

要点提示

脉诊是中医学特有的一种诊法,非常重要,重点较多,难以掌握,需要多下些功夫。首先要掌握脉诊的方法,第二要掌握正常脉象的特点,第三要掌握常见脉象的特征和临床意义。

课堂精华实录

脉诊是中医学经过数千年临床经验的总结,得出的一种诊病方法。脉诊与舌诊同等重要,都是中医的特色诊法。在中医的病案中,脉诊和舌诊占有非常重要的地位。没有舌诊和脉诊的内容,那就不像一个中医的病案。

一、脉诊的原理

脉象是手指感觉脉搏跳动的形象,也称作脉动应指的形象。中医学的特点之一是整体观念。刘老师强调脉诊的原理也是整体观念的体现,重点要求大家理解脉象形成的原理。

课堂精华实录

下面讲脉诊的原理,就是诊脉为什么能够诊断疾病?

中医诊病的原理我在前面多次的讲到，我想同学们从主要的方面去着手。那你们要明白中医有一个特点，这个特点就是整体观念。学习中医，必须在整体观念的指导下去学习；运用中医，也须在整体观念的指导下去运用，这是一个原则。

我们看一下这个脉象的形成与脏腑、脉和气血的关系，这样我们就能得出诊脉的原理是什么了。我们先说心。心主血脉，是推动血液在脉管中运行的动力，所以脉象的形成和心的关系最为密切。再说脉，脉为血之府，是运行血液的管道。所以，脉管是脉象形成重要的条件。血液流动在脉管当中要靠气的推动，只有气血充足，才具备了脉象正常的基本条件。

下面同学们想一下，还有哪些脏腑和脉象的形成有关系。我给你们提示一下，哪些脏腑和气血的运行有关，也就和脉象的形成有关。先看肺，肺主气、朝百脉，所以肺协助心推动血液运行，这是一个重要的条件。其次是肝，肝主疏泄，调畅气血，肝藏血，调节血量，所以肝的生理状态对于维持脉象的正常也是很重要的。第三是脾，脾是统血的，主管血液在脉管内运行而不溢出脉外。由此可见，脉象的形成不但和心有关，和肺、肝、脾等都有关系。

总结刘老师的讲解，脉象是脏腑、气血、脉管共同作用的结果，是脏腑、气血、脉管生理病理的外在表现。所以，我们诊脉能够了解脏腑气血的生理病理，就能够了解脉管的生理病理。这就是诊脉为什么能看病的道理，也就是脉诊的原理。

二、脉诊的部位

（一）其他诊法

目前，临床常用的诊脉部位是寸口。寸口是诊脉的一个重要的常用部位，但不是唯一的。刘老师认为学习中医的人，应该了解从古到今，脉诊的部位有哪些，有哪些地方可以进行脉诊。刘老师介绍比较详细的是遍诊法。

遍诊法又称三部九候诊法，出自《素问·三部九候论》。上为头部，中为手部，下为足部。在上、中、下三部又各分为天、地、人三候，三三

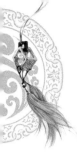

合而为九，故称为三部九候诊法。

课堂精华实录

看到三部九候法这个名字大家应该想到了，这是较为复杂的诊脉部位。诊几个地方？3个地方？不对！还是3加9，12个地方？也不对！那是几个地方？实际上是诊9个地方，所以叫九候！这种诊法见于《黄帝内经》，就是《黄帝内经》时代的那些医生诊脉时要诊这么多地方，从头到脚都要诊，所以又称为遍诊法。

我以头部为例讲一下。头部的天，指的是太阳穴。大家可以摸一下，这个部位有脉管在跳动。头部的地，指的是鼻旁的动脉的跳动，就是巨髎穴这个部位。头部的人，指的是天地之间，是耳朵前面的耳前动脉，大家摸到了吗？一个指头就可以摸到，这个动脉也是古代中医诊脉的一个部位。

看起来这种诊脉的部位很复杂，操作起来很费时间。所以，后来的人逐渐就不用了。目前也是，在临床上这种方法已经不用了。

其他诊脉部位有人迎、趺阳、太溪。人迎是颈动脉搏动的地方，趺阳和太溪在脚部，这些部位目前较少用，不再展开讲解了。

寸口诊法，是目前我们常用的诊脉部位。刘老师强调寸口诊法是我们目前学习的一个重点，其他的诊脉部位做一般了解就可以了。

（二）寸口诊法

1. 寸口分部

寸口脉分为寸、关、尺三部。以腕后高骨为标志，其内侧的部位为关，关前（腕侧）为寸，关后（肘侧）为尺。

课堂精华实录

学习寸口诊法首先要了解寸口的部位在哪里。寸口在腕部，这个部位（演示）有两种描述方法。

第一种是用中医术语去描述。中医称这个骨头为高骨。高骨前面有一条经络，这条经络从上肢过，走前沿到达这个部位。这条经络同学们想一下称什么经？是手太阴肺经。所以我们的描述是，寸口在高骨内侧，手太阴肺经所过之处。

第二是用解剖学上的名词去描述。这个骨头是桡骨茎突，这血管称作桡动脉。那我们可以这样描述，桡骨茎突前方的桡动脉搏动的地方就称作寸口。

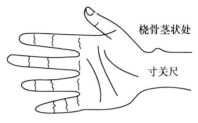

桡骨茎状处

寸关尺

寸口部长 1 寸多，标准长度是 1 寸 9 分，所以称寸口。寸指"同身寸"。有的书上也称气口。因为这个部位属手太阴肺经，肺主气，所以称作气口。

寸口，这 1 寸 9 分我们还要把它分成 3 段。同学们知道，中医诊脉用 3 个手指头。每 1 个手指头摸在 1 段脉管上，我们这 3 个手指头所摸的部位，称作寸、关、尺三部。所以，下边我们必须了解寸、关、尺三部脉是怎样划分的。这个划分是以高骨为标志，也就是桡骨茎突了。这个高骨的正前方内侧，高骨对着的这个部位称作关部，把这个部位定下来，寸部和尺部就很容易确定了，你看关前面称作寸，关后边称作尺。

两手各有寸、关、尺三部，每一部又可分浮、中、沉三候，这就是寸口诊法的三部九候。与刚刚刘老师讲到的遍诊法的三部九候名同而实异。

另外，上面刘老师提到了"同身寸"，什么是"同身寸"？为什么要用"同身寸"？同身寸出自《千金要方》，是以患者本人中指中节屈曲时手指内侧两端横纹头之间的距离看做 1 寸，往往用于四肢部取穴的直寸和背部取穴的横寸。可以说，这个"寸"没有具体数值，而是在不同的人身上有不同的长度。这由个人的身材高矮来决定。个子高的这个寸就长一些，个子矮的这个寸就短一些，所以用同身寸取穴位是比较准确的。

2. 寸口诊病的原理

通过诊寸口部位，可以诊断全身的疾病，刘老师将原理总结为三方面。

课堂精华实录

为什么这 1 寸 9 分能够诊断全身的疾病？概括起来讲主要有三点。

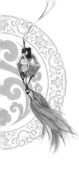

第一，手太阴肺经从寸口这里走，而手太阴肺经起于中焦，中焦是化生气血的源泉，所以，气血要反映在寸口上的道理很明白。第二，就是肺朝百脉。百脉汇集于肺，全身的气血经过百脉到达肺，由手太阴肺经运行到寸口，所以寸口可以反映脏腑气血的盛衰。第三，就是这个部位比较容易摸，比较方便，比较明显，所以我们就取了这个部位作为中医诊脉的常用部位。

3. 寸口分候脏腑

有关寸口分候脏腑，文献记载有不同的说法。目前根据《黄帝内经》"上竟上""下竟下"的原则来划分寸口三部分候脏腑。刘老师强调，我们要从临床应用角度强化记忆寸口三部分候脏腑这一基本知识。

课堂精华实录

中医在诊脉的时候用 3 个指头去诊脉，摸完了以后有好多中医大夫就讲，你肾亏，你脾虚，你肝旺，等等。这些结论就是根据寸口和脏腑的关系总结出来的，所以我们学习脉象要明白寸口和脏腑是什么关系。

现在，同学们要牢记以下内容。左边的寸主要是和心与膻中有关，右边的寸主要和肺与胸中有关；左边的关主要和肝胆与膈有关，右边的关和脾胃有关；而左边的尺和右边的尺都和肾与小腹有关。这样同学们看出来了，左侧寸、关、尺候心、肝、肾，右侧寸、关、尺候肺、脾、肾。

这里有一项特殊，就是肾占了左侧和右侧两个方面。左侧的尺候的是肾，右侧的尺候的也是肾。这是为什么？这应该从肾为五脏六腑之根去理解，肾为一身之阴阳的根本去理解。肾阴肾阳不但关系到心肝，也关系到肺脾。

三、诊脉方法

（一）时间

诊脉的最佳时间是平旦（清晨），并且要求不起床也不吃饭。但是完全达到这个要求比较有困难。刘老师提出不必拘泥于此，只要符合"三静"的基本条件就可以诊脉。

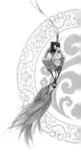

课堂精华实录

脉诊的时间，这个比较简单，就是早晨最好。早晨的这个时间诊脉是最好的时间，要在患者没有起床以前诊脉，躺在床上，不要吃饭，不要活动，不要洗脸，不要梳头，这个时候诊脉最合适。因为这个状态气血比较平静，环境比较安静，没有其他干扰。不过现在的医生到家里去看病不太现实，比较困难，主要是在医院看病。那怎么办？我是这样想的，早晨最好，但是其他时间也可以诊脉。上午行不行？行！晚上行不行？也行！最关键的是保持 3 个静，患者要平静，医生要心静，环境要肃静，这就够了，就可以随时诊脉了。

（二）体位

课堂精华实录

患者可以坐着，也可以躺着，这个手腕要和心脏保持同一个水平。医院的诊桌和椅子都是有比例的，一般的身高坐在那里正好符合这个要求。腕要直，手心朝上，手腕底下要垫一个脉枕。如果没有脉枕，垫个书也可以，垫个毛巾也可以，原则上就是把这个地方托起来，让这个手腕要固定，不要动，还有放松手腕的作用，这就是垫脉枕的意义。

（三）平息

平息，是医生要调整呼吸，用呼吸来计算脉搏跳动的次数。刘老师强调这是一项基本功，初学者要认真地进行练习，并且对"一息四至，闰以五至"做了详细的解释。

课堂精华实录

在古代没有钟表，古人计算脉搏有一个统一的标准，那就是用呼吸来计算。这个平息的"息"就是呼吸，《脉经》讲得很明白，一呼一吸为一息，那么你把这 3 个"一"都去掉，就是呼吸为息，也就是说息为呼吸。

平息就是调整呼吸，不要太快也不要太慢，把它调整得非常均匀，然

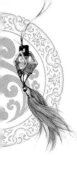

后用呼吸去计算患者的脉搏。当然了现在我们都有手表，都有钟表，也可以用钟表去计算，也可以换算出来的。在正常情况下我们的脉搏是一息四至，就是 1 次呼吸脉搏跳动 4 次。《脉经》讲"一息四至，闰以五至"。就是每一呼吸应该是四至，因为每一呼吸要多一点时间，时间匀出来，延长了一段，这样就跳到了五至。可以这样说，一息四至是正常的，偶尔五至也是正常的。

（四）指法

1. 选指

通常情况下，医生选用左手或右手的食指、中指和无名指 3 个手指的指目进行诊脉。指目，是手指上感觉最为灵敏的地方，就像是手指的眼睛。

2. 布指

诊脉时要求中指定关，也就是用中指按在掌后高骨内侧关脉部位。然后用食指按寸脉，无名指按尺脉。刘老师要求我们注意食指、中指和无名指与寸关尺的对应。还要注意与患者的身高相适应。

课堂精华实录

3 个指头要并齐，手指要呈一个弓形的。我们先定三关，中指定关，首先找到腕后高骨，也就是大家解剖学上所学的桡骨茎突。中指按到桡骨茎突，然后往内侧推移，摸到桡动脉的搏动处，这个点就是关脉，这就是中指定关。然后落下你的食指和无名指。记住，食指一定要在寸部，无名指在尺部。

下面讲布指。布指就是这 3 个指头之间的距离怎么去分布。我们有一个原则，就是身高的这 3 个指头的距离要远一些；身矮的要近一些。因为，身高的人寸口就长，身矮的人寸口就短。所以，我们在诊脉的时候，要根据患者身体的高矮来确定这 3 个指头的疏密。

3. 运指

运指的内容有举法、按法、寻法以及单按和总按。举法、按法和寻法这三者主要是侧重通过改变手指的力度来完成运指的。举法、按法、寻法分别对应轻、重、中的指力。而总按和单按，是改变诊脉手指的数目。对

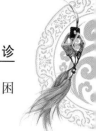

于这些内容，掌握概念较为容易，但是实际应用对初学者来讲有一定困难。刘老师的讲解通俗易懂而且容易操作。

课堂精华实录

运指，是指按脉的力度，也就是指力的大小，包括举、按、寻这么几种。这是《黄帝内经》总结出来的。什么叫举？举，就是轻取，也称浮取，就是把这3个指头放在寸口的皮肤上，轻轻地用力去取脉。按，就是重取，也称沉取，就是手指头用力地按下去，可以把肌肤按得凹陷下去。中，是在两者之间，也称作中取，用不轻不重的力量取脉。所以举、按、寻，实际上就是轻、重、中三种指力。

还有两个名词，一个是总按，一个是单按。所谓总按就是用3个指头一起取脉，这是常用的一种指法。所谓单按就是单用1个指头按一部脉。大家看，我现在只用中指取关脉，把其他两个指头抬起来，微微地抬起来，不要抬得太高，抬得太高很难看。再换一个指头，我现在用食指去按寸脉。我还可以用无名指去按尺脉，可以反复进行。为什么要单按？达到一个什么目的？单按是为了把这3个手指下的脉象做一个比较，哪一个指头底下最有力，哪一个指头底下最没有力，哪一部的脉象有什么特点。这样，就可以知道这三部脉的不同。如寸脉浮，尺脉沉；又如左关脉弦、右关脉弱等，就是通过单按而获得的脉象信息。

总按和单按有什么关系？总按和单按要交替使用，可以先总按，后单按，然后再总按，反复进行并加以比较。

（五）五十动

五十，是数字概念；动，是脉搏跳动。所谓五十动，就是要求我们每次诊脉的时间不少于脉搏跳动五十次。按照现在的分钟计算要在1分钟左右。同时，刘老师提示我们，个别的患者可以延长，如心律不齐的患者就可以延长时间。

四、正常脉象

脉象的辨识依靠手指的感觉，我们要体会脉长、脉宽、脉力、脉律以

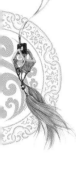

及脉的深浅、快慢、强弱、流利度和紧张度等，这些为脉象要素。脉象要素的内容刘老师一般不单独展开讲解，而是在正常脉象特点中讲解。这样更容易理解和应用。

（一）正常脉象的特点

正常脉象是指正常人在生理条件下出现的脉象，亦称为平脉。平脉是正常生理功能的反映，具有一定的变化规律和范围，而不是固定不变的一两种脉象。刘老师结合脉象要素对正常脉象的特点进行了详细的讲解。

课堂精华实录

正常脉象的第一个特点，是脉象不浮不沉。正常脉象的脉位是寸、关、尺都要有脉，就是我们这 3 个手指都要摸到脉。并且，浮取不明显，沉取也不明显，只有中取才明显。也就是说，浮取和沉取时这个脉象都不如中取的时候明显，这种脉就称作不浮不沉。

正常脉象的第二个特点，是脉象不快不慢，节律一致。这是脉象要素中正常脉率和脉律的一个条件。不快不慢，就是一般情况下，一息四至，偶尔可以到五至。如果按照钟表计算的话，1 分钟大约是 60~90 次，属于正常范围。还有一个条件就是节律一致，不出现歇止现象。

正常脉象的第三个特点，就是脉象不大不小。这是脉形方面的体现。所谓的脉形，指脉管的宽度，是脉象要素之一。正常脉形是不大不小的，脉管的形状不宽不窄。

正常脉象的第四个特点，是从容和缓，柔和有力，尺脉沉取有力。这是在脉势上的体现。脉势，指脉搏跳动的态势。正常脉势要从容和缓，柔和有力，尺脉沉取有力。从容和缓，是脉不急不躁的现象。柔和属于阴，有力属于阳。柔和是柔，有力是刚，那就是刚柔相济，阴中有阳，阳中有阴，柔和与有力相互配合。这样的一种脉象称作柔和有力的脉。再一个条件就是尺脉沉取有力。尺脉这个部位和寸脉、关脉相比，部位深一些，所以这个地方的脉，只要是沉取能够摸得着，而且比较有力，就算正常了。

古人把正常的脉象概括为，有胃、有神、有根。

课堂精华实录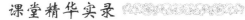

有胃，侧重指不快不慢、节律一致、从容和缓。有神，侧重指柔和有力、节律整齐。有根，指尺脉沉取有力。这3个方面综合起来就是正常脉象的特点。这三者相互补充，不能截然分开来理解。

（二）脉象的生理变异

1. 影响因素

脉象在客观条件的影响下，也会发生一些生理的变化。一些是性别、年龄、体质、职业等个体差异；一些是情志、劳逸、饮食、季节等因素作用于人体，使人体脉象发生生理的变化。刘老师结合客色的概念，运用前后联系法进行了讲解。

课堂精华实录

在讲脉象的生理变化之前，我们回顾前面讲的一个类似的内容。在望色里面，我们讲到客色。大家还记得什么叫客色吗？客色和主色是相对而言的。主色是一生不变的颜色，客色是受到客观条件的影响而发生的生理性的变化。那我们今天讲的情志、劳逸、饮食、季节等外部的因素作用于人体，使人体的脉象发生生理的变化，就称作脉象生理变化。两者类似，都是由于客观因素而引起的生理性的变化。

以一年四季脉象的变化为例。春天是弦脉，夏天是钩脉，秋天是毛脉，冬天是石脉。这个规律是《黄帝内经》总结出来的。这是因为自然界阴阳变化的影响，阴阳盛衰变化作用于人体，人体就会发生一年四季脉象的不同。这种不同是生理性的变化。

再如情志的变化。情志的变化可以影响脉象。例如你生气的时候，你着急的时候，你的脉象就会出现一些变化，可能快一些，也可能要弦一些。这些变化应该属于正常的波动，生理的范围。

再看劳逸。在劳作和休息的时候，脉象的次数、脉形、脉力等，都可能出现相应的变化。

2. 脉位变异

脉位变异，有两种情况。刘老师通过询问现场的同学，活跃了课堂气氛。

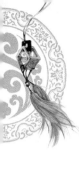

课堂精华实录

刚才诊脉时，大家都找到自己的寸口脉了吗？没找到的同学，在寸口的背面找找。有些人的寸口脉是长在背面的，这叫反关脉。还有的人是从尺部经过高骨斜飞向手背，这叫斜飞脉。当然还可以有其他位置的改变。这都是脉管走形的天生的变化，属正常现象。经常可以在班级中见到一两个。

五、病理脉象

（一）常见病理脉象

这一部分是我们学习脉象的重点内容。脉象在王叔和的《脉经》里面写了 24 种，在张景岳的《景岳全书》中写了 16 种脉，李时珍的《濒湖脉学》记载了 27 种脉，李中梓《诊家正眼》记载了 28 种脉，《脉理求真》记述了 30 种。我们需要重点学习的有 19 种，分别是浮脉、沉脉、迟脉、数脉、虚脉、实脉、洪脉、细脉、弦脉、紧脉、滑脉、涩脉、促脉、结脉、代脉、缓脉、濡脉、弱脉、微脉。刘老师强调我们把这 19 种脉象掌握了，在临床上基本上够用了。其他脉象有的偶尔出现，有的很难碰到，一般不作为重点展开讲解。

课堂精华实录

脉象有 28 脉之说，再加上十怪脉，就有将近 40 种脉象的记载。现在我们临床上所用的脉象没有那么多。教学大纲规定有 19 种是重点脉。这19 种脉象是同学们学习的重点，因为是临床上常见的。

每一种脉象我们都要掌握两项内容，脉象的特征与临床意义。刘老师强调要理论联系实际，只有掌握了脉象特征，将来在临床上才能诊察出患者的脉象。虽然作为初学者，脉象的全面掌握有一定困难，但我们还是要树立信心，掌握理论知识，坚持实践练习，还是会有很大收获的。

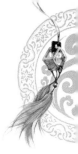

课堂精华实录

每一种脉象的特征，是我们学习的重点。这一部分比较难学，就是比较难以掌握。古人有一句话，"心中了了，指下难明"。就是心里觉得很明白了，但是指下的感觉往往难以分辨。所以，学脉有一定的难度，运用起来也比较难。这就需要通过长期的实践去总结经验。但是，有一些脉也比较容易，例如沉脉、浮脉、迟脉、数脉、实脉、虚脉，还有促脉、结脉、代脉等，这些脉象学起来并不困难。只要你从理论上掌握了，在临床实践当中就可以诊得出来。所以，相当一部分脉象在课堂上是可以掌握的。

刘老师讲解病理脉象的顺序安排与各版教材不同，是在区别和联系中分组进行讲解的。脉象特征相反的脉先分组，分别为浮沉、迟数、虚实、洪细、滑涩5组，共10种；再分脉象特征相类似的脉，弦与紧，促、结、代、濡、弱、微8种，最后再个别介绍缓脉。另外，刘老师还会结合不同的课时灵活安排一些其他脉象的简要介绍。

首先，刘老师采取对举的方法来讲脉象，这样我们学会了一种，相对的另一种也就掌握了，可以举一反三。

1. 浮脉与沉脉

脉象	脉象特征	临床意义
浮脉	轻取即得，重按稍减而不空，举之有余，按之不足	主表证，也可见于虚阳外越、瘦人、秋季脉
沉脉	轻取不应，重按始得，举之不足，按之有余	主里证，也见于肥胖者、冬季脉、六阴脉

课堂精华实录

我们前面讲过诊脉有三种指力，包括轻取、重取，还有中取。

先看浮脉的特征。浮脉是轻取就可以得到，那中取和沉取怎么样？当然也可以得到。但是相对来讲，浮取的时候这个脉象最明显。所以叫轻取即得，重按稍减而不空。这个"不空"很重要，它强调在中取和沉取的时

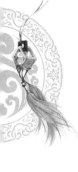

候仍然摸得着。古人对浮脉还有一种描述，"举之有余，按之不足"。这里也讲得很明白，举就是轻取，按就是沉取，沉取和轻取相比，轻取时候比较明显，沉取的时候反而不明显。

再看沉脉的特征。沉脉是轻取不应，重取始得。也可以说"举之不足，按之有余"。我们把这两个做一下比较。浮脉和沉脉是相反的一对脉象。浮脉是举之有余，按之不足；沉脉是举之不足，按之有余。就是说，沉脉的特点就是你轻取的时候不明显甚至摸不着，中取的时候也不明显，只有沉取的时候你才能摸得到，才能摸得清楚，这就称作沉脉。

从这里可以看出来，沉脉和浮脉都是脉象位置的改变，一个浮起来了，一个沉下去了，是相反的。

浮脉和沉脉特征是相反的，临床意义也是相反的。浮脉主表，沉脉主里。浮脉为什么主表？沉脉为什么主里？刘老师给同学们做一下简单的分析。

课堂精华实录

我们首先要知道表证和里证的概念，这个我们到后边八纲还要给大家详细介绍。表证的主要病机是，邪气在表，正气去表抗邪，邪正相争于体表。所以这个脉象就出现浮的特点。

那什么称作里证？里证指的是病变部位在内，包括在脏腑的，在气血的，等等。可以是由于正气不足所导致，也可以因为病邪在里所引起。不管是正气不足还是病邪所为，病变部位比较深，所以脉位就比较深，就出现了沉脉。

除此之外，这个浮脉可以见于瘦人，沉脉可以见于胖人。瘦人和胖人在体质上完全不同，在脉象上也不同。这是由皮下脂肪的多少所决定的。瘦人脂肪比较少，血管比较表浅，所以脉比较浮。胖人脂肪比较多，血管比较深，所以脉就可以深一些。另外，从四季来看，秋天可以出现浮脉，冬季可以出现沉脉。这不是每个人都有的明显变化，也不是我们3个手指很容易就可以摸出来的变化，是一些微小的变化，我们可以作为参考。

2. 迟脉与数脉

脉象	脉象特征	临床意义
迟脉	脉来一息不足四至 （相当于每分钟不满 60 次）	多见于寒证（实寒、虚寒） 亦可见于邪热结聚之里实热证
数脉	脉来一息五六至 （每分钟 91~120 次）	多见于热证，亦见于里虚证

迟脉和数脉是脉象次数的改变。正常人脉象，不快不慢，一息四、五至，用分钟计数，为每分钟 60~90 次。

课堂精华实录

根据我刚才讲的正常脉象标准，同学们给迟脉下一个概念。什么是迟脉？脉率不到正常人最底限那就是迟脉。用中医的语言去描述是一息不足四至。如果用分钟计算的话就是 1 分钟不到 60 次，可以 50 次，可以 55 次，可以 59 次，等等。这种脉，没有其他要求，浮也好，沉也好，有力也好，无力也好，都无所谓。就一个条件，一息不到四至，也就是说 1 分钟不到 60 次。只要你们记得这句话，就可以诊断，这很容易。

与迟脉相对的是数脉。同学们想，数脉要一息多少至？1 分钟超过多少次？我想大家应该明白的，超过了正常人脉搏跳动次数的范围，就是数脉。一息五六至，大约每分钟 91~120 次的范围，就是在 90 次以内的仍然属于正常的脉象，超过 90 次按中医记载就是五六至，这个范围就称作数脉。

数脉和迟脉的诊断并不困难，只要我们从理论上掌握这个标准，在实践当中是可以很容易诊出来的。

下面我们要学习的是迟脉和数脉的临床意义。迟脉主寒，数脉主热。这是一般规律。为什么？因为，血得热则行，血得寒则凝。气血有热时运行快，脉搏跳得快；有寒时气血受到寒的收引凝滞，运行慢，脉率也就慢，所以寒证出现迟脉。这是最常见的意义。刘老师强调在掌握一般规律的同时，要注意特殊情况。

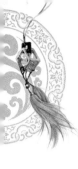

课堂精华实录

迟脉的临床意义有一个特殊情况，就是主热结。迟脉不但主寒，还主热，这个不大好理解。这一种情况是张仲景在临床上发现的。他发现热邪结于胃肠，这种患者的脉搏不但不快，反而比较慢。这是因为热邪和粪便相结合，郁结于胃肠，阻滞了气血的运行，所以这个气血的流通受到障碍，脉象也就变慢了。这里边突出一个字就是"结"。如果有热不结，脉象不会变慢。只有热导致了一些食物粪便等结聚不行的时候，气血才能够变得缓慢，才变成迟脉。

数脉主热，这一点不需要我解释，同学们也明白。数脉还主虚证，这里的虚证，主要是指的心气虚、心阳虚。按道理来讲，阳虚则寒，寒则出现迟脉。但在个别情况下，阳虚的患者，主要是指心阳虚的患者可以出现数脉。心阳虚的患者为什么出现数脉？下面我给大家分析一下。

心主血脉，要依赖心气心阳的推动满足身体的需求。而心气虚、阳虚，推动无力，为了补偿血运之不足，心脏的跳动次数就会增加，脉搏加快。特别是在心阳衰竭的时候，也就是西医说的心力衰竭的时候，这个脉象就变得快，有时候变得很快，就是数脉，甚至出现疾脉。这种脉在气势上不足，所以就出现了数而无力的脉象。这种数脉不是因为有热，而是因为阳虚。这是个特殊的情况，但临床也常见。

另外儿童的脉象比较快，新生儿，每分钟可以到120~140次。这属于生理的现象。

3. 虚脉和实脉

脉象	脉象特征	临床意义
虚脉	举之无力，按之空豁，无力脉的总称	主虚证，多为气血两虚
实脉	脉来充盛，举按皆有力，有力脉的总称	主实证，可见于正常人（六阳脉）

虚脉和实脉这两种脉象是从脉的力量，也就是脉势上来讲是相反的。

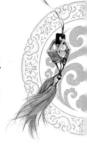

这两种脉象在临床上非常容易体会。刘老师强调只要符合1条，只需要判断有力无力就可以了。

课堂精华实录

虚是无力的脉象，实是有力的脉象。我们可以倒过来讲，无力的脉象就称作虚脉；有力的脉象就称作实脉。就这么简单！这里的虚脉和实脉，无论是浮脉还是沉脉，是迟脉还是数脉，有力的我们就称作实脉，无力的我们就称作虚脉。

我们再看一下虚脉和实脉的主病。虚脉主虚证，实脉主实证。这是大实话。有力的脉就说明正气不衰，正气和邪气作斗争，所表现出来的脉象就是实脉；无力的脉，说明了正气不足，无力与邪气抗争，所以表现出来的脉象就是虚脉。

讲到这个地方，刘老师一共讲了6种脉，下面对这6种脉做了总结，并且强调，这是我们学习的6种重要的脉象，临床上非常常用，称之为"脉象六纲"。应该从理论和实践上认真掌握。

课堂精华实录

这6种脉我总结为"脉象六纲"，是所有脉的6个纲领。因为这6种脉的主病，就是所有疾病的6个纲领。大家看，浮脉主表、沉脉主里、迟脉主寒、数脉主热、虚脉主虚、实脉主实。连起来看就是表证、里证、寒证、热证、实证、虚证。这6类证候就是所有病证的纲领。张景岳在《类经》里称作疾病的六纲。那么浮、沉、迟、数、虚、实这6种脉象，我们就可称作脉象六纲。

4. 洪脉和细脉

脉象	脉象特征	临床意义
洪脉	浮大有力、来盛去衰，如波涛汹涌	主阳明气分热盛，正常人夏季脉较洪
细脉	脉形细小、应指明显，形如细线	主虚证（气虚、血虚、阴虚），亦主湿病

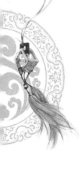
我们可以做一下对比，洪脉和细脉都是脉形发生改变。刘老师强调洪脉有 4 个要素，并重点解释了古人对洪脉的比喻词。

课堂精华实录

先分析洪脉的几个要素。第一个是浮，就是脉位表浅，轻取就感觉很明显。第二个是大，就是脉形比较宽大，指下感觉脉管比较粗。第三个是有力，指下感觉脉动很有力。这 3 个条件合起来才构成了洪脉。因为具备这 3 个要素，所以他具有来盛去衰这么一个特点。

所谓的来盛去衰是指脉象跳动起来，来得比较猛，比较有力，称作来盛，然后脉象在你的 3 个手指头底下去得比较快，称作去衰。手指下是"蹦—啪、蹦—啪"的感觉。所以古人做了一些比喻，如波涛汹涌，状如洪水。就是讲这个来得很猛，下去得很快的感觉。不知道同学们去过海边没有，潮水的涨落也具有来盛去衰的特点。

细脉和洪脉正好相反。细脉是以细为特点，就 1 个字，细！这是最大特点。但是，同时还要应指明显。这句话是限定了一个条件，脉象虽然很细，摸起来像线，但是摸着明显、清楚，不是摸不着，不是很模模糊糊的那种小。

这样看来细脉和洪脉正好相反，洪脉是血管变得粗大而且有力，细脉是血管变得细小。这两种脉象在临床上实践当中体会起来也不困难。

洪脉临床意义的讲解，刘老师联系脉象六纲中的相关内容进行了综合分析。

课堂精华实录

同学们想一想，洪脉为什么变浮？为什么变得那么有力？为什么脉管变粗？为什么会来盛去衰？这些都要求我们去解释。原因只有 1 个，就是热盛！由于热邪亢盛，使血液的运行加速，变得脉管充盈，脉管跳动起来比较有力宽大，就变成了洪脉。

我们中医讲的热盛，包括外感病当中的热邪亢盛，包括内伤病的脏腑火热亢盛。这里出现洪脉多因为外感病当中的热邪亢盛。脏腑火热出现洪脉的可能性非常小，例如心火、肝火、胃火。肺热如果是因为外邪引起的可以出现洪脉，如果是痰热引起的一般不会出现洪脉。具体讲主要见于两类证候，一个是卫气营血当中的气分证，一个是六经辨证当中的阳明经证。

还应该说一个问题。既然洪脉是热邪所导致的，这种患者除了脉洪以外，还应该出现什么样的脉象？大家从我刚讲过的脉象六纲中找找。对，是数脉。数脉主热，热盛导致的洪脉，除了洪以外，还应不应该有数？那当然是应该的！所以洪脉和数脉往往在一起，形成洪数脉。

细脉的主病我们从脉形上就能分析出来，脉管变细，脉形变小，虚证最为常见。刘老师重点分析了细脉产生的机制。

课堂精华实录

气血不足可以使脉管变得细小。为什么？我们在前面分析过，脉象的形成要靠充足的气血来充盈脉管。现在气血不足，脉管就会变得细小，所以出现了细脉。细脉主要主虚。这个虚主要指的是气虚、血虚还有阴虚，特别是血虚。阴虚的患者可以有细脉，血虚的患者可以有细脉，气血两虚的患者可以有细脉。总的来讲，细脉提示正气亏虚。

在个别情况下，细脉也主湿病。那么湿病为什么也出细脉？这一点同学们应该回到中医基础理论上去找答案，大家还记得湿邪的特点吗？湿邪的特点是重浊的，阻碍了气机，阻碍了气血，压迫脉道，所以使脉管变细。

5. 滑脉和涩脉

脉象	脉象特征	临床意义
滑脉	往来流利，应指圆滑，如盘走珠	痰湿、食积、实热；青年人及妇人妊娠
涩脉	往来艰涩不畅，脉势不匀，如轻刀刮竹	气滞血瘀、精伤血少

滑脉和涩脉相对，滑者不涩也，涩者不滑也。刘老师结合自身的临床

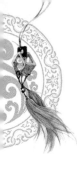
体会进行了形象而细致的讲解。从刘老师的讲解我们可以领会到涩脉和滑脉形成的前提相反，脉象的特征也相反。把这两种脉象一起讲解，仍然是对举法的应用。

课堂精华实录

滑脉的特点是往来流利，应指圆滑，如盘走珠。意思是说这个脉象来去比较流利，流利度比较高，在手指头底下有种圆滑的感觉。古人比喻像珠子在盘子里面滚动。我的体会是滑脉就好像有3颗豆在这3个手指头底下滚动。

这种脉象之所以圆滑，必须具备两个条件。第一个条件是气血要充足，而且血的黏稠度要正常或者是降低，也就是血的黏稠度不高；第二个条件就是脉管弹性要好。具备这两个条件才能形成滑脉。

我们再看涩脉。涩脉是气血运行不畅所引起的，所以，这个涩脉在手底下的感觉是比较艰涩。古人也找了一个比喻，如轻刀刮竹。这个比喻本身就比较难理解。我们北方人也很难体会到什么是轻刀刮竹，因为北方的竹子非常稀少，没有刮竹的体验。那我们从脉力上首先要明白，这个滑脉和涩脉的脉力是相反的，所以出现涩脉也必须有两个前提。第一个是血的黏稠度比较高，血容量比较少，这是很重要的条件，第二个条件就是血管的弹性降低了。

滑脉在临床上是比较多见的一种脉象。滑脉的临床意义也比较多，可以见于痰饮、食滞、实热，也可见于青年人，还有孕妇。同学们看，痰饮、食滞、实热证都是病理反映，而青年人及孕妇是生理的。

我们曾在实验室用脉象仪给大学生做过脉象测试，有不少学生出现了滑脉的脉象特征。那大学生这一人群为什么可以出现较多的滑脉？刚才我讲了两个条件，大学生都具备，第一个气血充足，第二个血管弹性良好。具备这两点，就容易出现滑脉。所以，在做测试的时候大学生当中见到不少的滑脉。

孕妇出现滑脉，是古人在实践中总结出来的。刘老师强调，健康孕妇应该在两个月左右出现滑脉。

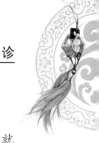

课堂精华实录

孕妇出现滑脉，说明这个孕妇是健康的。如果患有其他慢性疾病，就不一定出现滑脉。例如慢性肝炎的孕妇、慢性肾炎的孕妇、高血压的孕妇、糖尿病的孕妇等，这些人就是怀孕以后也不一定出现滑脉。因为她可能不具备血液充足和血管弹性良好这两个条件。孕妇一般在怀孕2个月左右出现滑脉。孕妇出现滑脉的机制，主要是怀孕之后血容量增加，血液变稀的缘故。

刘老师强调，涩脉主血瘀是一般规律。至于其他情况，例如精伤、血少，出现涩脉的机会并不高。血少主要出现虚脉、细脉，气滞则主要出现弦脉等。

课堂精华实录

涩脉主气血瘀滞，精血亏少。这两句话，第一句话是气血不通畅了，就是气血的运行发生了障碍，就出现了涩脉；第二句话是精血比较少，血管不能充盈也可以出现涩脉。大家在前面学过有关瘀血的知识。瘀血有几个临床特点，其中有一个就是涩脉。所以，瘀血出现涩脉是非常多见的，其他情况并不多见。

以上刘老师讲解的5组脉象都是脉象特征相反的脉象。下面要讲的3组脉象属相类脉。

6. 弦脉和紧脉

脉象	脉象特征	临床意义
弦脉	端直以长，如按琴弦	肝胆病、疼痛、痰饮；老年人、春季
紧脉	绷急弹指，如牵绳转索	实寒证、痛证、食积

下面学到的两种脉象弦脉和紧脉，不是对举的，是类似的两种脉。弦脉是以直为特点，紧脉以紧为特点。刘老师详细讲述了两种脉象在指下的感觉及其异同点。

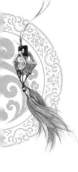

课堂精华实录

弦脉和紧脉，在脉象上类似，在临床上不易辨别。我们首先要从理论上区分。

先看弦脉的特点，古人总结了4个字，称作"端直以长"。我们先分析这4个字，"端直"就是很直、笔直，"以长"就是不但直而且长，可以说是又直又长。弦脉是以直为特点，以直为根本的。我们可以理解为又直又长，直上直下。在手底下感觉就是，直着上来直着下去。"蹦、啪！蹦、啪！蹦、啪！"把你3个指头直着抬起来，直着落下去，都在1个直线。古人找了个比喻像按琴弦。琴指的是带弦的乐器，如二胡、古筝等。这些琴弦的特点都是直的。我们用1个指头把这个琴弦按下去，它也是整个琴弦直线的往下沉，而不是局部的凹陷。

紧脉从字面上去理解，就是脉来绷直，左右弹指。古人找了个比喻像按绳索。那么同学们要问了，这个绳索和琴弦有什么区别？这个绳索和琴弦，是不同的。我们讲的绳索，指的是绳子是由好几股拧成的，像过去井绳就是那个样子的，摸上去疙疙瘩瘩的。

那么同学们想一想，直和紧是什么关系？你来看我手里这个绳子，直不直？不直，紧不紧？不直就不紧，不紧就不直。现在再看我把这个绳子拽紧，那同学们看，紧了也就直了，直了也就紧了，紧和直在这里是相通的。所以这两种脉是类似脉，很难区别。

刘老师强调这两种脉需通过大量的临床实践加以区别，并提示初学者在临床实践中要掌握两种脉象最常见的临床意义，注意四诊合参，以症推脉，积累经验。

课堂精华实录

弦脉的主病比较多，但最主要的是主肝胆病。我总结了这样一句话，"弦脉主要见于肝胆病，肝胆病几乎都出现弦脉"。这就把弦脉和肝胆病的关系做了很好的总结。这一点，同学们可以到脏腑辨证找到答案。脏腑辨证里面只有肝病和胆病出现弦脉，而且肝胆病几乎所有证都出现弦脉。例如，

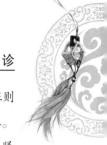

肝气郁结证脉弦，肝火炽盛证和肝胆湿热证是脉弦数，肝阴虚和肝阳上亢证则见脉弦细数，还有肝风内动诸证也出现弦脉。其他脏腑的病基本不出现弦脉。

紧脉主要主寒，这一点也好理解。寒性收引，使脉气紧张。所以，紧脉说明有寒，而且这个寒是实寒，不是虚寒。那虚寒出现什么脉？虚寒不出现紧脉，可以出现迟而无力的脉。只有实寒证，导致了脉气紧张，才可以出现紧脉。

这两种脉，从理论上，从字面上，我们可以区别开来，一个直得像琴弦，一个紧得像绳索。从临床上进行区别就比较困难了，特别是经验不足的医生，往往弦紧难分。有的医生干脆写成"脉弦紧"，教材上就有这样的脉象。我觉得这样不准确。那怎么办？我的办法是，在弦紧难分时，可以结合其他症状来判断。如果有肝病症状这个脉考虑是弦脉，如果有寒象这个脉就考虑是紧脉。这就是"以症推脉"。经过一段临床实践，随着脉诊经验的不断积累，弦脉和紧脉就可以分开了。

另外，痛证既可以出现紧脉，也可以出现弦脉。食积出现紧脉也比较少见。所以，总结刘老师的讲解，弦脉主肝胆病，紧脉主实寒证，是两种脉象主要的临床意义。

7. 促脉、结脉和代脉

脉象	脉象特征	临床意义（有力）
促脉	脉来数而时一止，止无定数	阳盛实热、气血痰食停滞、脏气衰败
结脉	脉来缓而时一止，止无定数	阴盛气结、寒痰血瘀、气血虚衰
代脉	脉来时一止，止有定数，良久方还	脏气衰微、疼痛、惊恐、跌仆损伤

促脉、结脉、代脉这3种脉从理论上掌握后，在临床上比较容易区分。刘老师主要讲解这3种脉在脉象特征上的异同点。

课堂精华实录

促脉、结脉、代脉这3种脉象有个共同的特点，就是都有歇止。歇止，就是脉搏跳动之间有歇止的现象。

我们先看促脉和结脉。促脉有3个特点，数、止、无定数。结脉也有3

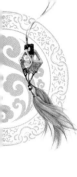

个特点，缓、止、无定数。可见，促脉和结脉的区别，一个是数，一个是缓。促脉要具备数，结脉要具备缓，其他都是一样的。再一个就是要理解什么是止无定数？止无定数就是没有规律的歇止，有时候跳2次歇1次，有时候跳3次歇1次。这样，蹦、蹦、停、蹦、蹦、蹦、停，没有规律的歇止。

代脉和促脉、结脉有一个共同点，就是歇止。但是代脉没有快慢的规定，快也可以，慢也可以。还有一个特点，和上面两个都不一样了。大家注意，就是止有定数。所谓的止有定数就是有规律的歇止。你看我举一个例子，有的可以跳2次，停1次——蹦、蹦、不跳了，蹦、蹦、不跳了，这称作二联律；有的可以跳3次停1次，只要是有规律的就符合这个特点。

刘老师强调，促脉、结脉、代脉3种脉，不管出现哪一种，首先应想到和心病有关。因为心主血脉，脉搏的跳动主要靠心气、心阳的推动。所以，一旦出现脉搏停止跳动的现象，首先考虑心病。但由于这3种脉各有特点，所以相应的主病也各有不同。

课堂精华实录

促脉可以主热，结脉可以主寒。促脉主热，有热脉就数。结脉主阴寒内盛，有寒脉就缓。所以，数说明有热，缓说明有寒，止说明气血运行不畅。而代脉除了主心气、心阳虚以外，还可以见痛证、跌仆损伤，还有惊恐都可以。

概括一下，促、结、代3种脉都具有歇止的特点。可以根据有规律还是没有规律，区别是否是代脉；根据快慢，区别是促脉还是结脉。不管是哪一种只要有歇止，就应该首先考虑心病，因为心主血脉；其次再考虑寒热、瘀血、痰阻等。而脉数的有热，脉缓的有寒，这是一般规律。

8. 濡脉、弱脉和微脉

脉象	脉象特征	临床意义
濡脉	浮细无力而软	虚证、湿证
弱脉	沉细无力而软	阳气虚衰，气血两虚
微脉	极细极软、按之欲绝、若有若无	气血大虚，阳气衰微

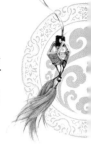

濡脉和弱脉两个脉象相似的地方比较多，不相似的地方也很突出，刘老师要求我们重点掌握其鉴别。

课堂精华实录

濡脉和弱脉各有 3 个要素，其中两个是相同的：细小和无力。两者的不同点，也是各自的特点。濡脉的特点脉位表浅，弱脉的特点脉位要深。这样看起来濡脉和弱脉的主要区别在于，一个是浮，一个是沉。所以，濡脉和弱脉主要就是这个脉象位置的不同，是在脉位上的区别。

濡脉主病方面，一个是见于脾虚的病，第二个是见于脾湿的病。这个同学们打开脏腑辨证中的脾病看一下，就明白了。濡脉在脾病里边出现了几次，在其他脏腑里边就见不到了。

弱脉，主虚证，可以是气虚、阳虚，也可以是血虚。这一种脉和我们前面讲过的虚脉，都是无力的。不同点在于虚脉不分浮沉，只要是无力都是虚脉。而弱脉是沉而无力，还必须加上一个细，所以弱脉相对虚脉来讲，虚得更严重一些。这两种脉是在程度上的不同，所以可作为相兼脉出现。我们教材上就有"脉虚弱"，就是脉虚和弱都有，这是完全可以的。因为，虚脉和弱脉在主病上都是完全一致的，刚才讲了两者只有程度的差异。

微脉的学习较为简单。微脉的脉象特征是极细极软，具备了弱脉的两个特点，细和无力，比弱脉更严重。微脉与弱脉相比较，也没有本质的区别，只有程度的差异，是病情更严重了。所以，这两种脉也可以作为相兼脉出现，例如脉微弱。微脉的主病和虚脉、弱脉都是一致的，主虚证。只是这个微脉的虚证是最严重的，所以，主气血大虚，阳气衰微。

9. 缓脉

脉象	脉象特征	临床意义
缓脉	脉来和缓有力、一息四至	正常之缓脉，正常人脉有胃气的表现 病理之缓脉，主脾胃虚弱，也主湿病

缓脉分常脉和病脉，刘老师强调我们要学习的关键点是如何辨别生理缓脉和病理的缓脉。

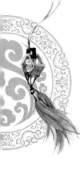

课堂精华实录

缓脉不论是生理的还是病理的，都是一息四至，也就是每分钟60多次。如果每分钟60多次，再加上和缓有力这个条件，那就是生理的缓脉。如果是一息四至，再加上怠缓无力这个条件，就是病理的脉象。

由此可见，生理的缓脉和病理的缓脉主要区别，就在于有力无力。在正常人出现缓脉，是有胃气的表现。如果是患者出现缓脉就是脾胃病，可以是湿病，主要和脾有关，其他脏腑一般不见这个脉象。所以说，缓脉的出现，主要见于脾病。

讲到这里，刘老师完成了教学大纲所规定的19种重点脉象的讲解。这19种脉象是临床常见病理脉象，是我们要重点学习的内容。我们可以分析一下，这19种脉象我们从理论上能掌握多少？从实际操作上又能掌握多少？我想这19种重点脉象，作为初学者在临床上也应该能诊察出9种或10种。

下面刘老师要讲解的还有9种脉。这9种脉，有的偶尔可以见到，有的很难见到，有的仅在教科书、医案中可以见到，所以可作为熟悉和了解的内容。

10. 伏脉

脉象	脉象特征	临床意义
伏脉	重按推筋着骨始得，甚则暂伏不显	主里证，常见于邪闭、厥证、痛极

伏脉是一种脉位较深的脉，刘老师重点讲解了"推筋着骨"的含义，以及临床意义中的厥证。

课堂精华实录

下面讲伏脉。伏就是埋伏，藏起来的意思。顾名思义，这种脉象的部位特别深。深得很难找到，就称作伏。如果用中医术语去讲，就是"重按推筋着骨始得"。什么称作推筋着骨？就是浮取摸不着，中取摸不着，沉取仍然摸不着，只有比沉取还要用力，3个指头摸到筋骨的时候才可能摸

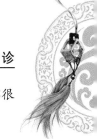

得到，也不一定很明显。就是说，这种脉象脉位比较深，浮、中、沉都很难以触及，只有用推筋着骨这种办法才能摸得到。

伏脉的临床意义有3个方面——邪闭、厥病和痛极。

什么是邪闭？邪闭不是一个病名，是一种病机，也就是邪气郁闭。邪气郁闭，则正气不能外达，所以出现了脉象搏动不起来的伏脉。

什么称作厥病？《黄帝内经》给厥病下了个定义，"阴阳之气不相顺接"，也就是阴和阳不能循环。中医学认为人体的阴阳应该是阴中有阳、阳中有阴、阴阳循环、阴阳平衡的，也就是阴平阳秘的。如果阴阳发生了格拒也就是不能相接，阴格阳、阳格阴，各据一方，发生的病证最主要的一个症状，就是手足厥冷。因为手足厥冷是厥病的一个特点，所以称作厥病。

另外，剧烈的疼痛可以出现伏脉。当患者因剧烈的疼痛而出现大家熟知的休克时，我们也可以诊到伏脉。

11. 牢脉

脉象	脉象特征	临床意义
牢脉	沉而实大弦长，坚牢不移	阴寒内盛、疝气癥瘕

牢脉由5个要素构成，而且这些要素都是属实证常见的脉象特征。刘老师通俗易懂地讲解了牢脉的5个特征。

课堂精华实录

牢脉的"牢"字，一方面表示深在，一方面表示坚固。脉象的特点沉而实大弦长。虽然字不多，但含义很丰富。第一个是沉，脉位要深；第二个是实，代表有力；第三个字是大，代表脉管要宽大；第四个特点就是弦，代表直；第五个特点是长，脉象要超过寸、关、尺三部。那牢脉的特点就是，要深、要粗、要长、要直、还得有力。

牢脉的临床意义为阴寒内盛和疝气癥瘕。阴寒内盛是一种病机，指的是里实寒证。因阳气内潜而见牢脉。疝气和癥瘕是两种疾病，皆为内部有实邪而见牢脉。疝气我们学习过，就是以阴囊肿胀为主要特点。癥瘕我们

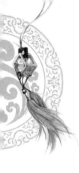

也学习过，是指腹内的一些包块，包括气滞、血瘀。

12. 芤脉和革脉

脉象	脉象特征	临床意义
芤脉	浮大中空，如按葱管	失血、伤阴
革脉	浮而搏指，中空外坚，如按鼓皮	亡血、失精、半产、漏下

芤脉与革脉皆具有浮与中空的特征，刘老师讲解两者异同点的同时强调了这两种脉象与浮脉的异同点。

课堂精华实录

我们看芤脉，第一个特点是浮，第二个特点是中空。革脉，第一个特点也是浮，第二个条件也是中空。所以，浮而中空，是革脉和芤脉的共同特点。什么是中空？在取脉的时候，轻取就可以得到，中取的时候就没有脉搏了，这称作中空！

那这两者有什么区别？这两者主要的区别是脉管软和硬的程度不同。也就是说芤脉的脉管比较软，革脉的脉管比较硬。我们可以从这两个比喻找到答案。芤脉是"如按葱管"，革脉是"如按鼓皮"。那么葱管和鼓皮是个什么概念？葱管就是大葱的叶子，比较软，中间是空的；鼓皮是皮革，所以就比较硬，中间也是空的。从这里我们可以看出来，浮而中空的脉象如果比较软的就是芤脉，如果比较硬的就是革脉，所以芤脉和革脉的区别就在于软和硬。

那我们再回想一下浮脉。浮脉是浮取即得，重按稍减而不空。同学们注意，浮脉是排除了中空的！浮脉脉位表浅，芤脉和革脉也是表浅，但芤脉和革脉必须具备中空这个条件，这是大家学习的一个要点。

芤脉见于失血、伤阴，革脉见于亡血。亡血就是流血比较多。另外还有失精、半产、漏下。大家注意，半产也好，漏下也好，实际上都是阴道失血。所以，这两种脉在主病上基本是一致的。

那么，芤脉与革脉的主病有什么区别？芤脉往往见于突然大出血，由气暂时撑起脉管，而脉管弹性尚好，所以摸起来比较软。而革脉见于长期

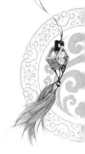

的失血，血管弹性已丧失，所以摸起来比较硬。从年龄上来讲，同样都是出血，年轻人可能出现芤脉，而老年人可能出现革脉。这可能和血管的弹性有关。

总结刘老师的讲解，芤脉和革脉的主病主要是和出血有关。出血出到一定的程度，血管血液比较少，就可以出现空的这种表现。这两种脉象往往是一过性的。因为当大量出血，出得比较多的时候，血管的血太少了，这个脉象就浮不起来了，输血之后，浮的状态就不存在了，所以是一过性的。

13. 长脉和短脉

脉象	脉象特征	临床意义
长脉	脉长超过寸关尺	阳证、实证、热证；正常人
短脉	脉短不足寸关尺	气病，包括气郁、气虚

判断是长脉还是短脉这很容易的，我们一学就会，用起来也比较简单。

课堂精华实录

长脉的特征是长度超过寸、关、尺；短脉的特点是脉短不足寸、关、尺。如果这个脉的长度，比你3个手指的长度还要长，就称作长脉；如果你这3个手指摸下去，只有两个手指或者1个手指摸到脉象，那称作短脉。

这两种脉象各说明什么问题？首先，长脉可以见于正常人，而短脉不见于正常人。正常人气血旺盛，所以寸口就比较长而有力，比较明显；第二，长脉主阳证、实证、热证，这3个证是一类的，都属阳证。例如实热证，既是实证也是热证，也属阳证。短脉主气病。这里的气病有虚有实。气郁属实，气虚属虚。气郁以后气血运行不畅可以出现短脉。气虚，气血运行无力也可以出现短脉。

这两种脉象在临床上我们写病历的时候也很少用到。大家可以简单了解。

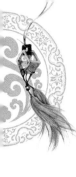

14. 动脉

脉象	脉象特征	临床意义
动脉	脉形如豆，滑数有力，多见于关部	惊恐、疼痛

动脉的讲解，刘老师在要求同学们注意与西医学的同名概念相区分的同时，强调了其与滑脉的鉴别。

课堂精华实录

首先强调的是，此处的动脉，千万不要认为和静脉是相对的。这个动脉是一种脉象，与西医学的动脉是不同的。动脉脉象有 3 个条件，第一是滑，第二是数，第三是短。概括 4 个字的话，就是"短而滑数"。短刚才讲过，就是说可以 1 个指头摸得到，其他指头摸不到，或者是两个指头摸得到另一个指头摸不到。光短还不够，光短称作短脉。在短的基础上，这个脉象有滑的现象，就是在转动。这还不够！还必须快！所以这个脉象我总结了这样一句话，好像"一颗或者两颗豆粒在手指头底下快速地转动"，这是动脉的特点。如果我说 3 颗豆粒在手指头底下快速地转动，那称作什么脉？对！那称作滑脉。动脉虽然具有滑的特点，但不称作滑脉。因为它滑，因为它数，还特别短。动脉的主病为惊恐和剧烈的疼痛，大家了解一下就可以了。

15. 散脉

脉象	脉象特征	临床意义
散脉	浮大无根，节律不齐	元气耗散，脏腑精气欲绝

课堂精华实录

散脉是浮大无根，节律不齐。这种脉一摸就摸得着，再摸没有了，就称作浮大无根。所谓的无根就是按下去没有了。散脉非常重要的特点就是在节律上出了问题，节律不齐。有时候跳得慢，有时候跳得快，有时候不跳了。那大家看到这种脉应该是病情比较严重的一种脉象。所以，主元气耗散，脏腑精气欲脱。

元气指的是人体最根本之气。那元气要是耗散了生命难保，处在病危阶段，脏腑精气衰竭，所以这一种脉象出现，在我们学习的脉里面应该是最严重的一种。

16. 疾脉

脉象	脉象特征	临床意义
疾脉	脉跳一息七八至（心率：121~160 次/分）	阳极阴竭，元气欲脱

课堂精华实录

这个疾和数有相似的地方，属于同类脉象，但疾比数要快一些。脉跳一息七八至，大约是每分钟121~160次，我们称作疾脉。在主病方面，那应该比数脉还要严重，主阳极阴竭。阳极就是阳热太盛，阴液亏竭。元气欲脱，例如亡阳的患者、亡阴的患者，都可以出现疾脉。

17. 大脉

脉象	脉象特征	临床意义
大脉	脉体宽大，无汹涌之势	健康人，或病进

最后一种脉为大脉，刘老师强调大脉主要要与洪脉做鉴别。

课堂精华实录

大家还记得讲到洪脉的时候，说洪脉脉体是宽大的，这是必须具备的一个条件。但是，洪脉除了脉体宽大以外，必须是有力的，所以称作汹涌之势，汹涌澎湃，状如洪水，这是洪脉。如果单纯的脉体比较宽大，没有那么大的力量，没有来盛去衰这个特点，这个时候不称作洪脉，称作大脉。大脉可以见于健康人，也可以见于疾病在发展过程当中。所以，这种脉在临床上用处也不大。

讲到这里刘老师就把29种脉象的讲解完成了。刘老师把常见病理脉象，分为3个档次。第一类为脉象六纲，第二类为常见脉象，这两类也称

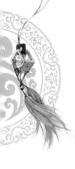

作重点脉象。第三类为少见或者是不见的脉象。这样，我们就能知道哪一些是重点，哪一些是常用的了。

（二）相兼脉

前面我们学习的浮、沉、洪、细等29种脉象都是单一的脉象。单一的脉象两种或者是两种以上的脉象同时出现，称作相兼脉，也称作复合脉。相兼脉象的主病往往是各种脉象主病之和。刘老师强调，我们首先要掌握单一脉象的基本主病，进而掌握相兼脉的主病。

课堂精华实录

首先讲一下什么叫作相兼脉。两三种脉象同时出现，这种脉象称作相兼脉，也称作复合脉。下面我举一些例子。例如浮紧脉，那就是说浮脉和紧脉在一起。再如浮缓脉、浮数脉、浮滑脉。再看主病。刚才讲过，相兼脉是两种或者是3种脉象复合而成，那么相兼脉的主病也就是这几种脉象主病的总和。这是一般规律，当然也有特殊情况。下面我就以这几种脉象为例进行分析。

前面我们学过，浮说明疾病在表，紧说明疾病为寒，那么浮紧脉就主表寒，或者风寒表证。

继续来看。浮主表、缓主虚，所以浮缓脉是表虚证，表虚证也称作太阳中风证。张仲景在《伤寒论》上把表证分为太阳伤寒证和太阳中风证。太阳伤寒又称作表实证，太阳中风又称作表虚证。所以，这个地方说的太阳中风证就是我们平时说的表虚证。

再看浮数脉。浮主表、数主热，那么浮数脉主什么病，同学们知道了吗？浮数脉主表热，病邪在表出现浮脉，热邪出现数脉。浮数说明，热邪在表，我们简称表热证。

再看一个浮滑脉。浮脉主表，滑脉主痰。说明表证夹有痰的，会出现浮滑脉。再如这一组，沉脉主里、迟脉主寒、有力主实，那么这个脉象就主里实寒证。那我们倒过来看，里证出现沉脉、寒证出现迟脉、实证出现有力的脉，那合起来称作什么脉，这是3种脉的组合，就称作沉迟有力。

沉迟无力，就是个有力和无力的区别。沉脉仍然主里、迟脉仍然主寒、无力主虚，那肯定是里虚寒证。

大家还记得我在前面讲过，弦脉主要主肝胆病、数脉主热。所以肝火、肝阳上亢，肝病有热，火热在肝，可以出现弦脉和数脉并见。

我们再来分析弦细数脉。弦主肝、数主热、细主虚，那就是虚热在肝，为肝阴虚的脉象。

再看这一个，弦脉主肝胆病、数脉主热、滑脉主实热。那么，可以说是肝火、痰火、肝胆湿热、肝阳上亢等临床意义。

刘老师的分析非常清楚，相兼脉就是几种脉象并见，相兼脉的主病就是各种脉象的主病之和，所以掌握起来并不困难。

（三）真脏脉

真脏脉的出现，就说明了病情危重，刘老师强调患者处在一种非常危重的状态，一般不详细展开来讲。

课堂精华实录

真脏脉，也称作死脉、败脉、绝脉。同学们听听这几个名称就知道这不是好兆头。那什么样的脉称作真脏脉？就是无胃、无神、无根的脉。

真脏脉的主病，你看看这些叫法就基本明白了，败脉、绝脉、死脉、怪脉，这些脉象的名字就不吉利。所以，这样的脉象出现就说明了元气衰竭，病情危重。在病情危重的时候才出现这种脉象，这个处理起来比较棘手，比较困难，往往以西医为主，或中西医结合进行治疗。

六、妇人脉和小儿脉

（一）妇人脉

妇人有经、带、胎、产等生理特点和相关疾病，所以，妇人脉包括月经脉、带下脉、妊娠脉和产后脉。刘老师认为月经脉和妊娠脉比较有意义，所以做重点介绍，而带下和产后一般没有特异性的脉象，临床意义不大，所以刘老师一般不讲。

1. 诊月经脉

月经将至：左关尺脉忽大于右手。

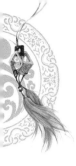
月经病脉：肝郁——弦　　血瘀——涩　　血虚——细弱

　　　　　　痰阻——滑　　寒凝——沉紧　　肾虚——尺脉无力

课堂精华实录

先讲月经脉。月经是在脏腑作用下，由血液变化而成。所以月经的生理病理可以反映在脉象上。例如，妇人左寸口脉忽大于右寸口脉，而无脏腑的病理反映，这是月经将至的表现。那么，月经将至的时候为什么出现这种脉象呢？因为肝主疏泄而藏血，月经的排泄，既需要肝藏之血作为物质基础，又需要肝气之疏泄作为动力。月经将来，肝的气和血都动员起来了，肝经气血充盛，而肝分候于左寸口之关脉，所以左寸口脉就会突然明显起来。

月经病一般没有特异脉象。如果尺脉沉涩或微细，是月经不利，或血少闭经。若脉象洪数属血热，可见于月经先期、月经过多、崩漏。痛经者可出现弦脉。

2. 妊娠脉

妊娠脉指突然停经而见脉来滑数冲和，尺部脉动加强。

课堂精华实录

再讲一讲妊娠脉。我在脉诊已经讲过，孕妇可以出现滑脉。滑脉为典型的妊娠脉。孕妇出现滑脉，要有两个条件，一是这个孕妇要健康，健康的孕妇血管弹性良好，血液充足；二是怀孕的时间要够，健康的孕妇一般在怀孕50天以上出现滑脉。孕妇的滑脉特点是，寸、关、尺都现滑利，尺脉尤为明显。孕妇出现滑脉的机制，主要因怀孕后血容量增加，血脉流畅的缘故。

若妊娠期间出现沉细而涩，或尺脉弱甚的脉象，多属肝肾亏损、气血不足，易致流产，应加注意。

3. 临产脉

尺脉急转如切绳转珠；中指中节两旁脉搏跳动明显。

（二）诊小儿脉

1. 方法

小儿处于生长发育时期，生理上，小儿的脏腑娇嫩，形气未充而生机蓬勃，发育迅速；病理上，小儿发病容易，变化迅速，易于康复。这些生理病理特点对儿童的平脉病脉有重要影响。因而小儿脉诊，有其独特之处。刘老师强调由于小儿寸口短小，难分寸关尺，又临诊时容易惊哭不能很好合作，所以诊小儿脉要有特殊的方法。

课堂精华实录

小儿指法的特点。由于小儿手臂短，寸口短小，容不下三指，所以在诊小儿脉时，特别是 6 岁以下的孩子，一般选用一指定三关法，也就是用一指总候寸、关、尺三部。具体的方法是，医生先握住孩子的手，用拇指按在寸口，以测脉象。

2. 小儿脉象特点

课堂精华实录

由于小儿生理上稚阴稚阳，病理上相对比较单纯，所以脉象就比较简单。前面讲的 28 种脉象，在小儿能见到的估计也就是 10 种左右。因此，小儿脉诊一般只诊浮、沉、迟、数、虚、实六脉，以辨表、里、寒、热、虚、实六证。

这里还要注意 3 点。一是小儿肾气未充，脉象止于中候，所以沉取时力应较成人稍轻；二是小儿形体正在发育阶段，实脉也没有成人之力大；三是小儿脉率较成人快速，初生婴儿可达 140 次/分，1 岁约 120 次/分，1~2 岁约 110 次/分，3~4 岁约 105 次/分，这些均为平脉，不可作数脉论。

课后思考

1. 平脉的胃、神、根各含有哪些脉象特征？有什么意义？

2. 弦脉与紧脉如何区别？

3. 促、结、代 3 种脉象如何鉴别？

4. 濡脉、弱脉、微脉在脉象上有何异同？

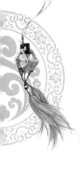
第二节　按　　诊

一、按诊的手法

按诊的手法主要有触、摸、按、叩四法。

课堂精华实录

　　先讲触法。什么是触法？大家看，就这样，把手轻轻放在患者局部皮肤上，根据需要选择前额、手足、前臂、胸部等部位，皆可以。触法其目的是了解肌肤的凉热和润燥等情况。

　　再看什么是摸法。摸法是以手指稍用力寻抚局部。摸法的用处是诊察体表有无斑疹、肿物等情况。

　　接下来讲按法。按法是用一只手，或两只手重叠用力按压或推寻局部。为什么要进行按法呢？主要是探明深部有无压痛或肿块，以及肿块的形态、大小、活动程度等。

　　最后讲一下叩法。叩法是医生用手叩击患者身体某部来诊查疾病的方法，分直接叩法和间接叩法。直接叩法，就是用手指或拳头直接叩击身体的某一部位。间接叩法，是两只手配合，一只手放在患者身体局部，一般是左手，然后用右手去叩击左手。

二、按诊的内容

　　按诊，包括按手足、按虚里、按胁部和按脘腹部。刘老师选择临床常用的内容给大家讲解，其中，按脘腹部是最重点的内容。

（一）按手足

按手足主要了解手足的温凉寒热。刘老师强调手足发凉有寒热之分，有真寒，有真热假寒。真寒、假寒是怎么形成的？临床如何鉴别？这些都是刘老师讲的重点。

课堂精华实录

手足发热，指的是手心、足心发热，多见于阴虚内热的患者。这个问题我在前面已经讲过了。

这里，我重点讲一下手足凉的问题。手足发凉，甚至冰凉，也是临床常见的一个症状。有的患者来就诊的主诉就是手足发凉。这个症状大多数是因为脏腑阳气不足，肢体失温而引起的。

我想特别强调的是，手足发凉不单是阳虚，而且有阳盛的可能。也就是由于阳盛于内，格阴于外，而形成的真热假寒证。这个证，不但可以手足发凉，而且是冰凉，也就是厥冷。但这个患者的胸腹是灼热的，呼吸之气是热的，舌体是红的，舌苔是黄的。这些，足以证明这个证不是真寒，而是真热假寒。

（二）按虚里

虚里位于4、5肋间，心尖波动处。虚里这个部位，为诸脉之所宗，内藏心肺，是心肺功能也就是宗气集中表现的地方。它的搏动反映宗气的盛衰。按虚里的目的就是通过虚里搏动来了解宗气的盛衰。刘老师主要讲了按虚里的方法和几种不同虚里搏动的状态及其意义。

课堂精华实录

首先讲按虚里的方法。患者取坐位，解开衣扣，暴露虚里处，医生坐在患者的右侧，把右手掌放在患者虚里处，用触法感觉虚里的搏动情况。

为什么要按虚里？什么样的患者应该按虚里？我和大家一起复习一下宗气的生成及其循行，这个问题就明白了。脾胃化生的水谷精气与肺吸入的自然清气结合于胸中，就生成了宗气。这个宗气走肺入心，就成了心肺之气。虚里是心肺的外围，心肺之气的盛衰表现于虚里。知道了这些，就

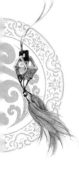

可以回答上面这两个问题了。第一个是为什么要按虚里？因为按虚里可以了解宗气（心肺之气）的盛衰，所以要按虚里。第二个是什么样的患者应该按虚里？因为虚里内居心肺，所以心病、肺病的患者应该按虚里。

再讲最重要的一个问题，就是按虚里能诊察到什么情况？这些情况说明了什么？第一种情况，虚里搏动不显，仅按之应手，动而不紧，缓而不怠，节律清晰，这时是心气充盛，宗气积于胸中的表现。

第二种情况，虚里搏动微弱，感觉模糊不清。这种情况为不及，是宗气内虚的表现。

第三种情况，虚里搏动很明显，望诊就能看见虚里的搏动，甚至能把衣服鼓动起来，内经谓之"其动应衣"。这为太过，是宗气外泄的表现。

还有一种情况，按之弹手，洪大而搏，或绝而不应者，是心气衰绝的表现。

（三）按胁部

肝胆居于胁下，所以按胁部主要是了解肝胆的病变。例如，胁下肿块，刺痛拒按多为血瘀。右胁下肿块，按之表面凹凸不平，应注意排除肝癌。疟疾后左胁下可触及痞块，按之硬者为疟母。

（四）按脘腹

按脘腹部，也称腹诊，是按诊中最常用、最重要的内容。刘老师首先教给大家按脘腹部的方法，并强调这是腹诊是否成功的关键，是必须要学会的。

课堂精华实录

腹诊要讲究方法，方法不对你就诊不到病变，就会漏诊误诊。我大学实习的时候就遇到这么一个例子，我一直记得很清楚。有一天，病房里住进一个肝脾肿大的患者。老师让我们几个同学去查体，结果怎么也摸不到肝脾在哪里。就去请教老师。老师看了我们的按诊，就说因为我们按诊的方法不对，所以就摸不到肝脾。

那么，腹部按诊的方法是什么呢？

首先是患者的体位。腹诊时患者要躺下，而且是平卧，两腿屈曲，两脚平放在诊床上。只有这样，腹部的肌肉才能放松。

第二是医生的手法。一是按诊要由轻到重，逐渐用力，让患者有个适应过程；二是按诊要由下到上，从肚脐以下开始，慢慢向上移动，直至胁下。上面我说的那个例子，就是这一条没做对，没有从下而上，而是直接放在了脐上部。其实肿大的肝脾就在手下，只是没有摸到它的边缘。这和盲人摸象是一个道理。

按脘腹部的意义是多方面的，可以辨寒热，可以辨虚实，可以辨鼓胀，还可以辨积聚，等等。其中什么是鼓胀，怎样辨鼓胀，什么是积聚，积与聚如何区别，是刘老师讲授的重点内容，并强调这些内容是临床常用的，也是考试常考的。

课堂精华实录

先讲辨寒热。腹部按诊辨寒热与手足辨寒热的道理是一样的。肚皮按之发凉，是寒证，以虚寒证为多见。胃脘部发凉多是胃阳虚，脐腹部发凉多是脾阳虚，小腹发凉多是肾阳虚。肚皮按之发热，是热证。

再讲辨虚实。按诊辨虚实是很有意义的，也很简单，好学好用。腹部痞满，按之较硬者属实证，多因实邪聚结胃肠所致；按之濡软者属虚证，多因脾胃虚弱所致；腹痛拒按的，按之痛加重的是实证；腹痛喜按的，按之痛减轻的为虚证。

下面讲辨鼓胀。先看什么是鼓胀。腹部高度胀大，如鼓之状者，称为鼓胀。

鼓胀分为水鼓和气鼓两种，临床上主要是通过按诊加以鉴别。具体方法是：患者仰卧，医生两手分置于患者腹部两侧相对位置。一手轻轻叩拍腹壁，另一手则有波动感，按之如囊裹水者，为水鼓；一手轻轻叩拍腹壁，另一手无波动感，或用手叩击腹部如鼓之膨膨然者，为气鼓。

另外，肥胖之人，腹大如鼓，按之柔软，无脐突，无病症表现者，不属病态。

最后讲辨积聚。什么是积聚？这个概念很重要，要搞明白。积聚，又称癥瘕，所以积就是癥，聚就是瘕，都是指腹内的包块。其中，包块推之

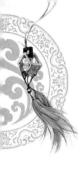

不移，痛有定处，为积为癥，属血分病，是血瘀。例如，腹腔的肿瘤就属癥积。若包块可移，时有时无，聚散不定者，为聚为瘕，病属气分，是气滞。例如，肠痉挛就属瘕聚。

课后思考

何谓积聚癥瘕？按诊各有何特点？

何谓鼓胀？如何通过按诊鉴别气鼓和水鼓？

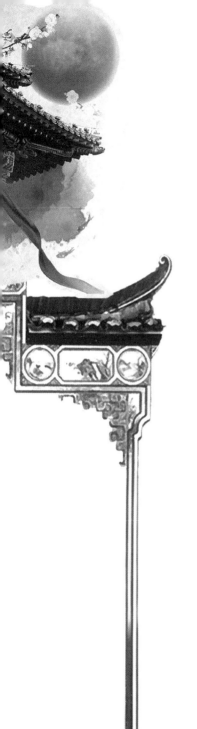

下篇

辨证

望、闻、问、切四诊的学习，为辨证打下了基础。下面就开始进入了《中医诊断学》辨证部分的学习。

辨证是个复杂的过程，特别是初学者和刚踏入临床的青年医生，都会感到很困难。面对患者，面对四诊所得的一大堆资料，往往是无从下手。对此，刘老师通过多年的临床和教学总结了简便易行的"辨证五步法"，即辨病因、辨病位、辨病机、辨病性和定证名五步，以帮助初学者尽快地掌握辨证的要领。

课堂精华实录

辨证是中医认识疾病本质的过程，是立法用药的前提，是中医临床最重要的一个环节，是中医学的特点和精髓所在。大家一定想知道是谁创建了辨证理论。一般认为，汉代的张仲景是辨证论证的创始人，教科书上也都这么写。但我认为这个问题值得商榷。我在学习《黄帝内经》过程中发现，该书有不少内容是讲辨证的，而且还有辨证和辨病相结合的内容。于是，有了新的看法，并发表了"辨病论治与辨证论治考辨"一文，大家可以查阅参考。

汉代张仲景在《伤寒杂病论》中将辨证论治思想充分发挥，创建了六经病辨证论治和脏腑经络病辨证论治。其最主要的精神是以动态观念把"外感"与"杂病"的过程，都看作是不断变化的动态过程，而不是一成不变。所以，治法与用药都不是针对病，而是针对证。

到了清代，温病的诊断和治疗都有很大的突破。例如，吴鞠通在《温病条辨》创立了"三焦辨证"，叶天士在《外感温热篇》创立了"卫气营血辨证"，为温病的诊治开辟了新的思路和方法。

"辨证论治"这一词组最早曾见于清代医家章虚谷所著的《医门棒喝》，书中还有辨证论方、辨别论治、详辨施治等记载。

下面介绍一下常用的辨证思路和过程。

第一步，辨病因。

中医学所谓病因，不单指生物致病因素，还包括社会因素、精神因素等多方面，前人将其归纳为外感六淫、七情内伤和不内外因三大类。要注

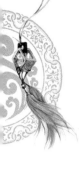

意两个问题，一是多数疾病的病因是辨出来，而不是问出来的；二是病因在人体内是可以发生变化的，而且是性质的变化。

疾病的发生，有一些有明显的起病原因。如冻疮，就有受寒史；食积，多有暴食史，这对于疾病的诊断有很大意义。也有一些疾病找不到明显的起病原因。那怎么办？这就要根据其临床表现和各种病因的性质及其致病特点来推求病因，即所谓"辨证求因"。

如痹证以肢节疼痛，游走不定为特点的，就判定是感受了风邪为主；若症见关节疼痛较剧，遇寒加重，则辨为以感受寒邪为主；若症见关节疼痛而沉重，阴雨天加重，则辨为以感受湿邪为主。

表证大都也是根据临床表现而推求其因的。恶寒重，发热轻，脉浮紧者，是外感寒邪；发热重，恶寒轻，脉浮数者，为外感热邪；发热而微恶风寒，汗出，脉浮缓者，则为外感风邪。可见，中医辨病因，主要是以临床表现为依据的。

另外，六淫邪气侵入人体后，往往随着人体质的阴、阳、寒、热、燥、湿之不同，而发生性质的变化，这就叫"从化"。如阳盛体质的人感受了寒邪，寒邪可从阳而化，由寒变热，表现为一派热象。再如阴虚燥热体质的人，即使感受了湿邪，也有可能由湿化燥。这种情况，根据当时的临床表现推求病因就不容易了，即使辨明了，其临床意义也不大了，因为其性质已经变了。

第二步，辨病位。

辨病位，就是分析四诊所得资料，找出疾病属于哪个部位的病变，也就是给疾病定位。一般来说，伤寒病以六经定位，温病以卫气营血定位，内伤杂病以脏腑气血定位。注意中医讲的病位不同于西医讲的病位，两者有着本质的区别。

这里的病位，不能单纯理解为某个具体的解剖部位，这是与西医学病位的根本区别。如患者胁肋胀痛、精神抑郁、闷闷不乐、善太息、脉弦等症状，可定位在肝，但解剖学的"肝"并不一定有病变可查。又如六经辨证中的太阳、少阳、阳明、少阴、太阴、厥阴各自的具体部位，单纯用解剖部位是说明不了的。实际上，中医所辨的病位，除了解剖学所见的具体部位外，更重要的是，某一部位可以代表某阶段具有共同病理基础的一组症状。如"气分"，实际上它是对温热病出现高热、汗出、口渴、尿黄、舌红苔黄、脉数有力等症状的病理概括。

第三步，辨病机。

病机即疾病发生、发展与变化的机制，是对疾病多种病理变化的概括，如邪正盛衰、阴阳失调、气血紊乱、脏腑失调等。其中最重要的是致病邪气与机体正气相互斗争及其盛衰变化的情况。

辨病机的关键，在于抓主症。因为，疾病的主要症状可以反映该病的基本病机。有时一两个主要症状，就能够反映出其基本病机，而且可以确定其治法和方药。正如《伤寒论》第101条所说："伤寒中风，有柴胡证，但见一证便是，不必悉具。"张仲景这里虽然说的是使用小柴胡汤的要领，同时也揭示了主症与病机的密切关系。抓住主症就抓住了辨病机的关键。

第四步，辨病性。

病性，指疾病的性质，包括寒、热、虚、实，是疾病辨证之纲领，为立法用药的主要依据之一。因而，辨病性是辨证中的主要环节。

第五步，定证名。

定证名就是根据所辨病因、病位、病机和病性等情况，对疾病做出证候诊断。这是辨证过程最后一步。如患者表现为发热恶寒，头身疼痛，鼻塞流清涕，脉浮紧。通过辨证知道其病因为风寒；病位在表；病机是寒邪束表，卫阳功能失调；病性属寒属实。由此，可定为表寒实证。证名确定了，论治也就有依据了，就可以遣方用药了。

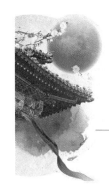

第五章 八纲辨证

要点提示

主要掌握八纲、八纲辨证的基本概念。

课堂精华实录

首先讲两个概念，一个是八纲，另一个是八纲辨证。

八纲，就是表、里、寒、热、虚、实、阴、阳八类证候。大家注意，这里用的是"八类"，而不是"八个"。八纲每一类证候中又包括多个证候。例如，八纲中的表证包含表寒证、表热证等，里证包含的内容更多了，里热证、里寒证、里虚证、里实证等都属于里证。如同人分男女两类，而不是两个。

有个笑话很说明问题。有一个人问另一个人，你知道世界上有多少厕所吗？这个人摇了摇头，回答不上来。他又问第二个人，第二个人想了想，笑着伸出了两个手指头。同学们想，这两个指头代表什么？代表了世界上所有的男女两类厕所。世界上到底有多少个厕所谁也不知道，但不管有多少，总不外乎男女两类。可见这个问题提问得很有意思，第二个人回答得也很聪明。

疾病繁多，且千变万化，到底分多少证，谁都没有数，但都在表、里、寒、热、虚、实、阴、阳八类之中，不是表就是里，不是寒就是热，不是虚就是实，不是阴就是阳，万变不离八纲。

明白了什么是八纲，再讲讲什么是八纲辨证。医生对诊法所获得的各种病情资料，运用八纲进行分析综合，从而辨别病位的表里，病性的寒热，邪正的盛衰和病证类别的辨证方法，称为八纲辨证。也就是把千变万化的病证，归纳为表里、寒热、虚实、阴阳四对纲领性证候。

要注意，八纲辨证并不意味着把各种证候截然划分为8个方面，更要注重其相互联系。如表里与寒热虚实相联系，寒热与表里虚实相联系，虚实又与寒热表里相联系。疾病的变化，往往不是单纯的，常常是表里、寒热、虚实夹杂在一起的，如表里同病，虚实夹杂，寒热错杂。在一定的条件下疾病可以出现转化，如表邪入里、里邪出表、寒证化热、热证转寒、实证转虚、因虚致实等。疾病发展到一定阶段时，还可能出现一些与疾病性质相反的假象，如真寒假热、真热假寒、真虚假实、真实假虚等。阴证、阳证也是如此，阴中有阳，阳中有阴，疾病可以由阳入阴，由阴出阳，又可以从阴转阳，从阳转阴。因此，要进行八纲辨证，不仅要熟练地掌握各类证候特点，还要掌握它们之间的相兼、转化、夹杂、真假，这样才能正确而全面地认识疾病。

下面介绍一下八纲辨证的源流。《黄帝内经》中虽然没有八纲这两个字，但其具体内容有不少记载。

首先，《黄帝内经》强调阴阳辨证的重要性。《素问·阴阳应象大论》说："善诊者，察色按脉，先别阴阳。"《素问·标本病传论》说："凡刺之方，必别阴阳。"

关于虚实的辨证，《素问·通评虚实论》将虚实的基本含义，概之为"邪气盛则实，精气夺则虚。"《素问·玉机真脏论》提出了"五实""五虚"及其治疗原则。

关于寒热辨证，《黄帝内经》中"阳胜则热，阴胜则寒""阳虚则外寒，阴虚则内热""寒者热之，热者寒之"都是对寒热辨证及治则的描述。

表里二字见于《素问·经脉别论》，"太阳脏独至，厥喘虚气逆，是阴不足，阳有余也，表里当俱泻"。这里的"表"指太阳膀胱经，"里"是指少阴肾经。从"表里俱泻"可知本证乃属表里同病。

张仲景在《伤寒论》中，已经具体地运用八纲对疾病进行辨证论治，正如方隅曾在《医林绳墨》中说："仲景治伤寒……然究其大要，无出乎表里虚实阴阳寒热，八者而已。"

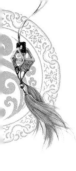
到了明代，八纲辨证的概念与内容，已为许多医家所重视和接受。《伤寒正脉》说："治病八字，虚实阴阳表里寒热，八字不分，杀人反掌。"《景岳全书·传忠录》对八纲做了进一步论述："阴阳既明，则表与里对，虚与实对，寒与热对，明此六变，明此阴阳，则天下之病，固不能出此八者。"

近人祝味菊在《伤寒质难》中说："所谓'八纲'者，阴、阳、表、里、寒、热、虚、实是也。"这是"八纲"名称的正式提出。

课后思考

八纲在疾病归类方面如何应用？

第一节　八纲基本证候

一、表里辨证

要点提示

表里辨证主要辨别病位浅深，需重点掌握的有：一是表证与里证的概念；二是表证与里证的临床表现及特点。

（一）表证

课堂精华实录

有人说，感冒（多为表证）不是个大病，不治也会好。这话只说对了一半。因为有的人感冒了不用药也会自愈。但有的人却不是这样，一旦失治误治，邪气就可由表入里，引起内脏发病，病情由轻转重，治疗难度增大。所以，不要小看表证，更不要忽视表证的诊断治疗。

讲到表证，首先要讲什么是表证。在这里我想提醒大家，不要认为感受外邪引起的疾病都是表证，也不要认为部位在表的疾病都是表证。外邪侵犯人体可以在体表发病，也可以在半表半里发病，还可以深入脏腑气血而发病。只有外邪侵犯体表而发病者，才是表证。至于部位在体表的疾病是不是表证，举个例子就明白了。脱发的部位在头皮，是体表吧？但它不是表证，是里证。白癜风、牛皮癣等皮肤病，都长在皮肤上，但也都不是表证，而是脏腑气血的病变。所以，诊断表证的标准是什么呢？那就是必须具备两个要素，一个是外邪，一个是体表，两者缺一不可。

由于表证病因较多，表现各异，掌握其机理和内在联系是学习证的关键。刘老师紧接着对主要症状进行了分析。

表证的代表症状是恶寒发热。由于外邪袭表，阻遏卫阳，体表失于温养而出现恶寒发热。这个恶寒不是阳气虚；这个发热也不是阳气盛，而都是因为阳气郁而不能宣发所致。所以，用解表的方法，汗出以后症状就能缓解。这是因为汗出则外邪散，阳气通。

头身疼痛也是表证常见的症状。它的出现，说明外邪束表，经气郁滞不畅，不通则痛。喷嚏、鼻塞、流清涕，是由于肺主皮毛，鼻为肺窍，皮毛受邪，内应于肺，鼻窍不利所致。表证初期，舌象没有明显变化，故舌淡红、苔薄白；正邪相争于表，脉气鼓动于外，所以出现浮脉。

教材中表证的临床表现都写有咳嗽、气喘，而我讲的表证为什么没有这些症状？下面我给大家分析一下。

大家知道，咳嗽和气喘都是肺病的主症，只有邪气影响到肺的功能，肺失宣降，才出现咳喘。只要出现咳喘，即使表证还存在，也是肺病辨证的范畴，或辨证为风寒犯肺证，或辨证为风热犯肺证，或辨证为燥邪犯肺证。这个时候已经不是单纯的表证了，也不是单纯用解表药物所能治疗的，这就是我没有在表证里讲咳嗽、气喘的原因，这是符合临床实际的。

关于"有一分恶寒便有一分表证"的理解。上面说过，恶寒的主要病机是卫阳的温煦功能失常，而引起卫阳功能失常的原因则不囿于邪犯肌表，因此其病位也不一定都在肌表。如邪在少阳，可以出现恶寒；湿热蕴结肝胆或膀胱，也可出现恶寒。此恶寒是由于邪正相争，导致卫阳循行失常而反映于体表所致。因此，"有一分恶寒便有一分表证"的说法是片面的。

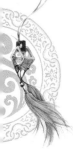

（二）里证

课堂精华实录

从里证的概念就可以知道，里证实在是太多了。也可以这样理解，所有证候除了上面讲的表证，还有一个半表半里证，其余的都属于里证了。

首先讲一下里证的形成。形成里证的原因有三方面：一是外邪袭表，表证不解，病邪传里，形成里证。二是外邪不在体表停留，而是直接入里，侵犯脏腑等部位，即所谓"直中"为病。造成这种情况的原因，一方面是邪气太强，第二方面是正气素虚，正气难以抵挡邪气，邪气直中内脏而发病。第三，形成里证的原因还有情志内伤、饮食劳倦等因素，直接损伤脏腑气血，或脏腑气血功能紊乱而出现种种证候。例如大怒伤肝、过劳伤气、思虑伤血等，都直接形成里证。

接着讲里证的诊断。里证的诊断实际上不难，一是根据里证的特征性症状，如但寒不热，或但热不寒，或无寒无热，舌象变化明显，脉沉，以及脏腑气血病的症状等做出诊断。

这些症状为什么称为里证的特征性症状呢？临床上所有的证，除了表证和半表半里证之外，都是里证。表证的特点是恶寒发热，半表半里证的特点是寒热往来。那么，但寒不热、但热不寒、无寒无热不就是里证的特点吗？再看舌脉的变化，表证、半表半里证的舌象都变化不大，表证出现浮脉，半表半里证可出现弦脉，而里证的舌象会有明显的变化，舌色或红，或淡白，或青紫，舌苔或白厚，或黄厚，或无苔。由于病位在里，里证多出现沉脉。里证最具有诊断意义的，是出现脏腑气血病的症状，例如，心悸、咳喘、腹胀等。这是根据里证的症状特点来诊断里证。

还有一个更简单的办法，就是排除诊断法。当你排除了表证，又排除了半表半里证，那不就是里证了嘛！

（三）半表半里证

课堂精华实录

我在前面已经讲过，中医讲的病位，不能单纯理解为某个具体的解剖

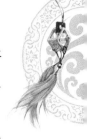

位置。更重要的是，某一病位可以代表某阶段的具有共同病理基础的一组症状，也可理解为这个病位是对疾病某一阶段的病理概括。例如，温病的卫气营血辨证，就是根据患者不同的临床表现，将温病划分为卫分证、气分证、营分证和血分证4个阶段。每个证都代表着该阶段的病理变化及其相应的一组临床症状。这完全不是解剖学的概念，不能用解剖部位对号入座。半表半里证也是如此。它的临床特点是寒热往来，胸胁苦满，心烦喜呕，默默不欲饮食。只要出现这些症状，就可以诊断为半表半里证。至于半表半里这个部位到底在哪里就不重要了。

半表半里证的临床表现为寒热往来，胸胁苦满，心烦喜呕，默默不欲饮食，口苦，咽干，目眩，脉弦。刘老师重点分析了寒热往来与胸胁苦满，同时强调了半表半里证的病机。

寒热往来，是半表半里证的主症，也是其特征性症状。所以，搞清楚寒热往来的形成机制，对于认识半表半里证及其治疗都有重要意义。邪气结于半表半里部位，阳气被郁不能外达，这时出现恶寒而不发热。蓄极而通，阳气向外，这时又出现发热而不恶寒。阳气的一郁一通，这就形成了寒与热的交替出现。

还有一个不太好理解的症状，就是胸胁苦满。我每次讲到这里，都请同学们解释一下什么叫胸胁苦满，但多数人都答不出来。之所以答不出来，难就难在这个"苦"字上。明白了这个"苦"字的用法，这个句子就明白了。这个"苦"字，是意动用法，意思是"苦于"什么，或"以……为苦"。讲到这里，大家应该知道胸胁苦满的意思了吧。而半表半里证之所以出现胸胁苦满，也是邪气结于半表半里，导致胸胁气机不畅的缘故。

邪结半表半里，枢机不利，影响到胃，胃气上逆，所以出现喜呕，默默不欲饮食；气郁化热，故心烦、口苦、咽干；气郁风火上逆，故见目眩；脉弦是因为肝胆气郁，脉气紧张所致。

半表半里证不只是见于外感病，也可见于内伤病。

这里我想起一个病案。山东临沂有个患者做了胃切除手术，术后出现寒热往来，用了多种抗生素等药物治疗，但没有效果。患者家属来济南请

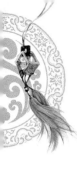
了一位医生去诊治。这个医生是我大学的同班同学，是个中医大夫。他看了患者后，就开了小柴胡汤原方，结果患者服用 3 天，寒热往来就没有再发作。所以，半表半里证也可见于内伤病，小柴胡汤仍然是目前临床上治疗半表半里证的有效方剂。

课后思考

1. 表证、里证、半表半里证如何鉴别？
2. 半表半里证有何证候特点？

二、寒热辨证

要点提示

寒热辨证是辨别疾病性质的两个纲领，是阴阳盛衰的外在反映。需重点掌握的有：一是寒证与热证的概念、临床表现、鉴别要点；二是寒热真假的概念、表现及鉴别。

课堂精华实录

阴阳看不见，寒热看得见，从寒热去辨阴阳。中医的补阳、祛寒和滋阴、清热，从本质上讲就是调节阴阳的。阴阳平衡了，寒热证候就消失了。在讲寒热辨证之前，首先给大家讲一讲寒热辨证的意义是什么。

中药分寒、热、温、凉四性。例如，黄连是寒性的，干姜是热性的，桂枝是温性的，桑叶是凉性的。那么，你们知道选用这些药物的依据是什么吗？《黄帝内经》做了很好的回答："寒者热之""热者寒之"。就是说，寒证用温热性的药物治疗，热证用寒凉性的药物治疗。可见，寒证和热证是选用温热药和寒凉药的依据，这是辨寒热最重要的意义。

另外，阴阳有盛衰，寒热有虚实，寒证、热证须分虚实，才能具体地指导用药。由于这里讲的是八纲的基本证候，寒热分虚实的内容到八纲之间的关系这一部分再讲。

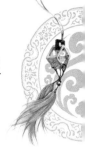

（一）寒证

课堂精华实录

寒证是怎么形成的呢？一是外感寒邪，或饮食生冷，以致阴寒过盛，阳气被遏，从而导致实寒证；二是素体阳虚，或病久伤阳，致使阳气不足，阴寒偏盛，出现虚寒证。人体之阳气，是人体生命活动的原动力，具有温煦人体脏腑器官、温煦血液、温煦津液的作用。当人体感受寒邪或阳气亏虚，导致阴盛阳衰，无论是阴盛，还是阳虚，都以机体失温，功能活动能力衰退为主要病机。

为了便于学习和应用，刘老师把寒证的临床表现概括为冷、白、稀、润、静5个方面，并详细进行了分析。

寒证
- 冷，指恶寒、畏寒、肢体发凉，或冷痛喜暖喜温
- 白，指面、舌、苔、痰、带下色白
- 稀，指痰、涎、唾、带下、脓液清稀
- 润，指舌苔润滑，皮肤润泽，口咽不燥
- 静，指患者好卧懒动，少言寡语，脉象沉迟

课堂精华实录

身体畏寒，肢体发凉，面、唇、舌色淡白，都是阳虚阴盛，机体失于温煦引起的。这些症状特别是畏寒、肢冷，得温热可以缓解。因为温热可以助阳祛寒。我诊治寒性腰腿痛，常让患者在服药的同时做两件事。一是用药渣煮水趁热泡脚；二是让患者艾灸痛处，效果都不错。

面、舌、苔、痰、带下色白主寒，痰、涎、唾、带下、脓液清稀也主寒，都是由于阴盛阳衰，气化失职，水湿不化所致。治疗这些病症，用温阳化气的方法有效。这就是古人讲的"饮为阴邪，非阳不化"的道理。

再看看这类患者为什么会好卧懒动，少言寡语。"阳主动，阴主静"，阳虚阴盛，静多动少，所以患者好卧懒动，少言寡语。阴盛则寒，阳虚则寒，寒则凝滞气血，气血运行缓慢，所以脉象呈现沉迟。

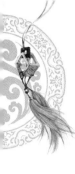

(二) 热证

课堂精华实录

讲到热证，同学们参照我讲的寒证，把热证的概念和临床表现写出来，然后我再做分析。聪明的学生，会学习的学生，应该是老师教一个，就会两个，甚至会三个、五个。这就叫举一反三法。

热证也有表、里、虚、实之分，各自的表现也不尽同，但常见的表现也可概之为5个方面，即热、黄（赤）、稠、燥、动。

热证 {
热，包括高热，低热，潮热，五心烦热
黄（赤），指痰、尿、苔、带下色黄，面、舌色赤
稠，指痰、涕、涎、带下黏稠
燥，指口、舌、鼻、目干燥，舌苔少津，大便干结，小便短少
动，指患者躁动不安，善言好动，脉数
}

在证候分析中，刘老师把发热作为讲解的重点，什么情况下发热，什么情况下不发热，什么情况下高热，什么情况下低热，都做了明确的回答。

课堂精华实录

阳胜则热，阴虚则热。所以，无论是阳热亢盛，还是脏腑阴虚，都可以导致发热。阳盛发热者，多为高热；阴虚发热者，多为低热。

必须说明一下，中医说的发热，不是单指体温升高，更多的是指患者自觉有热但体温不高。一般来说，外感热证都有体温升高，而内伤热证就不一定了。例如，胃热炽盛证、心火亢盛证、肝火上炎证等脏腑实热证，一般都不会出现体温升高这种发热；再如，心阴虚证、肾阴虚证、肝阴虚证等脏腑虚热证，一般体温也不升高，而更多的是患者自觉身热，或仅手足心发热。

排出物黄色主热，所以可见痰黄、尿黄、苔黄、带下黄等。

痰、涕、涎、带下等黏稠，说明体内有热而伤津。不论实热证还是虚热证，有一个共同的病理特点，就是津液亏少。因而，出现口干、舌干、

鼻干、大便干、小便少等机体失于滋养的症状。

阳主动,阳盛则功能活动亢进,故好动善言,躁动不安。血得热则行,热使血流加速,故见面红、舌红、脉数。

(三) 寒证与热证的鉴别

1. 寒证与热证的鉴别要点

寒证与热证是性质相反的两个证,寒证的反面就是热证,热证的反面就是寒证。

课堂精华实录

上面我讲了寒证的特点是冷、白、稀、润、静,热证的特点是热、黄(赤)、稠、燥、动。这5个方面既是特点,也是鉴别要点。为什么这么说呢?看看"特点"这两个字的意思就明白了。特点,就是特殊之处,也就是不同之处。所以说,具备冷、白、稀、润、静特点的就是寒证,具备热、黄(赤)、稠、燥、动特点的就是热证。

但必须说明的是,这5个方面具备其中的2个或3个就可以了,不必都有。举个例子,以咳喘为主诉的患者,吐的痰质地是稀的,颜色是白的,舌苔是白的,这个患者就可以辨证为肺寒证。如果这个患者吐的痰是稠的,颜色是黄的,舌苔也是黄的,这个患者就应该辨证为肺热证。同学们看,很简单吧,很好用吧。

2. 寒证与热证的真假辨别

真,是指疾病的本质;假,是指疾病出现的假象。刘老师通过举例进行了分析。

课堂精华实录

例如,疾病的本质是寒,却表现出热的症状;疾病的本质是热,却表现出寒的症状。在生理上,阴与阳处于"阴平阳秘"的状态。"阴平阳秘",不单指阴与阳在量上的平衡,还包括阴与阳的内在关系,即阴中有阳,阳中有阴,阴阳为一体。当疾病发展到严重阶段,阴阳一方太盛,就会排斥另一方,形成"阴阳格拒"的病理变化。其中,阴寒盛极,格阳于

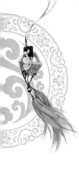
外，就会形成真寒假热证；阳热盛极，格阴于外，就会产生真热假寒证。

假象的出现，往往掩盖疾病的本质，干扰医生对疾病本质的认识，给辨证带来很大的困难。所以这个时候更要四诊合参，全面诊察和分析，去伪存真，剥开假象，抓住本质，以免犯寒寒热热的错误。

所谓寒寒热热，是指寒证本该用热性药物治疗，却误用了寒性药物，导致寒证更寒，即所谓"雪上加霜"。热热，是指热证本该用寒性药物治疗，却误用了热性药物，导致热证更热，即所谓"火上浇油"。导致寒寒热热的原因，就是疾病严重而出现了假象，医生误把假象当作本质，辨错了证，用错了药。可见，辨清证候真假是多么重要啊！

（1）真寒假热证

课堂精华实录

本证是由于阴寒内盛，格阳于外，阴阳之气不相顺接而成。遇到这样的患者，医生往往首先看到的是面红、身热、口渴等症状，乍一看是热证，但仔细观察就会发现，热象的背后是寒，寒才是本质。

我们先分析面红。真寒假热的面红，是由于阴盛格阳于上所致。它的特点是浮游在表面，多出现在前额部，而且这个红是娇嫩的。这与实热证的面红不同，与虚热证的面红也不同。实热证的面红，是满面通红，甚至目珠及耳都发红，有的人喝了酒就会出现这种面色；阴虚内热引起的面红，主要表现在两颧部位，而且多在下午和夜间出现，所以称它为潮红。

再看身热。真寒假热证的身热，是由于阳气浮越于体表所致，其特点是患者虽发热，但不喜凉，反而喜温喜暖，欲加衣盖被。这与恶热喜凉的热证完全相反。

还有口渴这个症状要仔细分析。临床上常把口渴与不渴，作为辨别寒热的一个依据。口渴者为热，不渴者为寒。但口渴也有阳虚阴盛的一面。这是由于阳虚阴盛不能化津，津液不能上承而口渴。所以，这种口渴的特点是不欲饮水，即使饮水也喜热饮，而且量少。

除了上面说的这几个假象，仔细全面的诊察还会发现真寒的迹象。例如便稀尿清、气息发凉、舌质淡白等症状，都真实地反映了疾病的本质。

综合地进行判断，我们就可以知道，阴寒内盛是本质，而所见"热"象则是格阳于外出现的假象。在治疗上，应温里祛寒，如果误诊为热证，用了寒凉药物，就犯了"寒寒"的错误。

（2）真热假寒证

课堂精华实录

手足厥冷可见于两种情况。一是阳虚阴盛，手足失温，出现手足厥冷，即所谓"下虚则厥，阴胜则厥"，这是真寒。二是阳热亢盛，格阴于外，出现手足厥冷，这是假寒。可见，同一个症状，有寒有热，有真有假。

那么如何辨别手足厥冷的寒热真假呢？我先举个例子来说明。有一次，一个朋友给我打电话，这个人学过中医，我还教过他。他非常紧张地说，他的孩子2天前患肺炎，今天突然出现手足冰凉，心里很害怕。我让他摸摸孩子的胸部是热还是凉，结果胸部很热，热得烫手。于是我告诉他，这不就是你学过的真热假寒证吗？他恍然大悟。同学们想一想，我判断这个手足厥冷不是真寒，而是真热假寒的依据是什么？对了，大家说对了，就是胸膛灼热烫手。胸膛灼热烫手是内热，是大热，是真热，而手足厥冷是因为体内有大热，阴不能入阳，格于手足而引起的。还有一个鉴别点，真寒证的手足厥冷喜欢盖衣被取暖，而真热假寒的手足厥冷却不欲盖衣被。

另外，真热假寒证还会表现出一些真热的迹象，例如呼吸的气是热的，舌质是红的，舌是黄的，这些都是阳热内盛的表现，反映的是疾病本质。在治疗上用清内热的治法，如果误诊为寒证，用了温热药物，就犯了"热热"的错误。

寒热真假证，常见于病情危重患者。所以，辨别清楚至关重要，辨别时应四诊合参、全面分析，结合病史、临床表现和主观喜恶综合考虑。

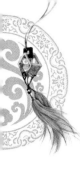

课后思考

1. 寒证、热证的主要表现及机理。

2. 寒热真假的辨别思路。

三、虚实辨证

要点提示

虚、实是辨别邪正盛衰的两个纲领。主要反映病变过程中人体正气的强弱和致病邪气的盛衰。需重点掌握的有：一是虚证与实证的概念、临床表现、鉴别要点；二是虚实真假的概念、表现、鉴别要点。

课堂精华实录

随着我国人民生活水平的提高，人们越来越重视身体健康，中药及药膳成为养生保健的首选。由于体质分寒热虚实，药物有寒热补泻，这就要求用中药与药膳来调理体质、养生保健，必须辨清体质是寒是热，是虚是实。我见过有人吃了人参导致失眠，有人吃了人参导致鼻子出血，这是由于人参是热性的，是大补元气的，而吃人参的人既不是寒证，也不是虚证，吃了人参助阳化热，就会失眠或出血。

我还诊过一个患者，是个不到30岁的青年，头上长疮数月，曾用抗生素及清热解毒的中药治疗均不见效。我在问诊过程中得知一个重要情况，该患者是养鹿的工人，近期养鹿场开始割鹿茸，他每割一支鹿茸，都吸一口鹿茸血，希望能强壮自己的身体。这就明白了，鹿茸血是大热的，天天用之必生内热，这就是头生疮疖的原因。原因找到了，我就告诉患者不要再吸鹿茸血了，结果病就好了。

不辨证而乱用补药，这种情况非常多见。现在有不少人，特别是老年人常看电视上的养生节目，电视上怎么讲，他就怎么做；电视上说吃什么好，他就吃什么。结果不但于身体无益，还可导致疾病的发生。

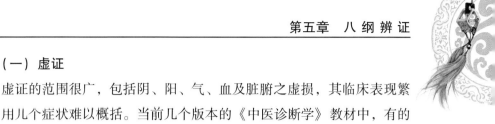

（一）虚证

虚证的范围很广，包括阴、阳、气、血及脏腑之虚损，其临床表现繁多，用几个症状难以概括。当前几个版本的《中医诊断学》教材中，有的列举几个或几组症状，有的干脆不讲。这两种处理方法都不够满意，前者容易使学生把虚证与举例的症状等同起来，误认为虚证就是这些症状。后者使学生对虚证的感受不深，没法把握虚证的诊断要点。那么，刘老师是怎样处理这个问题的呢？

课堂精华实录

关于虚证的表现，我概括了以下几个特点，包括病程较长、体质较弱、声音低微、气息微弱、疼痛喜按、腹满时减、舌质娇嫩、脉象无力等。

疾病是正邪斗争的过程，是耗伤正气的过程，病程越长，正气越衰，体质越弱。例如，咳嗽有新久之分，病程有长短不同。新咳者病程短，正气尚足，这是实证咳嗽；久咳病程长，正气已虚，这是虚证咳嗽。所以把病程长，体质弱作为虚证的特点之一。

声由气发，气由脏生，正气不足，脏腑功能活动衰退，发声无力，导致声音低微，气息微弱。

疼痛是由于阴阳气血亏虚，脏腑经脉失养所致，这很好理解。问题是这种疼痛为什么喜按？按，就是按压、按摩。按有助于阳气的恢复，有助于气血的运行，由此可以减轻虚证的疼痛。所以，患者喜欢按。如果阳虚，他还喜欢温热。

这里最难理解的一条是腹满时减。我们先看为什么会腹满。这个腹满不是实证，是正气不足，特别是脾胃气虚，气机失常，清者不升，浊者不降，引起腹满。再看为什么这个腹满会出现时减。腹满时减，是指腹部胀满时轻时重，有时候胀满，而有时候不胀满。这是因为，气机时通时不通的缘故。气机稍畅腹满就减轻，气机不畅腹满就加重。这个特点与实证的腹满不减就形成了对比。

舌质娇嫩，脉来无力，是虚证的重要特征，是诊断虚证的主要依据。

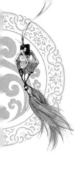

（二）实证

课堂精华实录

用举一反三法，把虚证反过来就是实证。下面我给大家总结一下。

例如，正气不足，邪气不盛所产生的证，称为虚证。那么，实证不就是指邪气亢盛，正气不衰所产生的证吗？

再如，将虚证的临床特点反过来就成了病程较短，体质强壮，声音高亢，气息粗大，疼痛拒按，腹满不减，舌质苍老，脉象有力。这就是实证的临床特点。

病程短，是邪气亢盛，正气未伤的一个重要因素。由于病程短，正气不衰，故体质较强壮；邪盛正旺，气血涌盛，发声有力，故声高气粗；实邪阻滞，气血不通，按之则痛甚，故疼痛拒按。关于腹满减不减的问题，在虚证里已经讲了一些。腹满不减，是指腹部胀满不减轻，即便是偶尔减轻，也是微不足道的，即持续性腹部胀满或疼痛，这是实证，当用泻法。正如张仲景在《伤寒论》中明确指出："腹满不减，减不足言，当下之，宜大承气汤。"最后一组是舌脉的变化，实证的舌脉特点是舌质苍老，脉象有力。这与虚证的舌质娇嫩，脉来无力形成鲜明的对比。

（三）虚证与实证的鉴别

1. 虚证与实证的鉴别要点

课堂精华实录

把虚证反过来就是实证，把实证反过来就是虚证。例如，凡病程长，体质弱，多属虚证；病程短，体质壮，多属实证。声低气微者，多是虚证；声高气粗者，多是实证。疼痛喜按，腹满时减者，多为虚证；疼痛拒按，腹满不减者，多为实证；舌质娇嫩者，多为虚证；舌质苍老者，多为实证。脉象无力者，多是虚证，脉象有力者，多属实证。

2. 虚证与实证的真假辨别

辨证时必须认清真假，才能够进行正确的治疗，而不致犯"虚虚实实"之戒。刘老师从病例入手，通俗地解释了"虚虚实实"的内涵。

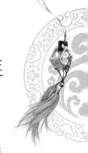

课堂精华实录

所谓"虚虚实实"，是指虚证本该用补法，却误用了泻法，导致虚证更虚；实证本该用泻法，却误用了补法，导致实证更实。

2年前，我接诊了一个腹胀满的患者，他曾找过两个中医看过，腹胀满不但没有好，反而加重了。我看了前医开的方子，主要是厚朴、枳壳、香附、槟榔等理气的药物，我诊后认为腹胀满是脾气虚所致，应该用补气健脾法治疗，选用四君子汤加味，主要药物有党参、白术、茯苓、半夏、砂仁、甘草等，服药7天，腹胀就好多了。前医之所以没有取得治疗效果，是因为他犯了虚虚之误，把虚证误作实证来治疗。我在前面讲到吃人参而引起失眠、出血和吸鹿茸血而引起头上生疮的例子，都是犯了"实实"的错误。

（1）真虚假实证

真虚假实证、真实假虚证都不只见于一种疾病，所以刘老师在讲解这两个证时均举例进行讲解。

课堂精华实录

下面用脾虚腹胀这个例子来帮助大家理解真虚假实证。患者可出现腹痛、腹胀、脉弦，而腹痛却喜按，腹胀却时减，脉弦而无力。

本证的腹痛、腹胀、脉弦，类似实证的表现，但腹痛又喜按，腹胀可时减，脉弦而无力，这说明本证的本质是虚而非实，属真虚假实证。这里的虚，是指脾胃气虚。脾主运化，主升，胃主受纳，主降。脾胃气虚，纳运无力，升降失职，气机运行不畅，所以出现腹痛、腹胀、脉弦。按则有助阳气，所以腹痛喜按。前面讲过了，腹胀减与不减，是辨别虚实的一个依据，腹胀时减为虚。脉弦主痛，脉虚主气虚。

这种虚性的腹胀痛，只能用补脾胃的方法才能解决。临床上经常见到有的医生不分虚实真假，一见腹满腹痛就用木香、槟榔、厚朴、延胡索等理气止痛的药物，结果腹满不但不减，反而加重，改用四君子汤之类治疗，效果就会很明显。这就是把虚证的腹满腹痛作为实证治疗，越行气气

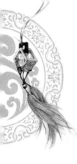

更虚，所以症状加重。

（2）真实假虚证

课堂精华实录

患者精神默默，少言寡语，不欲饮食，脉沉；又见声高气粗，腹痛，大便秘结，脉沉而有力。证是由于热结肠胃、气血不畅所致。精神默默、少言寡语、不欲饮食、脉沉等类似虚证，但虽少言寡语而声高气粗；虽脉沉而按之有力；不欲饮食乃便结肠道，腑气不通所致。因而本证的本质是实而不是虚。这种病证，不能用补法，只能用通泻的办法，通其肠胃，泻其热，则大便通，大便通了，腹痛也就好了。随着肠胃通降，气血流畅，精神默默、少言寡语、不欲饮食等症状也不治而愈。

课后思考

1. 虚证、实证的发病原因有哪些？
2. 虚实真假的辨别思路？

四、阴阳辨证

要点提示

阴阳辨证，是根据阴阳属性辨别疾病类别的两个纲领，主要理解阴阳基本属性对病、证、症的区分即可。

由于比较笼统，对于治疗针对性不大。所以，刘老师只做简单讲解。

课堂精华实录

阴阳辨证，也就是通过分析四诊资料，辨别疾病是阴证还是阳证。这里的"阴"和"阳"是个代名词，是个抽象概念，是对自然界相互关联的事物和现象对立双方的概括。阴证和阳证是病证归类的两个基本纲领，是八纲的总纲，所包括的内容非常广泛，不可能以几个症状，或者几组症状概括的。所以，这里重点理解阴证和阳证的概念。

凡是符合阳的特性的证，如表证、实证、热证等，均属阳证范畴。

凡是符合阴的特性的证，如里证、虚证、寒证等，均属阴证范畴。

从阴证和阳证的概念可以看出，阴证和阳证是八纲的总纲，是个抽象的、笼统的概念，对于治疗用药没有针对性的指导意义。例如，你诊断为阴证或阳证，用什么治法？用什么方药？这些都没法回答。所以临床上不会出现"阴证""阳证"这样的诊断结果。因此，阴证和阳证的临床表现，不需要去学，也不需要去记，因为没法学，学了也没有用。

课后思考

病、症、证如何分阴阳？

第二节 八纲之间的关系

八纲的病理本质从各个方面看都是存在着相互联系的，因此，临床辨证只有把握八纲之间的相互关系，才能更为全面、准确地辨识证候。

课堂精华实录

从临床角度看，辨别八纲的基本证，即表、里、寒、热、虚、实、阴、阳并不难。难的是八纲错综复杂的关系，有时难以理出头绪来。因此，学习八纲辨证，不仅要熟练地掌握各类证候特点，还要掌握它们之间的各种关系，才能正确而全面地认识疾病。

学习八纲之间的关系，首先要知道什么是证的相兼，什么是证的转化，什么是证的夹杂；第二要明白发生证的相兼、转化、夹杂的机制是什么；第三要掌握辨证的要点是什么。

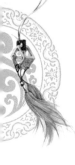

一、证的相兼

要点提示

此处的"相兼",是有一定条件限定的"相兼",即没有表
与里、寒与热、虚与实等相反证存在情况下的"相兼"。掌握
表寒证、表热证、表虚证、表实证、里实寒证、里虚寒证、里实热
证、里虚热证等常见类型。

为方便理解和记忆,刘老师分为两组,一组是表证与寒热虚实相兼,
形成表寒证、表热证、表虚证和表实证;一组是里证与寒热虚实相兼,形
成里实寒证、里虚寒证、里实热证和里虚热证。

(一)表寒证

表寒证是指风寒之邪,客于肌表,卫阳失职而产生的证。其中,以寒
邪为主者称为表实证,也称表寒实证;以风邪为主者称为表虚证,也称表
寒虚证。刘老师在证候分析的基础上强调了两者的鉴别要点。

课堂精华实录

从上面的概念中可以看出,表实证与表虚证都属于表寒证,所以都有
恶寒发热、头身疼痛、鼻塞、流清涕、苔薄白、脉浮等表寒症状。

两者不同的是,表实证感受的邪气是以寒邪为主。寒邪具有收引、凝
滞的致病特点,致使皮肤紧凑,汗孔闭塞,所以表实证的恶寒发热是以恶
寒为主,头身疼痛比较明显,不出汗,脉浮而紧。

表虚证感受的邪气是以风邪为主。风邪具有开泄的致病特点,致使皮
肤松弛,汗孔开放,所以表虚证的恶寒发热较轻,头身疼痛不明显,以汗
出、脉浮缓为主要临床特点。

可见,有汗还是无汗,脉浮紧还是脉浮缓是表实证与表虚证的主要鉴
别点。

下面刘老师重点讲两个问题。一个是表寒证是否会出现数脉,另一个
是表虚证属实证还是虚证。

首先讲表寒证的脉象问题。表寒证的脉象，《伤寒论》写的是"脉浮紧"，后来的医家也都这么写，一直到我们用的教材还是这么写，所以凡是学过中医的人，大家都知道表寒证的脉象是浮紧的。脉浮主表，脉紧主寒，脉浮紧主表寒，这看起来顺理成章，没有什么问题。但仔细想一想，问题就出来了，就是表寒证会不会出现数脉？

其实这个问题并不难回答。表证不论是表寒还是表热，不论是表虚还是表实，只要有发热，就出现数脉，发热越高脉搏越快。所以，不能一见数脉就认为是热证，表寒证照样可以出现数脉！

张仲景之所以写"脉浮紧"，而不是"脉浮紧数"，我想他绝对不是没有发现表寒证脉有数象，而是考虑有没有这个"数"字都一样。因为，"脉浮紧"已足以说明是太阳伤寒，也就是表寒证。这也很好地体现了张仲景的写作风格——省笔法。《伤寒论》中这样的例子很多，有之也可无之也可的，张仲景就不会写入书中。

再谈谈第二个问题。表虚证属实证还是虚证，这个问题也需要从《伤寒论》谈起。《伤寒论》中的"太阳中风"就是表虚证，也就是桂枝汤证。桂枝汤是解表祛邪的方剂，它的适应证是风寒袭表的表证，不是正气不足的证，所以表虚证不属于虚证的范畴。那为什么称为表虚证呢？其实，这个"虚"字，是与表实证的"实"字相对的。表实证的病理特点是肌腠紧密，汗孔闭塞；表虚证的病理特点是肌腠疏松，汗孔开泄。相对而言，前者为实，后者为虚。

（二）表热证

表热证，是指感受风热邪气，客于肌表，正邪相争而产生的证。表热证的临床表现有发热恶寒、咽喉肿痛、流浊涕、舌尖红、苔薄黄、脉浮数等。这里，刘老师主要讲表热证与表寒证的鉴别及其关系。

课堂精华实录

表热证与表寒证，病性不同，有本质的区别，治法用药相反。所以两者的鉴别很重要。临床主要从以下几个方面加以区别。一是发热与恶寒孰轻孰重。一般来讲，表寒证恶寒偏重，发热较轻，表热证多是发热较重，

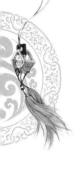

恶寒较轻。二是看流什么样的鼻涕。流清涕的是表寒证，流浊涕的是表热证。三是看咽喉。出现咽喉红肿疼痛的是表热证，表寒证一般没有这个症状。四是看舌苔。舌苔薄而润的是表寒证，舌苔薄黄的是表热证。

还有一点要讲一下，是关于表寒证与表热证的关系。我在临床上发现表热证比表寒证多见。这是为什么？是因为热邪比寒邪多？不是。我认为这是由于表寒证可以转化为表热证，而表热证不能转化为表寒证的缘故。感冒初期是表寒证，由于没有及时治疗或治疗错误，都可以致使向表热证转化。有时转化得很快，一两天就有可能转化。例如患者昨天流清鼻涕，舌苔薄白，而今天就变成流浊鼻涕，舌苔薄黄。这就表明表寒证转化为表热证了，就应该用辛凉解表法了。

接下来，刘老师分析的是里证与寒热虚实相兼证的辨别。

（三）里实寒证

里实寒证，是指阴寒内盛而产生的证，习惯称为实寒证。

临床表现：形寒肢冷，面色苍白，胸腹满痛拒按，肢体冷痛喜温，舌苔白厚，沉迟或沉紧。

（四）里虚寒证

里虚寒证，就是阳虚证。阳虚是它的本质，虚寒是它的现象，所以既可以称阳虚证，也可以称虚寒证。里虚寒证刘老师在病性辨证中作为重点介绍，这里暂不讲解。

刘老师下面重点分析了里实寒证和里虚寒证的鉴别。

课堂精华实录

掌握了前面讲过的寒证的 5 个特点，即冷、白、稀、润、静，诊断寒证并不难。实寒证和虚寒证，皆属里寒证，故都有身冷肢凉、腹冷痛、面色白、舌淡、脉沉迟等症状。不同的是，前者为阴寒内盛，属实寒；而后者为阳气不足，属虚寒。故前者以腹痛而拒按，舌苔白而厚，脉沉迟而有力为审证要点；而后者则以腹痛而喜按，舌质淡而胖嫩，脉沉迟而无力为辨证关键。另外，病程的长短、体质的强弱等也是辨别实寒证和虚寒证的依据。

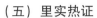

（五）里实热证

里实热证，是指阳热亢盛所产生的证。习惯称为实热证。

临床表现：发热，面赤，口渴，便干，尿黄，舌红苔黄，脉数有力。

（六）里虚热证

里虚热证，就是阴虚证。阴虚是本证的本质，虚热是本证的现象。这个证刘老师也是在病性辨证中重点介绍。

这里刘老师重点讲里实热证与里虚热证的鉴别。

课堂精华实录

同样的道理，掌握了前面讲过的热、赤、稠、燥、动 5 个热证的特点，诊断热证也不困难。实热证与虚热证虽然都是热证，但形成原因、发病机制、治疗用药都不一样。所以，区分热证的虚实非常重要。

首先看病程。实热证的病程一般较短，而虚热证的病程较长。

再看发热。实热证的发热多为高热、壮热，而虚热证的发热多为低热、潮热。

关于面赤，实热证的面红多为满面通红，而虚热证的面红多是两颧潮红。

再看舌象，实热证是舌红苔黄，而虚热证是舌红苔少。

脉象也有明显区别。实热证的脉象是数而有力，而虚热证的脉象是数而细的。

课后思考

1. 表热证、表寒证的临床表现有哪些？

2. 虚寒证与实寒证、虚热证与实热证如何区别？

二、证的错杂

要点提示

证的错杂是在疾病某一阶段，相互对立的两纲同时并见的证。主要掌握表里同病、寒热错杂、虚实夹杂等类型。

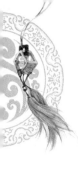

刘老师强调，这些病证的病机复杂，临床表现繁杂，辨证有一定的困难，必须认真对待。

（一）表里同病

表里同病是指表证与里证同时并存的证，也就是既有表证，又有里证。刘老师从发病角度分3种情况进行了分析。

课堂精华实录

一是表证未罢，又患里证。例如，患者先有发热恶寒、头身疼痛等表证的症状，继而出现口渴、心烦等里证的表现。这样的患者临床很多见，特别是小儿容易出现这种情况。因为小儿为稚阴稚阳之体，容易感冒，而且感冒后变化快。外邪多在一两天之内入里化热。所以，诊治小儿疾病要有科学预见，不仅仅看到今天，还要看到明天和后天，只有这样才能把握疾病发展趋势，才能做到治未病。所以，我治疗小儿感冒，即使风寒感冒也加金银花、连翘之类的清热药物，有热则清之，无热则防之。实践证明，这样比单用辛温解表的药物效果要好。

二是素患里证，又感外邪。例如，患者素有咳喘、乏力、吐痰等里证的表现，又因感受外邪而出现恶寒发热、头项强痛等表证的症状。如患有慢性气管炎的患者，久咳久喘耗伤肺脾之气，抗病能力减退，所以经常感冒，特别是在冬季更容易感冒。这是先有里证，又添表证。诊治这样的患者，一定要分清主次缓急，一般是表里同治。张仲景的小青龙汤就是外散表寒，内化寒饮，为表里同治的一张方子，用于上面这样的患者效果不错。

三是表里同时受邪而发病。例如，患者外感寒湿，内伤生冷，既可出现恶寒、头身痛、鼻塞流涕等表证的症状，又能见到呕吐、腹痛、腹泻等里证表现。这个病西医叫作肠胃型感冒，中医称为表寒里湿证，多发生于夏季。同学们回想一下，你是否有过这样的经历？你们知道藿香正气水这个药吗？这个药就是治疗表寒里湿证的，治疗效果很好，是治疗表寒里湿证的首选药物。

（二）寒热错杂

寒热错杂是寒证与热证并见，而且寒热都是疾病的本质。刘老师根据寒证与热证的部位不同，讲解了寒热错杂可分为上寒下热、上热下寒、表寒里热、表热里寒等几种情况。

课堂精华实录

上寒下热证，指患者同时出现上部有寒证、下部有热证的情况。人体的上下是相对而言。如头与胸相对而言，头为上，胸为下；胸与腹相对而言，则胸为上，腹为下。以此类推。不同部位有病，其临床症状就不一样。这里举个肺有寒、膀胱有热的例子。肺有寒则咳嗽气喘，吐痰清稀；膀胱有热则小便频数，尿痛色黄。这个病例一般是先有肺寒证，后患膀胱热证，形成了上寒下热的错杂证候。

上热下寒证，是指患者同时见有上部热证和下部有寒证的证候。举个肺有热、脾胃有寒的例子。肺有热则咳喘，痰黄稠，咽肿痛；脾胃有寒则腹部隐痛喜温，大便稀。这种情况一般是原来就有脾胃阳虚，经常腹痛、腹泻，又因外感发生肺热，出现痰黄、咽喉肿痛等热象，形成了上热下寒的错杂证候。

表寒里热证，是指患者既有表寒证症状，也有里热证表现，也属于表里同病范畴。例如，患者出现恶寒发热、头身疼痛、脉浮紧等表寒证的症状，同时又具备口渴、烦躁等里热证的症状。这个证在《伤寒论》中用大青龙汤治疗，方中用麻黄、桂枝解表寒，又用石膏清里热，表里双解，但从用药来看，还是以解表寒为主，说明这个证是以表寒为主要矛盾。

表热里寒证，是指患者同时并存表热证和里寒证的证。本证多因素有里寒证，又复感风热之邪，或表热未解，误用下法，损伤中阳而成。临床可见发热、微恶风寒、头痛、咽喉肿痛等表热证的症状，又见便稀、尿清、腹痛喜温喜按等里寒证的症状。

（三）虚实夹杂

虚实错杂，又称虚实夹杂、虚实并见，是指同一患者同时存在正虚和邪实两方面病理变化的证，也就是虚证与实证并存。辨证的关键在于分清正虚与邪实孰多孰少，孰缓孰急，孰主孰次。包括虚证夹实、实证夹虚和虚实并重三类。

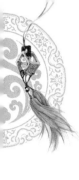

刘老师讲这一部分是以举例来说明，目的是帮助大家更好地理解。凡是举例的内容刘老师都不要求熟记，因为只是举例，这样的例子还有很多。

课堂精华实录

这里之所以用"三类"，而不是用"三个"，就是想表明虚实夹杂证不只是三个，而是非常多见。就是因为多，而且表现各不相同，所以难以找出代表症状。虚证夹实，是指以正气不足为主，兼见邪实的证。例如，患者咳喘无力，胸闷气短，喉中痰鸣，食少腹胀，自汗懒言，舌质淡白，苔白厚腻，脉象沉缓。这个证是以脾肺气虚为主，痰湿阻滞为次。肺气不足，宣降无力，故咳喘无力，胸闷气短；脾气不足，运化无力，故食少腹胀；脾肺气虚，肌表不固，故见自汗；声由气发，气虚则无力发声，故懒言；气虚则舌体失养，故舌质淡白；痰湿内盛，随咳而出，故痰液量多，痰阻咽喉；气机不利，故喉中痰鸣；痰浊上浮于舌，故舌苔白厚而腻；脉沉缓，为脾虚湿盛之象。

实中夹虚，是指以邪实为主，兼见正虚的证。例如，患者出现头晕目眩，头重如蒙，痰多，食少乏力，舌淡苔白腻，脉滑。本证是以痰浊内盛为主，脾气不足为次而形成的证候。痰浊蒙蔽清阳，则头晕目眩，头重如蒙；痰浊阻滞气机，则胸闷；痰多，苔白腻，脉滑，皆是痰浊内盛的表现。食少、乏力、舌质淡等症，则是脾气不足的反映。

虚实并重，是指正虚与邪实轻重相当，主次难分而产生的证。例如，患者肢体水肿，按之凹陷，腹大如鼓，食少便溏，腰膝冷痛，舌淡胖，苔白滑，脉沉细。这个证是脾肾阳虚与水湿内盛并存，而且两者轻重大体相当，不分主次，所以我们辨为虚实并重证。脾肾阳虚，温运失职，故食少便溏，腰膝冷痛，舌淡胖，脉沉细；水湿内停，故肢体水肿，按之凹陷，腹大如鼓，苔白滑。

课后思考

证候错杂中的常见类型有哪些？

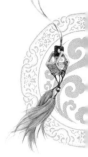

三、证的转化

要点提示

证的转化是在疾病的发展过程中，八纲中相互对立的证在一定条件下可以相互转化。主要掌握表里出入、寒热转化、虚实转化 3 个类型。

课堂精华实录

八纲证的转化是质的变化，它与相兼证和错杂证不同。相兼证和错杂证都是两个证并见。而证只要转化了，转化前的证就消失了，临床所看到的是转化后的证。例如，寒证转化为热证，寒证就不存在了。同样，热证转化为寒证，热证就不存在了。寒热转化之前的证候既然不存在了，还辨什么呢，没有什么可辨的了。寒热转化之后所产生的寒证和热证的辨证，同八纲中的寒热辨证。至于表里出入、虚实转化，也是这个道理。鉴于此，八纲证的转化，没有必要详细介绍，同学们自学，了解一下就可以了。重点去理解一下，为什么可以出现转化？主要与什么有关？

课后思考

证的转化与证的错杂、证的真假之间的区别？

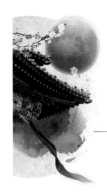

第六章　病性辨证

病性辨证包括六淫辨证、阴阳虚损辨证、气血辨证和津液辨证4部分内容。刘老师重点讲解的是气血辨证。

第一节　六淫辨证

要点提示

六淫辨证,就是辨别六淫所致的病证。通过对六淫辨证基本内容的学习,掌握审证求因的思路与方法,学会识别常见病因所致的证候,为脏腑辨证和外感病辨证的学习奠定基础。

由于这部分内容和《中医基础理论》中"六淫的性质和致病特点"密切相关,所以刘老师要求同学们一定要把前后知识相联系,并重点强调了举一反三的学习方法。

课堂精华实录

我想在这里告诉大家一个学习方法,大家按照我讲的去做,不需要下大力气就能够掌握。但有一个条件,你必须把《中医基础理论》中的六淫性质、致病特点掌握好。下面我给同学们简单说一下这个方法。

在《中基》中,你们学过了风、寒、暑、湿、燥、火这6种致病邪气。我曾经问过一些同学,你们知道为什么要学习六淫的致病特点吗?他们答不上来。那我告诉大家,学习六淫的目的就一个,就是为了找到六淫,也就是辨识六淫证。只有掌握了风、寒、暑、湿、燥、火各自的

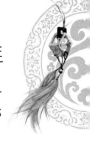

性质和致病特点才能够找到风、寒、暑、湿、燥、火。那我们在临床上就是靠风、寒、暑、湿、燥、火的致病特点去分析和寻找这些致病邪气的。

举个例子。如果来了一位关节痛的患者，那我们要问，哪一个关节痛？如果患者说，我这个关节痛是不固定的，有时候是上肢，有时候是下肢，有时候是左侧，有时候在右侧。那同学们想这种患者的关节痛，特点是什么？对了。就是游走不定。再想，在六淫当中哪一种邪气致病会出现游走不定这个特征？那只有一种，就是风邪。所以，我们根据患者关节游走性疼痛这个特点，可以确定引起这个患者关节痛的邪气是风邪，那么这个证就是风淫证。大家看，这不是很简单吗？

如果另一个患者关节痛，具备红、肿、热、痛的特点，我们就可以辨别出这种关节痛的病因不是寒，而是热，是以热为主的病邪导致的痹证，我们称作热痹。

如果患者的关节痛且发凉，一旦受凉，疼痛得就厉害，天气转冷，刮北风的时候病情就加剧，根据这个特点，我们可以辨证这是寒淫证候。

如果关节痛且沉重，而且下雨阴天病情加重，这是湿邪重浊的特点，所以我们就可以确定为湿邪，辨为湿淫证候。

再举一个例子。你们学过风邪有善行数变的特点。如果当你看见了一个病症，具备了善行数变就可以诊断是风淫证。例如皮肤病，突然发生瘙痒，可以迅速消失，可以反复发作，说来就来，说走就走。这一类的皮肤病，中医认为是风邪所致。中医有一个名方称作消风散，就是用来治疗风邪所致的皮肤病。

讲到这里。大家明白了吧？刘老师强调学习辨六淫证候的方法就是根据《中医基础理论》讲的六淫的性质和致病特点，结合病证的特点进行分析，也就是前后联系和举一反三的方法。

课后思考

1. 对"审证求因"是如何理解的？
2. 六淫邪气致病的机理是什么？

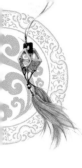
第二节 阴阳虚损辨证

要点提示

> 阴阳虚损辨证是辨别疾病当前病理本质在阴阳两方面是否存在虚损的辨证方法,需重点掌握三点:一是阴虚证、阳虚证、亡阴证和亡阳证的定义和证候表现;二是阴阳虚损各证的机理分析及辨证要点。

关于阴阳的概念,刘老师有自己的见解,对我们理解阴阳病证的相关问题很有帮助。

课堂精华实录

前面学过阴证和阳证的辨证,这里又有阴虚证、阳虚证、亡阴证、亡阳证,那么,他们有什么关系? 有什么不同? 搞明白这些问题,首先要清楚阴阳的概念。阴证、阳证的"阴""阳"与阴虚证、阳虚证、亡阴证、亡阳证的"阴""阳"不是等同的概念。

阴证、阳证的"阴""阳",是个代名词,是个抽象概念,是对自然界相互关联的事物和现象对立双方的概括。例如,具有明亮、温暖、向上、好动等特性的事物和现象归属于阳,而具有阴暗、寒冷、下降、安静等特性的事物和现象归属于阴。这样就把万事万物一分为二,或为阴,或为阳。所谓"阴阳者,一分为二也"。所以,这个阴与阳不是指具体的事物,而是抽象的事物属性概念。基于这个道理,中医把复杂的证候分为阴、阳两大类。例如,八纲中的表证、热证、实证归属阳证,里证、寒证、虚证归属阴证。

再看阴虚证、阳虚证、亡阴证、亡阳证的"阴"与"阳"是指什么?这里的"阴""阳"都是具体的,是指人体自身的物质和功能。具体地说,"阳"是指具有温煦推动作用的物质和功能,也称为阳气。"阴"是指具有滋润营养作用的物质和功能,也称为阴气。并且,阴气和阳气相互

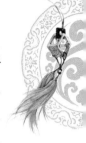

制约。脏腑各有阴阳，发挥着不同的作用。例如，心阳具有温煦推动心脏和血脉的作用，脾阳和胃阳具有温运腐熟水谷的作用，而肾阳的作用就更多了，可以推动生长发育、温煦脏腑、固摄体液等。既然阴虚证、阳虚证、亡阴证、亡阳证的"阴"与"阳"都有具体所指，所以，辨别这些证候是有重要意义的，是能指导临床用药的。

一、阴虚证与阳虚证

阴虚证和阳虚证是脏腑病的基本证。例如，阴虚证常见于肺病、心病、肝病、肾病、胃病等，阳虚证常见于心病、脾病、肾病、胃病等。刘老师在讲脏腑辨证的时候，最常用的教学方法，这就是他创建的"组合式教学法"。例如，阴虚证与咳嗽、气喘等组合就是肺阴虚证；阴虚证与心悸、失眠等组合就是心阴虚证；阴虚证与腰酸、遗精等组合就是肾阴虚证。以此类推，就可以轻松地学好脏腑辨证。这是刘老师把阴虚证和阳虚证作为重点讲授内容的一个重要原因。首先，刘老师强调了肾之阴阳的重要性。

课堂精华实录

肾于下焦主封藏，为阴阳之宅，人体的真阴、真阳就在肾中。"肾为五脏之根"，肾中之阴阳滋养、温煦五脏及全身，而这些作用是有主次之分的。例如，肾阴主要滋养中焦的肝与上焦的肺，还能制约心火，所谓"肝肾同源""金水相生""心肾相交"就含有这个意思；肾阳主要温煦中焦的脾和上焦的心，故有"脾阳根于肾阳"的说法。这就形成了以肾为主的三焦阴阳两大系统。所以，阳虚主要涉及肾、脾、心，但以肾为主；阴虚主要涉及肾、肝、肺，也是以肾为主。在治疗方面，阴虚证以补肾阴为主，阳虚证以补肾阳为主，而补阳的药物和补阴的药物也大都归肾经，这些都说明了肾之阴阳的重要性。

（一）阳虚证

阳虚证是指阳气亏损，其温养、推动等功能减退，以畏寒肢冷为主要表现。主要病因：久病伤阳；气虚发展；久居寒凉；过服苦寒；年老。辨

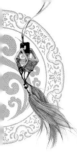
证要点：畏寒肢冷、小便清长、面色㿠白与气虚症状共见。

刘老师讲阳虚证，强调阳虚的病位主要在肾，其次在脾，并结合自己的体会，重点讲了阳虚证的临床特点——"冷"和"痛"。

课堂精华实录

阳虚证临床多见，尤其在中老年人中更多见。阳虚证的形成，有先天和后天两方面的原因。先天禀赋不足，素体阳虚，且随着年龄的增加，阳气越发不足，阳虚的症状就越加明显，形成阳虚证。这类患者大多有家族史，也就是有遗传基因。后天形成的阳虚证，多因久病、过劳耗损阳气，或多食生冷、寒邪侵袭损伤阳气，致使阳气不足，形成阳虚证。

阳虚证最具有代表性的症状是畏寒肢冷。即所谓"阳虚则寒"。对于"阳虚则寒"可以从两方面解读。

一是从病理方面看。在人体生理状态，阴与阳是相对平衡的，如果有一方不足了，另一方就相对偏盛。"阳虚则寒"，就是人体的阳虚了，相对来说阴就偏盛。

二是从症状来看。由于阳气不足，机体失于温煦而出现虚寒的症状。畏寒，就是患者自觉怕冷，耐热不耐寒，即使炎热的夏天，也不喜欢用空调；到了冬天，又比常人多穿衣服，愿意近火取暖。肢冷，是指患者的肢体发凉怕冷，以手足最为明显，甚者腰腿至足都觉得冰凉，如坐冰块。

阳虚证经常出现疼痛这个症状，例如腹痛、腰痛、腿痛等。这是因为阳虚阴盛，虚寒凝滞，气血运行不畅所致。阳虚引起的疼痛有个突出特点，就是喜温喜按。因为温能散寒，按可助阳，故得温则减，按之则舒。

阳虚的病位主要在肾，其次在脾，脾肾阳气不足，温化功能失职，水湿不能正常布化，就可以出现大便稀、小便清。

舌淡胖嫩，是阳虚证的典型舌象。舌淡主虚，再加上胖嫩，就是标准的阳虚。究其病机，也是脾肾阳虚，温化功能失职所致。

阳虚证最常见的脉象为沉迟无力，也可出现脉微细，都缘于阳气不足，脉动乏力。

（二）阴虚证

阴虚证是指人体阴液亏少，其滋润、濡养等功能减退，且无以制阳，阳气偏亢，以口咽干燥、五心烦热、潮热盗汗等为主要表现的虚热证。主要病因：久病；热病后期；房劳过度；过服温燥；情志化火伤阴。辨证要点：腰酸而痛、遗精、经少、头晕耳鸣与阴虚症状共见。

刘老师讲阴虚证有两个突出特点，一是将阴虚证的特点概括为"干"和"热"两个字，二是对潮热、盗汗、手足心热这几个主症的机制有独特见解。

课堂精华实录

阴虚证的形成，也有先天和后天两方面的原因。先天禀赋不足，素体阴虚，形成阴虚证。热病伤阴、久病伤阴等后天因素也可导致阴虚证的产生。

下面我们分析阴虚证的特点。

从病机看，阴虚了阳就偏亢，阳亢就生内热。从症状看，阴虚证主要有两个特点，一个是"干"，一个是"热"。"干"，说明阴不足；"热"，提示阳偏亢。"干"，主要表现在口干、咽干、鼻干、舌干、大便干、皮肤干等。这些干燥症状的形成，是因为阴虚机体失于滋养所致。"热"，包括潮热、盗汗、颧红、五心烦热等。

潮热，是阴虚证的主要症状之一。关于潮热的概念，我在问诊里讲过了，这里重点讲阴虚潮热的特点及其机制。

阴虚潮热的特点是下午或夜间出现低热，或患者自觉身热，而体温并不升高。那么阴虚为什么下午或夜间才出现热呢？要搞明白这个问题，首先要知道阳气的昼夜循行规律。人体阳气的运行，随太阳的升降而变化。早晨太阳升起的时候，人体的阳气由体内出于体表，中午太阳当空，人体的阳气最隆，之后太阳逐渐降落，人体的阳气也逐渐入里。这和发热有什么关系呢？当然有关系，因为阴虚本来就有内热，到了下午和夜间，阳气入里而加重内热，即所谓"阳得阳助"，所以低热出现在下午和夜间，到了早晨阳气由里出表，内热减轻了，也就不发热了。

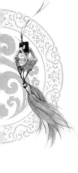

盗汗，也是阴虚证的主症之一。盗汗的机制与潮热的机制有相同之处。因为睡后阳气入里，加重了内热，逼津外泄而汗出，醒后阳气出表，内热减轻而汗止。阴虚则内热，虚热上炎而出现两颧潮红。

五心烦热，其机制也是阴虚内热。其热之所以见于手足心，是因为阴经有热所致，阴经走手心足心。这里还有个问题要明白，就是不要认为五心烦热并见才是阴虚证。有的患者只出现足心发热，而没有手心发热；有的患者只有心中烦躁，而不见手足心发热。这种情况虽不能称为五心烦热，但已具备阴虚内热的病机。

舌红脉数主热，苔少脉细主阴虚，所以舌红少苔、脉细数是阴虚内热的典型体征，有重要的辨证意义。

刘老师讲的阴虚证与阳虚证颇有新意。一是，强调肾为阴阳之本，将三焦划分为阴阳两大系统。二是，将阳虚证与阴虚证的临床特点分别概括为"冷、痛"和"干、热"，作为辨证的要点。三是，对阳虚证和阴虚证典型症状的形成机制做了深入讲解。例如，阳虚证的疼痛为什么喜温喜按？阴虚证的发热为什么在下午和夜间？阴虚证为什么会出现手足心发热？刘老师对于这些问题的解释，多有独到之处，令人耳目一新。

二、亡阴证与亡阳证

亡阴证与亡阳证，都是人体极度虚衰，出现生命危险的证。当人体的阴阳出现衰竭的状态，才能出现亡阴证和亡阳证。所以，这两个证属于急症。亡阳证就是人体的阳气极度衰微、虚脱、亡失。亡阴证就是阴液严重的耗损而欲竭，阴液干涸、枯竭。

那么亡阴证和亡阳证是怎么形成的？刘老师在下面会做详细讲解。同时，刘老师强调，一般情况下，形成亡阴证和亡阳证的原因可以是相同的；只有在特殊情况下，形成亡阴证的原因不能导致亡阳证，反之亦是。

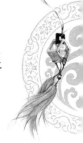

课堂精华实录

下面讲形成亡阳证和亡阴证的主要原因。亡阳证的成因有阳虚发展、阳气暴伤、阳随阴脱等；亡阴证的成因有阴虚发展、阴液暴失等。下面具体的谈一谈。先讲吐泻。吐泻就是严重的呕吐和严重的腹泻。一般来讲，导致亡阴的比较多见，因为呕吐和腹泻，最容易受伤的是津液，津液枯竭就亡阴。

再讲剧痛。剧烈的疼痛，如心绞痛、严重的痛经等，这些原因可以导致亡阳。因为剧痛会使阳气散而不收，出现面色苍白、手足厥冷、脉微欲绝等亡阳的表现。

还有一个重要的方面，就是大量的出血，也称作大失血。这个请同学们想一想，出血主要是造成亡阴还是亡阳？是亡阳！那这个道理是什么？血属阴，大出血为什么会造成亡阳？我们中医的理论讲得很明白，"气能行血，血能载气"。大量的出血，阳气随着血大量亡失，所以，这个时候患者就出现了手足冰凉、面色苍白、脉微欲绝等亡阳的特征。这种情况下，亡阳是主要的。

亡阴证和亡阳证临床表现部分的讲解，刘老师采用的是对举方法，强调了两者的鉴别，重点分析了两者的汗液和舌脉特征。

课堂精华实录

首先看汗液。亡阴证和亡阳证都可以汗出，但是汗出的特点不同。亡阳的汗是大汗淋漓，亡阴的汗是汗出如油。大汗淋漓我们往往还有另一种描述，用3个字来描述——冷、稀、淡。冷也可以用凉，就是说汗液发凉；稀就是汗液如水，不发黏；淡指的是汗液的气味，咸的味道不明显。那么亡阴之汗也可以用3个字描述，同学们把冷、稀、淡这3个字反过来看是哪3个字？热、黏、咸。亡阴证出汗的特点是热、黏、咸。

再看寒热。亡阳证的患者身凉、怕冷，亡阴证的患者身热、怕热。阴少相对来讲阳就多，所以怕热。

四肢方面的表现。亡阳证的患者表现出厥逆，称为四肢厥逆，也称作四肢厥冷。四肢厥冷不是一般的发凉，而是手足冰凉，甚至一直凉到肘膝。这是亡阳四大症里面最主要的一条。而亡阴证患者手足是温和的，既不发热，也不发凉。

面色方面。亡阳证患者的面色是苍白的，白中见青；亡阴证患者的面色是面赤颧红。这个面红不是满面通红，也不是泛红如妆，而是颧红为主。

再看气息方面。亡阳证患者呼吸气弱，亡阴证患者呼吸急促。所谓"呼吸气弱"，就是呼吸的声音非常的低弱，这是阳气不足的一个表现。

再看口渴方面。亡阳证的患者口不渴。因为阳气衰竭，阴津相对就多，表现为不渴。就是有点口渴也是喜欢喝热水，这是一个重要的特点。亡阴证的患者口渴，是因为阴津少了，所以，他这个口渴喜欢饮水，而且愿意喝凉的。

还有唇舌方面。我们看舌头，往往能够判断疾病的本质。因为舌象出现假象的情况比较少，大部分都反映疾病的本质，所以，中医重视看舌象。亡阳证的患者，舌头是淡的，舌苔是白的，舌体和舌苔都是滋润的，水分不少；亡阴证的患者舌质是红的，舌质和口唇都比较干燥。这是因为津液比较少。

再看脉象方面。亡阳证的患者是脉微欲绝，脉象非常微弱好像没有的样子，有时候可以摸不到；亡阴证的患者，是脉细数无力，有时还可以是疾脉。

通过刘老师的讲解，我们知道亡阴证和亡阳证是相对的两类证，性质是相反的，表现是不同的。从汗液、寒热、四肢、面色、气息、口渴、唇舌、脉象进行分析，鉴别两者并不困难。

课后思考

1. 阴虚火旺与戴阳、格阳的区别？
2. 导致亡阴、亡阳的病因有哪些？

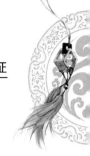

第三节 气血辨证

当气血不足或运行出现障碍时，人体就会发生疾病。在学习气血辨证中，刘老师首先强调我们要熟悉气和血的生理功能。

课堂精华实录

气有哪些功能？血有哪些功能？气和血的关系是怎样的？只有掌握了这些，才能够真正理解气血病的临床症状，才能够学好气血病的辨证。所以，建议同学们再回到《中医基础理论》气血津液那一章，去复习气的生理功能、血的生理功能以及气和血的关系。我经常讲，学好中医诊断，非常重要的一个前提就是要把《中医基础理论》的内容，特别是脏象、气血，还有六淫掌握好。因为，掌握这些内容对于学习《中医诊断学》至关重要。

一、气病辨证

要点提示

注意掌握气病常见证候的分析与辨识，特别是气的盛衰与运行障碍的区分。需重点掌握的有：一是掌握气虚证、气陷证、气逆证、气滞证的含义、病因病机、临床表现及辨证要点；二是注意气病各证与脏腑之间的关系。

在讲解气病辨证之前，刘老师首先带领我们复习气的概念以及生理功能，并且对气的哲学概念及中医学概念做了清晰明了的阐述。

课堂精华实录

气是什么？气在中医里是个相当大的概念，在哲学里的概念更大。哲学家认为气是构成宇宙的基本物质。气如果一分为二即为阴气和阳气，如果一分为五的话可以称作木、火、土、金、水。在中医学里，气是构成人

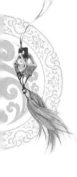

体和维持人体生命活动的基本物质。这个物质有先天的，禀受于父母；有后天的，源于化生的水谷。

气的主要作用，概括起来有五六个方面，第一，气能推动。想一下，气的推动作用表现在哪些方面？气是推动人体生长发育的一个动力，气是推动脏腑功能的，气是推动血液和津液运行的，这是推动功能。除此之外气还有温煦作用、固摄作用，还有防御作用、气化作用等。

气病，主要是指人体的元气和脏腑之气发生改变引起的病证。气病分为两大类，虚证和实证。气的不足称作气虚。气的运行发生了障碍，包括气滞、气逆，是气病的实证。刘老师强调无论虚证还是实证，都和脏腑有关。

课堂精华实录

我们今天学的气病，主要讲它共同的特点，就是各种脏腑气病共同的特点。但临床上我们要判断气虚是哪个脏腑的气虚，是心气虚、肺气虚、脾气虚还是肾气虚。气滞是哪个脏腑的气滞，是肝气郁滞、肺气郁滞，还是胃肠郁滞等。气逆也是，包括肝气上逆、肺气上逆、胃气上逆。我举这样的例子是告诉同学们，今天我们不讲肺气虚证，也不讲心气虚证，也不讲脾气虚证。那讲的是什么？讲的是心气虚、肺气虚、脾气虚共有的特点。我们今天也不讲肺气上逆证、肝气上逆证、胃气上逆证，也是讲它们共有的特点。

阴虚证、阳虚证、气虚证、血虚证是临床最常见的四大虚证，出现率很高，是我们学习脏腑辨证，进行临床工作的基础，所以，是我们学习的重点。刘老师强调，同学们必须掌握。之前，刘老师讲解了阴虚证和阳虚证，下面要讲气虚证和血虚证。

（一）气虚证

气虚证指机体元气不足，脏腑组织功能减退，以神疲乏力、少气懒言、脉虚等为主要表现。主要病因：先天不足；后天失养；久病、重病、劳累过度、年老体弱。辨证要点：神疲乏力，少气懒言，脉虚，动则诸症加剧。

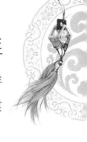

刘老师强调辨证部分的学习要建立逻辑思维，所以，每一个证都会详细讲解形成原因，主要病机，对主要临床表现进行分析，并鼓励同学们建立"病因→病机→辨证要点"的学习思路。

课堂精华实录

气虚证的形成有三方面。一是先天不足，先天不足就是元气不足；第二是后天之气不足，就是气的来源不足；大家知道，后天之气主要是由水谷通过脾胃的化生而来。如果是因为饮食不当，营养不良，或者是脾胃的功能衰退，那就会导致气的化生不足，形成气虚。第三个方面就是气耗伤的太多了；伤气有诸多的原因，《黄帝内经》指出来"劳则气耗"。正常的劳作不会伤气，过度的劳累会导致气的不足。这些原因，形成了气虚证。

气虚证的表现主要有：少气懒言，神疲乏力，头晕目眩，舌质淡嫩，脉象无力，活动时这些症状加重。下面刘老师进一步分析这些临床表现。首先分析的是少气懒言。

课堂精华实录

刚才我们复习到气有5个功能，当气虚的时候，这5个功能就会发生改变，进而出现相应的临床表现。最具特点的气虚表现是少气懒言。这是气虚以后脏腑功能衰退，推动无力导致的。正常人的声音是由脏腑之气推动而发出的。我们在前面讲过，声由气发，气由脏生，脏腑之气的推动发出了声音。所以，脏腑之气不足，患者就不愿意说话，说话的时候声音就比较低；脏腑推动无力，人体就觉得气不够用了，四肢无力，不愿意活动。

那怎么理解神疲？神疲就是精神不振，无精打采。神疲和气虚是什么关系？我们可以回想刘老师讲过神的产生。神是精气的外在表现。精化成了气，气的活动表现出来的就称作神。所以，人的神取决于精气的多少。当脏腑之气不足的时候，元气不足的时候，不能振奋精神，所以人的精神就疲惫，就出现了神疲。刘老师结合中药学知识进行了分析。

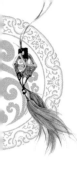

课堂精华实录

在精神不振的时候，老百姓都知道可以吃一些人参。那么，为什么吃人参就能够有精神？现在同学们就可以做出回答，人参是补气的，不是补神的。通过补气来振奋精神，所以，使用人参的时候，脏腑之气就增加了，然后就有精神了，就是这个道理。

下面刘老师逐条分析了自汗、头晕目眩、舌淡嫩、脉虚等气虚的常见症状。

课堂精华实录

同学们想，气虚的患者为什么自汗？请你们从气的这 5 个功能上去找答案。对了，是气的固摄功能不行了。在正常情况下，气能固摄。气的固摄作用使人体的津液不流失。当气虚不能固摄的时候，津液就从汗孔排出来，这就称作自汗。这种汗不是因为天气热，不是因为劳作而出汗，这是因为脏腑气虚，体表汗孔不固，汗孔自然开放导致的。

气虚的患者可以出现头晕目眩，不过并不是常见的症状。只有在某些情况下，某些气虚的患者才能出现。例如脾胃气虚的患者，由于脾气虚不能升清阳，胃气虚不能降浊阴，清阳不升，浊阴不降，就可以出现头目眩晕。

舌质淡嫩，我们在前面讲过，舌淡主虚，舌嫩主虚。这是气虚的一个重要的舌象特点，也是由于气血不能营养舌体导致的。

脉虚，脉象无力就更好理解了。脉象是由于气血的运动产生的，是由于气推动血液在脉管中运行所表现出来的。气虚患者脏腑之气不足，推动无力，所以这个脉象跳动起来就没有力量。这是气虚的一个重要症状。

最后一个，就是活动以后这些症状都要加重。我刚才讲过，劳作、剧烈的活动都会伤气，这就是《黄帝内经》讲的"劳则气耗"。我们劳作的时候需要什么？需要气，当气不足的时候，我们去劳作，那会明显导致气更少。所以，就出现这些症状加重。

学好气虚证是学好脏腑气虚病证的基础。气虚证的表现无论是哪个脏

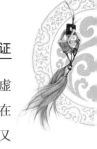

腑的气虚都会出现，是在这个基础上又发生了各脏腑的病变。例如心气虚证，是在气虚证的基础上又出现了心气不足的表现，心悸、胸闷；如果在气虚证的基础上又出现了咳喘，那是肺气虚证；如果在气虚证的基础上又出现了食少、便溏、腹胀，这是脾气虚证。所以，刘老师讲解气虚证用了较多的时间，并且要求同学们把气虚证，特别是临床表现要认真背下来，要记熟。

（二）气陷证

气陷证是指气虚无力升举而下陷，以自觉气坠，或内脏下垂为主要表现。主要病因：气虚进一步发展。辨证要点：气坠、脏器下垂与气虚症状共见。

课堂精华实录

首先请同学们思考这样一个问题，气陷证和气虚证是什么关系？应该这样回答，气陷证是气虚证的进一步发展而形成的，也就是说气陷证是在气虚证的基础上又出现了清阳不升，内脏下垂这样的表现。那由此可见，气陷证比气虚证在程度上更加严重，治疗起来也更加困难。

气陷证，也属于虚证的范围，主要是脾气虚，升举无力导致的。刘老师结合脾的生理功能，详细分析了气陷证的临床表现，并结合临床实践重点分析了内脏下垂这一条。

课堂精华实录

先讲讲气陷证的病机。气陷证主要是气虚升举无力所致。这里要明白两个问题。一是气虚是指哪个脏腑的气虚？二是气能升举什么？

气虚指的是脾气虚。大家学习脾的功能时，其中有一条，脾主升。同学们想，脾主升，在升举什么？升有两个方面。第一，气将水谷精气上升于心肺、头面部；第二，气升举人体的内脏，也就是固定内脏的位置。我们的胃之所以挂在这个地方不往下走，就是因为脾气的升举作用。我们今天讲的气陷证，就是脾气的升举作用发生了改变。

下面分析临床表现。首先看头晕目眩、大便稀薄、内脏下垂这样一组

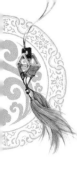

症状。同学们看一下，这一组表现里，哪些属于气陷证特有的症状？气虚证没有，气陷证有的，是哪一个？是不是内脏下垂这一条？内脏下垂包括胃下垂、子宫下垂，还包括脱肛。这3个脏器可以出现下垂，其他脏器比较少见。这3个脏器出现下垂的表现，是诊断气陷证的主要依据。这3个方面出现1个就足够了。同学们注意，脱肛除了气虚以外，还有湿热所致，所以，遇见脱肛的患者，注意，要一分为二。如果脱肛的患者伴有气虚证，那可以考虑是气陷证了。

那么我们怎么去诊察内脏下垂？第一，靠望诊。例如子宫下垂、肛门脱出，望诊就可以看得很清楚。而胃下垂我们用眼睛是看不见的。我们怎么知道？靠问诊！胃下垂的患者都有个感觉，就是腹部坠胀。坠是往下，而且是饭后明显。吃完饭以后坠胀得尤为明显，这是胃下垂的一个重要特征。所以，这样的患者吃完饭以后最好是躺一会，不要活动，更不能剧烈活动。因为活动可以使胃下垂加重。

除了内脏下垂这个主症之外，气陷证还可以见头晕眼花，大便稀溏。脾气主升，胃气主降，升的是清阳，降的是浊气，所以又称作升清降浊。脾虚则清阳不升，头目失养，患者就出现头目眩晕。清阳不升则下陷，水谷不化，从大便里排出，大便就是稀溏的。

气陷证具备气虚的表现，少气懒言、神疲乏力、自汗、舌质淡、脉象虚弱，活动以后症状加重，但一定是内脏下垂为主要依据。我们可以思考一个问题，气陷证和气虚证的主要鉴别点是什么？答案很清楚，主要鉴别点就是有没有内脏下垂的临床表现，有就是气陷证，没有就是气虚证。

（三）气不固证

气不固证是指气虚固摄失职，以自汗，或二便、经血、津液、精液、胎元等不固为主要表现。主要病因同气虚证。辨证要点：自汗，或出血，或二便失禁，或津液、精液、胎元等不固与气虚症状共见。

讲解气不固证，刘老师强调了从生理功能入手推断病理表现的学习思路，鼓励同学们掌握推理的学习方法，用中医思维去学习中医。

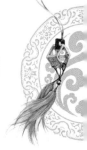

课堂精华实录

还是那个老问题，我强调了好几遍了，同学们一定要熟悉气的功能，气有五大功能，其中有一个功能是固摄的。那么气不固证就是气的固摄功能失常了。气的固摄功能为什么失职了？最主要的原因就是气不足了，气少了，能力降低了，就发生气不固的这个病证。

气不固的主症是什么？同学们先回顾一下气的固摄功能，在正常情况下固摄什么？第一是精液，第二是津液，第三是血液，第四是大、小便，还有胎儿等。现在我们再回到这个证上看，气不固就是不能固摄以上内容。因此，主症是什么？就是在精液，津液，血液，大、小便，胎儿等方面不能固摄。这是推理的学习过程，不用死记硬背就可以掌握的一种学习方法，我非常提倡这种学习方法。

汗液不固可以表现为自汗，气虚不能固摄汗液就出现自汗。血液不固，在妇科比较多见，如阴道出血，还可以表现为皮下出血、尿血、便血、呕血等。这些出血中医往往称作脾不统血。固摄血液主要靠脾气，血液不固主要病变在脾。唾液不固主要是流口水比较多，主要见于儿童。成年人也有口水过多，主要在哪个脏？也主要是脾气不固。

小便不固，包括尿频、遗尿、尿失禁。尿频就是小便次数过多。遗尿，是睡中尿液不自主的排泄。非睡眠状态，尿液不自主的流出称作尿失禁。这些情况，都是小便不固。

大便不固可以滑泻，大便失禁。滑泻就是大便的次数特别的多，一天十几次，甚至几十次。大便失禁是患者没有感觉的状态下，大便排泄了。滑泻尽管次数很多，但是患者有感觉；大便失禁患者是没有感觉的。这是两者的区别。

小便不固也好，大便不固也好，都和肾的关系很密切。那同学们想，这是为什么？大便是后阴排出来的，小便是前阴排出来的，那么肾和二阴的关系是什么？脏象学说讲得很明白，肾主二阴！主要是指肾主大、小便的形成和排泄。现在肾气不足，主管能力下降，主要表现在固摄能力下降，所以就出现了大、小便的异常，而且这种异常都是很严重的，很难

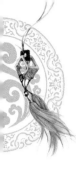

治的。

精关不固，这里的精关不固主要指的是男性的病变，包括遗精、滑精、早泄。遗精是指睡着觉以后睡中精液流出。滑精是非睡眠状态，白天就精液自出。早泄，这里指在性交的时候精液提前泄出。这三种情况都称作精关不固，都属于肾气的功能失常。

胎元不固，又称胎儿不固。怀孕的时候，胎儿需要气的固摄，才能安全地在胞宫里面生长。这个功能主要靠肾气来完成。除此之外还有带脉，同学们学过奇经八脉中的带脉，也是固摄胎儿的。滑胎也好，小产也好，都是肾气不能固摄导致的。所以，我们治疗滑胎小产，主要是补肾气，增强肾气的固摄功能。

气不固证常兼有气虚证的表现。因为气不固的前提是气虚，但这些症状或多或少都可以，是诊断的补充材料。

（四）气脱证

气脱证指元气亏虚已极而欲脱，以气息微弱、汗出不止、脉微为主要表现的危重证。主要病因：气虚、气不固发展；气随津、血脱；饥饿或疲劳至极。辨证要点：气息微弱、汗出不止、脉微与气虚症状共见。

气脱证属虚证，因元气外泄于体外，病情非常严重，属病危状态。刘老师重点解释了病因中的气随津、血脱。

课堂精华实录

气脱证的原因，首先可以是气虚、气不固发展而来的。患者有气虚证，有气不固证，由于病的时间比较长，气进一步耗伤，就出现了气脱。

第二个就是气随津脱，气随血脱。这个理论我想大家还记得，就是津液能够载气，血液能够载气。当津液和血液大量外泄的时候，丢失的不单纯是津液，也不单纯是血液，还有气，并且气跑得更快。因为气的流动是迅速的，在这个时候，气脱成为主要矛盾。我们解决气脱就成为当务之急。"有形之血不能速生，无形之气急当先固"，说的就是这个道理，是用大剂量的人参，大补元气，固脱救急。

气脱证的临床表现有呼吸微弱，汗出不止、口开、目合、手撒，面色

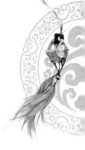

苍白，脉象微弱，甚至是神志蒙眬，二便失禁。刘老师结合气闭证进行了对举讲解。

课堂精华实录

这个证和后面我要讲的气闭证正好相反。同学们想，一个是脱，一个是闭。气脱证就是气大量地外泄，气闭证就是气郁闭在体内不能外达。这在病因病理上是相反的，在症状上也正好相反。气脱证有个症状称作二便失禁，气闭证就是大、小便不通；气脱证有个口开、手撒，那气闭证是口闭、手握，两者截然不同，恰恰相反。这种学习方法称作归纳对比法，掌握起来也比较容易。

另外，还有呼吸微弱，汗出不止。这主要是肺气外脱，因为肺主呼吸，外合皮毛。面色苍白，脉象微弱，神志昏迷，是心气外脱。大、小便失禁是肾气不固。口开、目合、手撒是脾气外脱。大家可以看到，气脱证的严重性在于不是一个脏发生的病变，是多个脏的严重受损。

讲到这里，刘老师就把气病的虚证讲完了。气病的虚证共有4个：气虚证、气陷证、气不固证、气脱证。其中气虚证在临床上最常见，并且是其余3个证和脏腑辨证中气虚类证的基础证。所以，气虚证是我们学习的重中之重。刘老师要求全面掌握。

下面刘老师要讲解的是气病的实证，包括气滞证、气逆证和气闭证。我们知道，气在人体是不断运动的。运动形式包括升、降、出、入，中医概括地称作气机。如果升、降、出、入失常，不管在哪个方面发生了异常，都是病变。刘老师重点讲解的是气滞证和气逆证。

（五）气滞证

气滞证是指人体某一部分，或某一脏腑、经络的气机阻滞，运行不畅，以胀闷疼痛为主要表现的证。主要病因：情志不舒；邪气阻滞；阳气虚弱。辨证要点：胀闷疼痛、脉弦等。

课堂精华实录

什么是气滞？气滞就是气机阻滞，运行不畅所表现的证。引起气滞的

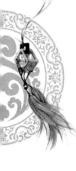

原因主要包括情志不舒、邪气内阻、阳气虚弱等。气滞的原因是多方面的，气滞在不同脏腑形成的原因就不一样。例如，气滞如果发生在肝，就是肝气郁滞，往往因为情志不舒所致；如果气滞发生在脾胃，那可能因为脾胃气虚所导致，也可能因为食积不化所导致。

气滞证临床表现有胀痛、窜痛、攻痛，时轻时重；按之无形，随情绪而变化；脉弦等。气滞证发生在不同的脏腑，就有不同的临床表现。刘老师既结合不同脏腑进行了分析，又把气滞证的临床表现进行了整合，总结为"胀痛"两个字，要求我们掌握气滞导致胀痛的4个特点。

课堂精华实录

不论什么样的气滞证，不论在哪个脏腑，气滞证的主症都应该是胀闷，疼痛。这4个字可简称为"胀痛"。但注意一点，并不是所有的胀痛都是气滞。下面我把气滞证的特点概括为以下4个方面。

第一，胀痛是以胀为主，往往是在胀的基础上发生疼痛，而且可以有胀无痛，但单纯的痛一般不是气滞。

第二，这个疼痛是时轻时重的，部位是不固定的。因为，气滞有时候可以通，通了就不痛；有时候可以滞，滞了就胀痛，所以，时轻时重。时轻时重和什么有关？看第三条。

第三条讲的是胀痛随情志的变化而增减。气滞证的胀痛与情绪有关。生气、着急，胀痛就发生或加重；高兴的时候，情志舒畅的时候，症状就减轻或消失。

第四，是排气则减。体内的气滞得到排泄，病情就可以缓解，胀痛就可以减轻，这是非常好理解的。人体的气体从哪里排出来？两个方面，一个是从口腔，可以是太息，也就是前面讲到的叹气。患者深深地吸一口气，然后带有声音的或者不带声音的突然喷出来，做一个太息的动作，患者就觉得胀痛缓解了。这一种患者大部分和肝有关，属于肝气郁结的范畴。另一种，就是气体从肛门排出。这样的患者往往有肠鸣，从肛门排出的气我们称作矢气。如果是肠鸣矢气，腹部的胀痛可以减轻的话，那么这个气滞的病位主要在肠和胃，有时候可能是肝胃不和、肝脾不调，但是病位主要在肠和胃。有些腹胀痛的患者服用理气的药物会出现矢气，这是药物作用于肠胃的结果，出现矢气后，腹胀痛就会减轻。

我们可以前后联系一下。在学习问疼痛性质时，刘老师强调过，头目的胀痛不属于气滞，和气滞没有必然的联系，而应该考虑是肝火上炎还是肝阳上亢。那么，其他地方的胀痛都可以按照刘老师在这里讲的思路去辨证了。

（六）气逆证

气逆证指气机失调，逆而向上，以咳喘、呕吐、呃逆、头痛、眩晕等为主要表现的证。主要病因：感受外邪或痰浊犯肺；饮食失节或外邪犯胃；情志过极。辨证要点：咳喘、呕吐呃逆、头痛眩晕等，或与气滞症状共见。

气有升、降、出、入。正常的升不称作逆，是属于升、降、出、入的一个方面。气逆，一方面是因为升发太过；第二个方面就是气不降反而上升。气逆证可发生于哪些脏腑？临床表现各是什么？这是各类考试常见的考点。刘老师首先结合脏腑生理特点分析不同脏腑出现气逆的病因病机。

课堂精华实录

气逆证的形成有两种可能，一是脏腑之气，当升的升得太过；二是当降的不能下降反而上升了，也称作"反作"。气逆证的发生主要和3个脏腑有关，一是肺，二是胃，三是肝。这3个脏器在正常情况下，肺气能宣能降，但是以降为顺；胃气以降为顺，以通为用；肝气主升。这样就带来了一个问题。这3个脏腑的气现在都上逆，哪一个是当升而升得太过？哪一个是当降而不降？

这里的肝气上逆当属于第一种，就是当升而升得太过。在正常的情况下，肝气是升发的，这是生理现象。如果肝气升发得太过，超过了生理的范围，就称作肝气上逆。肝气之所以升发太过，和情志刺激关系密切。情志刺激导致了肝气疏泄太过，气机上逆。

我们再看看胃。刚才讲过了，胃在正常情况下是以降为顺的。如果胃气因为某些原因，如胃寒、胃热、食积胃脘、胃气不足等，导致了胃气不

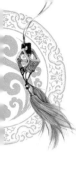

能下降而反作，就出现了胃气上逆。

肺气在生理状态下是能升能降。如果这个宣降功能失常，肺气不能降，也不能宣，或者是以不降为主，或者是以不宣为主，都会导致肺气上逆。

因为气逆证可表现在不同的 3 个脏腑，所以，临床表现各有不同。刘老师结合脏腑生理特点，分析了不同脏腑气逆证的临床表现，其中重点分析的是肝气上逆的临床表现。

课堂精华实录

肺气上逆，是以咳喘为主。咳嗽、喘是肺气上逆的主症，中医有"肺苦气逆"之说。

胃气上逆，可出现呃逆、嗳气、恶心、呕吐 4 个症状。任何一个症状都说明了胃气上逆。临床上可以出现其中一个，也可以出现两个，在诊断时要灵活运用。

肝气上逆的表现也是比较多的。我们首先看一下，肝气上逆可以头痛，可以眩晕，可以昏厥，可以呕血。这是为什么？这和足厥阴肝经的走行有关。大家知道，足厥阴肝经从足趾发出来，经过下肢内侧，到达腹部，从腹部到达胸部，从胸部到达咽喉部，从咽喉部到达头顶。肝气上逆的时候气血循肝的经络上冲，冲到头部就可以出现头痛，影响到眼睛就是眩晕。如果血随气冲到头部，气血在上而不能下，就会出现昏厥，也称作气厥。呕血是由于气机上逆，血随气上，血溢脉外，所以发生呕血。

刘老师讲解的肝气逆的这几个症状，出现其中的一条，再有肝气疏泄失常的一些佐证，就可以考虑是肝气上逆了。

（七）气闭证

气闭证是指邪气阻闭神机或脏器、官窍，以致气机逆乱，闭塞不通，以突发昏厥、绞痛等为主要表现的证。主要病因：强烈的精神刺激；邪气阻塞脉络、管腔；溺水、电击等意外。辨证要点：突发昏厥，或脏器绞痛，或二便闭塞。

刘老师前面刚刚讲过气脱证，其主要是人体之气外泄，也就是人体的气不能内收，从而导致了患者呼吸非常微弱，口开、手撒。气闭和气脱在形成机制上是相反的，是人体的气郁闭于内，不能外达。

气闭临床表现一般是突然昏倒，或者是出现内脏绞痛，还有大、小便闭塞，及息粗声高、脉沉实有力等。刘老师把常见病因与临床表现结合讲解。

课堂精华实录

当然了，有很多原因可以导致气升、降、出、入发生障碍。气不能出入，然后就郁闭在体内，郁闭得比较严重就形成了我们今天讲的气闭证。

突然昏厥，往往和精神刺激有关。如吵架、打仗，双方对骂的时候，有一方觉得吃亏了，情绪难以发泄，发泄不出来，有时候话都说不出来，就可以突然地昏倒，不省人事。这种状态就是气闭。这个老百姓都有一些常识，遇到这种情况，人们就过来用指甲掐人中，或者是手上的十宣穴，有的患者很快就能苏醒过来，当然了，也有醒不过来的。

那这些患者为什么按压穴位就能够苏醒过来？这个道理很简单。气闭的形成是气机郁闭于内不能外达，那我们按压穴位实际上是使气机通畅。通过这个穴位放开气道，气机的升、降、出、入开始运行，所以患者就可以醒过来。

内脏出现绞痛有许多原因，如肾结石、尿路结石等。这些结石堵塞了经络、脉道，不通而痛，就可以发生剧烈的疼痛。还可以因为瘀血、蛔虫、痰浊等。

大、小便闭塞就是二便不通。气闭的患者大、小便不通，这是因为气机郁闭所致。气机不能升、降、出、入，郁闭体内，该出的不出，该升的不升，该降的不降，所以影响到大、小便，使大、小便不能通畅。

最后一组就是声音高，呼吸的声音比较粗，脉象有力。说明是实证，说明体质还算好，不虚弱，正气还算充足。所以，气闭证属于实证的范畴。形成气闭证的原因是很多的，临床上要加以区别，不同的情况用不同的方法去处理。

讲到这里，刘老师完成了对气病的讲解。气病总体来讲，是脏腑之

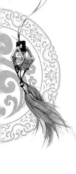

气、元气不足，或者是人体之气升、降、出、入发生了障碍所导致的病证。元气或脏腑之气不足，所导致的气病我们称为虚证；升、降、出、入失常的气病我们称为实证。

课后思考

1. 气虚可导致哪些病理变化？气病证中如何辨别虚实？
2. 气滞证的病因病机？其可导致哪些病理变化？

二、血病辨证

要点提示

注意血病证候中血的盛衰与运行障碍的区分及相关病因病机的分析，需重点掌握的有：一是掌握血虚证、血瘀证的含义、病因病机、临床表现及辨证要点；二是注意血病各证与脏腑之间的关系。

（一）血虚证

血虚证是指血液亏虚，不能濡养脏腑、经络、组织，以面、睑、唇、舌色淡白，脉细为主要表现的证。主要病因：消耗过多、生成不足。辨证要点：面、睑、唇、舌色淡白，脉细等。

《中医诊断学》共有 4 个血虚证，这里是一个，脏腑辨证中有心血虚证、肝血虚证、心肝血虚证 3 个。刘老师在这里采用他创建的组合式教学方法，用最短的时间完成了所有血虚证的讲解。这种讲解方法环环相扣，引人入胜，既省时间，又容易掌握，深受同学们欢迎。当然了，刘老师首先还是详细地分析了血虚证的病机，尤其强调了血虚证最大的病理变化就是机体失养。

课堂精华实录

血虚证，顾名思义就是血液不足。血液不足，人体就失养，那么失养就是血虚证的主要病机。哪里失养？那同学们想，在生理的情况下，血是营养哪些部位的？可以这样说，血是营养全身的，任何一个部位都需要血的营养，就连我们的头发也需要血的营养。大家应该还记得，头发有另一个名字，称作"血之余"。那把头发烧成炭作为药用，称作血余炭。这充分说明头发与血有密切关系。何况其他地方？何况有血管的地方？我们前面讲过，正常人的面色是红黄隐隐的，正常人的口唇是淡红的，正常人的舌质也是淡红的，正常人的咽喉部也是淡红的。那为什么会出现这种淡红色？主要取决于血的颜色和营养。一般来说，血虚的病证不是局部的血虚，而是整体的血虚，包括脏腑，包括经络，包括各个组织部分等。

血虚的形成原因，一是损耗过多，二是生化不足。人体的血液是有一定量的，不可过于耗伤，过于耗伤就会导致血的不足。而刘老师强调，生化不足常见的原因是脾胃虚弱。

课堂精华实录

首先讲血液的损耗过多。什么情况可以过于耗伤？最好的理解就是出血。各种出血，失血量远远超过了造血量，也就是说新生的血不能满足机体的需要，就出现了血虚。

还有就是思虑过度，暗耗阴血。这个不太好理解。大家知道思虑要用神，思虑是神的一个活动方面。那么，神的物质基础就是血，用神过度必然耗伤血液，时间一长就会导致血虚。

其他如寄生虫病也可以耗伤血，寄生虫寄生在人体，损耗人体的气血就会导致血液的不足。

再讲血液的生化不足。其主要原因是脾胃虚弱。你们学过"脾胃是气血生化之源，为后天之本"。意思是，人体所有的气血都是由脾胃对水谷消化吸收转化而来的，所以，脾胃虚弱可以导致气血不足。再就是由于瘀血阻络，阻碍了新鲜血液的产生，这也算是生化不足的一个方面。

刘老师把血虚证表现分为3组：①头晕眼花，面、唇、睑、舌、爪甲淡白，脉细无力；②心悸、失眠、多梦、健忘；③肢体麻木，月经量少色淡或闭经，眼涩。

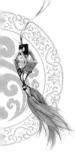

课堂精华实录

请大家跟着我这个思路去想。你们明白在正常情况下，人体的各个部分，都需要血的营养。那么，在血虚的情况下，人体的各个部分都可以出现失养的病理变化。我们先从头面部去想，血虚可以有哪些症状？首先是头晕眼花，然后面、口、唇、舌及眼睑淡白。淡白就是缺少血的颜色。这些部位都变得淡白，说明血虚失养。再看脉象，由于血虚不能充盈脉道，脉道变细，就出现比较细弱的脉象。这几个症状，是各种血虚证的共有症状，我称它为血虚证①。

刘老师之所以称头晕眼花，面、唇、睑、舌、爪甲淡白，脉细无力这些症状为血虚证①，因为下面还有血虚证②、血虚证③。这是刘老师的"组合式教学法"的具体运用。

课堂精华实录

下面我再讲血虚证②。这一组是心血虚的主症，有心悸、失眠、健忘，这是心病的主症。为什么出现这些症状？当然最本质的病机就是血虚。大家应该很熟悉，心主血脉，心主血脉除了供养全身以外，还供养心脏本身，维持心脏的正常跳动。那么心血不足，心脏的跳动就会受到影响，所以就会出现心悸，心中跳动不安。我们还学过一个理论，叫心主神。所以，人的睡眠需要阴阳平衡，需要气血调和。血虚以后，血不能养神，就出现了失眠多梦以及健忘。

下面看血虚证③，这是肝血虚的主症。包括肢体麻木，月经量少色淡或闭经，眼涩。同学们看一下，这几个症状与哪一个脏腑有关？好，下面我们就分析这个问题。

肢体麻木常见的原因较多。肢体麻木主要见于血虚，其次是血瘀、痰阻。但总的来讲不管是血虚还是血瘀，都是由于筋脉失养，筋脉得不到血的营养。大家想，谁主筋？当然是肝主筋。所以，肢体麻木这是肝血虚的一个重要表现。

再看经少或闭经。中医学认为月经的生成和排泄与肾、肝的关系比较密切。其中肝藏血，血化生月经。肝藏的血不足了，经血的源泉就不足了，所以月经的量就少了，严重了就可以闭经。

第三个症状是两目干涩。眼睛与五脏六腑都有关系，但是与肝的关系最密切。因为肝藏血，血养目，《黄帝内经》上讲得很明白——"目得血而能视"，明确指出眼睛的功能靠血的营养。血液充足，眼睛得到血的营养，我们眼睛才会明亮，视物才能清楚。当肝血不足，眼睛失养，就会干涩。

刘老师把血虚的所有症状分成3组。第一组是血虚的共有症状称之为①；第二组是心血虚的主症称之为②；第三组是肝血虚的主症称之为③。下面刘老师开始应用组合式教学法讲解心血虚、肝血虚和心肝血虚3个证。板书如下：

①+②=心血虚证

①+③=肝血虚证

①+②+③=心肝血虚证

课堂精华实录

血虚证的①是定病性的，定性为血虚；血虚证的②和③是定病位的，分别定位在心和肝。那么，①和②组合就是心血虚证；①和③组合就是肝血虚证；①和②和③组合就是心肝血虚证。

刘老师用组合式教学法，就这么简单地把脏腑辨证中所有的血虚证都讲清楚了。不但讲清楚了各种血虚证的临床表现，也讲清楚了它们的不同点，也就是鉴别要点，而且能让大家马上就记住，到脏腑辨证那里就不用再讲了。这充分体现了组合式教学法的优势，体现了刘老师变繁为简的教学风格。

血病虚证类的证还有一个了解的内容，就是血脱证。刘老师只是简单讲述了理解的要点。

（二）血脱证

血脱证是指突然大量出血或长期反复出血，致使血液亡脱，以面色苍白、心悸、脉微或芤为主要表现的证。主要病因：大量失血；血虚进一步

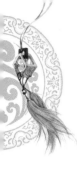

发展。辨证要点：血液严重耗伤的病史，面色苍白、心悸、脉微或芤。

课堂精华实录

我们先看一下成因。血脱证的形成非常简单，就是有大量的出血或者是严重的血虚发展而来的。所以这个证，体内的血液严重不足，血脉空虚了，我们称作血脱证。

血脱证的表现是面色苍白、眩晕、心悸、脉微或出现芤脉或革脉。一般血虚证也有面白、眩晕、心悸这样的症状。所以，光靠这些症状是不够的。芤脉和革脉的出现，象征着血液的流失。所以，脉象很重要，它是鉴别血脱还是血虚的重要依据。血脱证较实用的诊断依据是大量的失血，例如外伤、崩漏、分娩过程中的大量出血等。患者突然出现面色苍白、头晕眼花，这种情况就可以考虑是血脱。

（三）血瘀证

血瘀证指瘀血内阻，以疼痛、肿块、出血、面舌青紫等为主要表现的证。主要病因：气滞、气虚、寒凝、血热、血虚、外伤、实邪阻滞。辨证要点：疼痛、肿块、出血与肤色、舌色青紫。

血瘀证在中医学里有重要的地位。血瘀证和活血化瘀，是中医研究的重要课题。血瘀证是我们学习的重点内容。刘老师结合临床实例来说明血瘀证见于多种疾病。

课堂精华实录

瘀血致病是很广泛的，很多见的。对很多慢性病的传统认识，大都与血瘀无关，而现在发现，有不少慢性病都有血瘀的病理变化。

例如，糖尿病在过去认为只有阴虚内热这一个基本病理，而近些年来发现糖尿病患者常伴随血瘀的病理改变，所以，活血化瘀就成了治疗糖尿病的一种方法。

再例如慢性肾炎。传统认为慢性肾炎主要是脾肾阳虚，水液代谢障碍。不过近来有很多人提出，慢性肾炎的患者多伴有血液瘀滞的病理变化。因此，在治疗慢性肾炎的时候，往往加些活血化瘀的药物，可以增强疗效。

导致血瘀的原因很多，凡是能够影响血液运行的原因都可以引起血瘀证。刘老师做了非常详细的分析，重点分析了血热导致血瘀这一学习难点。

课堂精华实录

血瘀的原因，前两个方面与气有关。中医学有个著名的理论是"气为血之帅"，意思是气能推动血液在脉管当中运行，也可以这样说，血液的运行靠的是气的推动。那么气滞或是气虚，气的推动发生了障碍，导致血液的运行障碍，就形成了血瘀证。

第三个方面是寒凝。中医还有一个著名的论断就是"血得寒则凝"。寒性凝滞，可以使气血运行不畅而发生瘀滞，这是一般规律。

第四个方面，热能够导致血瘀。这一点理解起来比较困难。因为在一般的情况下，血得热则运行加快，即所谓的"血得热则行"。那么在这里怎么又说热能够导致血瘀？这是血瘀证成因的一个很特殊的方面。首先，热邪侵于血分，血中有热，而热邪可以伤津，不论在气还是在血都伤津，在血伤津得更加明显。津液一旦耗伤，血液就变得黏稠，黏稠的血液运行起来就比较困难，就可以运行不畅，从而导致血瘀。所以，这个血热导致血瘀的核心病机就是热盛伤津，津液不足，血液变稠。

另外，导致瘀血的原因还有血虚、外伤、实邪阻滞等，比较容易理解。外伤首先导致了血管的破裂引起了出血，血液从血管里出来了但是没有排出体外，聚集在体内不能随着脉管流动，这也称作瘀血。还有血虚脉管空虚，血行变慢。再就是有形之邪的阻滞，包括痰饮这一类，也可以导致血瘀。

由于血瘀的部位不同、病因不同，所以血瘀的表现也会有不同。刘老师提示我们，这里讲的是血瘀证的共同特点，可以称作血瘀的特点。血瘀的特点有 5 个：疼痛、肿块、出血、青紫黑、脉涩或结代。刘老师首先讲到的是疼痛和肿块两个特点。

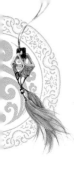

课堂精华实录

血瘀证的第一个主症是疼痛。疼痛有 3 个特点：一是刺痛，疼痛如针刺。因为有形的瘀血，刺激了局部，而发生刺痛。第二，部位是固定的，疼痛固定不移。因为血瘀了，在血瘀的部位血液流动缓慢，甚至不能流动，所以疼痛的部位是血瘀的部位，是固定的。这和气滞形成了鲜明的对比。三是疼痛夜间加重，比较厉害。晚上为什么会加重？夜间属阴，到了夜间的时候血流速度减慢，再加上夜间人们都在睡觉，睡觉的时候身体比较静，加重了血瘀的程度。所以，瘀血的患者往往是夜间痛得厉害，白天活动后，使气血流畅，反而可以缓解疼痛。

血瘀证的第二个主症是肿块。瘀血形成肿块，这是很容易理解的。因为血是有形的，血瘀了肿块就形成了。这个肿块可以在体内，也可以在肌肤。在肌肤的可以看得见摸得着。例如不小心碰到头，头部外伤，血液没有流出来，头上起了个大包，这个大包是由于出血不能消散，就形成了瘀血。这是很常见的。在体内的肿块，按诊有时候可以诊得到，有时候诊不到。内脏的包块，例如肝脾肿大、子宫肌瘤、肠系膜肿瘤等，这些都是内脏的肿块，中医学认为都是瘀血所致。

血瘀证共有 5 个特点，刘老师下面要讲的出血这个特点最不好理解，是个难点。中医学认为出血主要有三种病因病机：一种是气虚不能固摄血液，出血颜色是淡的，质地是稀的；第二种是血分有热，迫血妄行，颜色是红的，质地是黏稠的；第三种是瘀血引起的出血，颜色是紫黯的并且夹有血块。血瘀证的第三个特点就是出血紫黯或夹有血块。刘老师重点分析的是血瘀证为什么会出现出血症状。因为只有明白了瘀血导致出血的机制，才能知道这种出血的治疗方法，所以刘老师要求大家重点理解。

课堂精华实录

血瘀证的第三个特点是出血。血瘀为什么会导致出血？这又是个难点，也是今天学习的小重点。

我们从哪里讲起呢？还是要从瘀血讲起。因为瘀血阻滞了脉络，血就不能循着脉管向前运行，也不能再回心脏，这时就从瘀血的旁边溢出来了，称作"血溢脉外"。也就是由于前面让瘀血给堵了，正常的血液过不去，在心脏的巨大压力之下，心气的推动作用下，血液就冲出脉外，引起了出血。这种情况是妇科病崩漏的常见病机，要用活血化瘀法来治疗，这就是所谓的"通因通用"。

血瘀证的第四个特点是青、紫、黑。在望诊里面我们曾经多次的讲到，人体当中的某些部位出现了青、紫、黑这三种颜色，任何一种或两种或三种，都提示体内存在着气血运行不畅的病理变化。瘀血的患者在面色、口唇、舌色甚至指甲等，这些部位出现青、紫、黑，就说明有瘀血存在。

血瘀证的脉象特征是脉涩或结代。在脉象上血瘀可以出现涩脉。涩脉是血瘀的一个特点，这是因为血液运行不畅。如果瘀血影响到心的功能，心的推动发生了障碍，就可以出现结脉、代脉。

以上是血瘀证的五大特点，那么，具备几条我们就可以诊断是血瘀证呢？刘老师提示我们，只要具备其中的一条就可以了，而有的患者可具备三四条。

课堂精华实录

血瘀证的诊断，有的具备一条就够了，就可以考虑了，不需要太多。例如患者身体上有肿块，或者有刺痛，这就可以考虑了。再如出血，如果出血是紫黑的，有血块的，也可辨证为血瘀证了。

（四）血热证

血热证指火热炽盛，热迫血分，以出血与实热症状为主要表现的证。主要病因：外感热邪；情志过极；过食辛辣燥热。辨证要点：出血与实热症状共见。

血热证在外感热病和内伤杂病中皆可见到。刘老师在此处主要讲解的是内伤杂病的血热证，重点强调"血得热则行"的病机。血分有热最基本的病理变化就是血液运行加速，中医称作妄行。

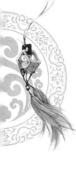

课堂精华实录

血热，顾名思义，就是血分有热。血得热则行，甚至导致血液妄行。所以，血热的表现，一个是热象，另一个是出血。

热象有发热、面赤、尿黄、舌红苔黄、脉数等。这些症状要具备几条？具备一两条就可以了。例如舌红苔黄，就可以了。

再看出血。出血表现也有很多，有咳血、吐血、尿血、衄血、便血，还有月经的异常，这些出血具备其中的一条就可以了。当然有的患者可能多一些。不论具备哪一条，出血的颜色应该符合血热的特点——血的颜色是红的，质地是稠的。

具备了出血和热证这两个特点，就说明是因为由热引起的出血，就诊断为血热证。

（五）血寒证

血寒证指寒邪客于血脉，凝滞气机，血行不畅，以拘急冷痛、形寒、肤色紫黯为主要表现的实寒证。主要病因：外感寒邪；阴寒内盛。辨证要点：拘急冷痛、形寒、肤色紫黯、妇女痛经或月经延期与实寒症状共见。

血寒和血热正好相反，刘老师通过对两者的对比，强化了同学们的记忆。首先，刘老师分析了血寒证的病因病机。

课堂精华实录

血寒证的寒是哪里来的？这个寒主要是感受了六淫当中的寒邪。寒邪侵犯人体，使血液运行不畅，从而导致瘀血。另外，人体的阳气不足，阴寒内盛，不能温煦血液，也可以导致血行不畅，出现血寒证。

再看血寒证的临床表现。血寒证的临床表现，也是两个方面——寒证和瘀血。这个理论还是"血得寒则凝"。

"血得寒则凝"是中医很经典的一句话，对于理解寒与血的关系很到位。自然界有些现象也是这个道理。例如花生油等，在寒冷的环境下就会变得黏稠，这可以称作是"油得寒则凝"吧！

寒证的临床表现我们在八纲辨证中学习过了，包括畏寒、肢冷、面色

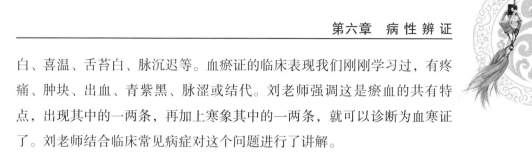

白、喜温、舌苔白、脉沉迟等。血瘀证的临床表现我们刚刚学习过，有疼痛、肿块、出血、青紫黑、脉涩或结代。刘老师强调这是瘀血的共有特点，出现其中的一两条，再加上寒象其中的一两条，就可以诊断为血寒证了。刘老师结合临床常见病症对这个问题进行了讲解。

课堂精华实录

妇科有一个常见的病称作痛经。痛经分为气滞血瘀的痛经、寒凝血瘀的痛经，还包括气血不足的痛经等。其中寒凝血瘀的痛经，就属于今天我们讲的血寒证。这种痛经的诊断要点，一是腹痛，腹痛的特点是冷痛，而且喜温，这是寒的特点；二是月经的颜色是紫黯发黑，里面是有血块的，这是瘀血的特点。具备这两个特点，我们就可以确定这个痛经属于血寒证，在治疗的时候就可以用温通的办法，温能散寒，通能活血，所以临床疗效很好。

课后思考

1. 血病各证的发生与气病有何关系？

2. 血病证中如何辨别虚实？

3. 如何理解血瘀证形成的机理和表现。

三、气血同病辨证

要点提示

注意从气与血的关系入手把握气血同病证型，需重点掌握的有：一是掌握气血同病各证的含义、病因病机、临床表现及辨证要点；二是注意气血同病各证中气病与血病的因果关系分析。

气血同病就是既有气病，又有血病，包括气血两虚证、气虚血瘀证、气不摄血证、气随血脱证、气滞血瘀证。刘老师首先结合气血的关系重点讲解了气血同病的机制。

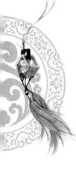

课堂精华实录 ⁂⁂⁂⁂⁂⁂⁂⁂⁂⁂

气血同病，临床上很多见。请同学们想一想这是为什么？我想，要回答这个问题，最重要的是要搞明白气和血的关系。气血关系非常密切，我们可以用一句表明，"气为血之帅，血为气之母"。也就是说，在生理上气能推动血液运行，气能产生血液，气能固摄血液。反过来，血能载气，血能养气。在病理上两者也相互影响。气病可以导致血病，血病可以导致气病，这就形成了多种气血同病。

在讲解气血同病的临床表现时，刘老师强调了组合法的应用，并且提示同学们掌握学习方法非常重要。以下是板书要点：

气血两虚证 = 气虚证 + 血虚证　　气虚血瘀证 = 气虚证 + 血瘀证

气滞血瘀证 = 气滞证 + 血瘀证　　气随血脱证 = 大失血 + 气脱

气不摄血证 = 气虚证 + 出血

在讲解课本知识的同时，刘老师旁征博引，既联系《中医基础理论》相关知识分析每一个证的病机，又联系临床常见病症及方药开拓视野，注重对学生中医思维的培养。

课堂精华实录 ⁂⁂⁂⁂⁂⁂⁂⁂⁂⁂

气血两虚证，是气虚证和血虚证的组合。少气、乏力、自汗、懒言，这些症状就是气虚的典型症状。如果再加上头晕眼花，心悸，失眠，唇、舌、眼睑淡白等血虚的症状，就是气血两虚证的患者。

气虚血瘀证，是气虚证和血瘀证的组合。一般先有气虚，气虚推动无力，血液的运行发生障碍，形成血瘀，就称作气虚血瘀证。冠心病的患者，属于气虚血瘀的比较多。气虚血瘀的冠心病患者，具有胸闷或胸痛等气血运行不畅的表现，还有气短、乏力等气虚的症状。当你看舌头的时候你会发现，舌头上有瘀斑、瘀点，或者是舌头底下的静脉发紫、发黑、发青。这些颜色的改变都提示着瘀血的存在，所以我们就可以诊断这种冠心病属于气虚血瘀证。

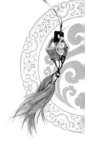

气滞血瘀证，就是气滞证和血瘀证组合。气滞血瘀证是怎么形成的？这就用到了"气能行血"的理论。一般是先有气滞，气滞后不能推动血液运行，导致了血瘀；血瘀形成又反过来影响气的运行，加重了气滞。所以，这两者是相互作用的。气滞血瘀证与肝的关系比较密切。至于为什么，请大家去分析，要从肝的功能入手分析。

气随血脱证，首先要明白其形成的原理。我们知道气是附于血而运行的，所以，当大量出血时，不但丢失了血液，同时丢失了大量的气。这种患者，最大的特点就是除了出血以外，还有呼吸微弱，奄奄一息。所以，这个时候处在生命垂危的状态，中医称作气随血脱，西医学称作出血性休克，所以病情很危急。中医在古书上记载，可以用独参汤去抢救，就是用大剂量的人参。同学们想，人参，是补气的还是补血的？对，是补气的，是大补元气的。在这个时候补血是来不及的，因为血的生成比较慢，所以用大量的人参去补气固气，抢救患者的生命。

气不摄血证，首先要明确的是，主要矛盾在气虚。在正常情况下，气能固摄血液，使血液在脉道中正常运行。如果气不足了，表现为固摄的能力下降了，就可以导致出血。

有关气不摄血证，刘老师在前面曾经提到过，这种出血主要和脾有关，所以我们通常也称作脾不统血。实际上就是脾气不足，统摄血液的能力下降。所以气不摄血证最基本的两个病变，一个是气虚，一个是出血。由于出血，导致了体内的血量不足，所有又出现了血虚的临床表现。因此，刘老师强调这个证不但有气虚，有出血，还可以有血虚的表现。中医有一个名方叫归脾汤，从"归脾"这两个字就可以看出，这个方子是治由于脾虚而血不归经的病症。

课后思考

气血同病各证发病过程中气病、血病不同因果关系对证候表现及发展有何影响？

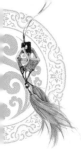

第四节 津液辨证

要点提示

注意掌握津液病常见证候的分析与辨识,特别是津液的盛衰与运行障碍的区分。需重点掌握的有:一是掌握津液亏虚证、痰证、饮证、水停证的临床表现、辨证要点;二是掌握津液亏虚与津液输布障碍(停聚)导致发病的机理分析。

津液辨证就是分析津液疾病的一种辨证方法,包括津液不足和津液停聚两种。津液不足证较为简单,临床表现非常单纯,而津液停聚类病证包括痰证、饮证和水停证3个证。刘老师先简单介绍了津液亏虚证。

一、津液亏虚证

津液亏虚证指津液亏少,形体、脏腑、官窍失去其濡润滋养,以口渴欲饮、尿少便干、官窍及皮肤干燥等为主要表现的证。津液亏虚是由于津液的不足导致的,属于虚证。津液的作用概括的来讲是滋润人体的,人体的各个部分都需要津液的滋润,包括内脏、骨骼、肌肤、五官等。刘老师首先讲解了造成津液不足的各种原因。

课堂精华实录

我们首先分析津液不足的原因。

第一,是由于汗、吐、泻、高热、烧伤等。这些原因的结果可以概括4个字:丢失太多!就是阴液津液大量地丢失。严重的呕吐、拉肚子,可以耗伤津液。高热不退,热盛伤津。我们在发热的时候为什么口渴?为什么想喝水?就是因为津液不足。烧伤的患者会有大量的体液渗出,造成津液不足,注意不是烧干了。

第二,是摄入不足。就是喝水、吃饭,所摄入的水分太少。

第三,是生成不足。我们的水虽然喝进去了,但不一定生成津液,不生成津液就没法发挥作用，所以称作生成不足。

津液亏虚的临床表现，有很多地方可以表现出来，刘老师把津液亏虚证的临床表现做了简练的总结归纳。

课堂精华实录

津液的作用是滋润人体的，那么津液不足，人体就失去了津液的滋润。哪个地方失去了津液的滋润，哪个地方就有症状。口腔缺乏津液会口渴口干；眼睛缺乏津液就眼干眼涩；肌肤缺乏津液的滋润就皮肤干燥，甚至粗糙；肠道缺乏津液的滋润就大便干燥；津液太少，尿量减少，小便就少。所以说，津液不足可以导致人体各个部位失去滋养，会出现一系列的症状。这些症状，我们可以用一个字"干"来概括，也可以用两个字"干燥"来概括。

也就是说人体出现干燥的症状就应该考虑津液的不足，就应该考虑给患者补充津液。所以，津液亏虚证诊断起来非常容易，以干燥为特点，很容易掌握。

下面刘老师要讲的是由于津液代谢障碍所导致的证，常见的有痰证、饮证和水停证。中医学认为津液的代谢和多个脏器有关。刘老师首先带领大家回顾了《中医基础理论》中有关津液代谢的理论知识，重点分析了参与水液代谢过程各脏腑的功能特点。

课堂精华实录

脾在津液的代谢当中起什么作用？脾的主要作用是运化水液。运化水液包括津液的生成，还包括津液的输布，使津液能上达于肺，下达于肾。所以，脾在中焦，转输水液之上下。

肺在上焦，肺对水液代谢的作用，中医概括为通调水道。那么肺是怎样通调水道的呢？一是将津液输送到全身去发挥津液的生理作用；另一个就是将人体利用过的津液下降脾肾。所以，我们讲肺通调水道，主要通过两个途径来完成。

我们再看肾。肾居下焦，肾在水液代谢里面起关键性的作用，所以中

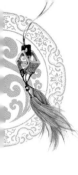

医概括为"肾主水"。那么肾是怎么主水的？主要是靠两个方面，一是靠肾的气化，将肺脾输布下来的水液（这个水液是浊液），将浊液一分为二，分成浊中之清和浊中之浊。将浊中之清保留，在人体当中重新利用；将浊中之浊排泄到膀胱。另一方面，肾阳是一身阳气的根本，肾的气化作用，除了其本身对水液代谢的作用以外，还作用于脾和肺，促进肺和脾的水液代谢。

我们可以总结一下，水液代谢主要靠肺、脾、肾三脏来完成。肺是水的上源，肾为水之下源，脾是水液代谢的一个转输站。除此之外，还需要肝的疏泄作用、三焦的通利等。各种原因导致肺、脾、肾一脏或多脏功能失调均可以产生水液代谢障碍的病理产物，称为痰饮水湿。痰饮水湿之间的关系，可表述为湿聚为水、积水成饮，并且饮凝为痰。浊者为痰，清者为饮，更清者为水。

痰证、饮证、水停证，是临床上最常见的水液代谢障碍的三方面的病变。

二、痰证

痰浊停聚或流窜于脏腑、组织之间，临床以痰多、胸闷、呕恶、眩晕、体胖、包块等为主要表现的证。痰证的形成主要和脾、肺有关。刘老师首先对"脾为生痰之源，肺为储痰之器"做出了详细而深入的解读。

课堂精华实录

脾的运化功能发生障碍，水液停留，就可以形成痰。肺是储藏和排泄痰的地方。所以古人说"脾为生痰之源，肺为储痰之器"，不过我认为，对这句话要辩证地去看。同学们考虑一下，除了脾生痰之外，肺是不是也能生痰？答案是肯定的，肺也生痰。因为肺通调水道，当外邪犯肺，或者是肺气不足，其通调功能失常，水液停聚，就生成痰。大家注意一个原则，外感病生成的痰，主要找肺；慢性病生成的痰，主要找脾。例如风寒犯肺吐痰、风热犯肺也吐痰，这样的痰，和脾的关系就不大，主要在肺，所以，我们就采取宣肺化痰的办法，而不是健脾化痰。

由此可见，我们在学习古人的一些经典语句时，要灵活全面地去理解。"脾为生痰之源"，不是说百分之百的痰都是在脾生成的，只是强调脾在痰的生成过程中起到重要作用。

我们在临床上可以看到的痰，是患者从口腔吐出来的痰，那只是我们讲的痰的一小部分，是看得见、摸得着的痰。中医讲的痰是广义的，有一些痰是看不见，吐不出来的，但是具备了痰的致病特点，我们也称作痰。痰分为有形的痰和无形的痰。痰的致病范围非常广，在不同的部位会出现不同的临床表现，刘老师对痰在肺、中焦、清窍、心神、肌肤、颈项、咽喉等引起的病证做了简单而清晰的讲解。

课堂精华实录

下面我给大家讲一些例子，大家要重点理解痰证的广泛性。

首先看痰浊阻肺。这个痰是有形的，是指患者咳嗽吐出来的痰。患者从口中吐出来的痰，都属于肺痰，都属于痰阻于肺这样一个病机。这种痰还要分为肺热的痰、肺寒的痰、肺阴虚的痰、痰湿阻肺的痰等，这些到脏腑辨证再详细地介绍。

痰阻中焦。这里的中焦就是脾胃。痰邪阻滞导致了脾气不能上升，胃气不能下降，也就是气机升降失常。患者会出现胸闷、脘腹满闷、呕吐恶心的症状，这称作清阳不升、浊阴不降。原因就是痰湿阻滞了中焦，影响了气的升降。

痰蒙清窍。这里的清窍就是指的头面部的官窍。痰浊蒙蔽头面部的官窍，会出现头晕目眩，有患者以头晕目眩作为主诉来看病，经过四诊辨证以后，医生就说他是痰蒙清窍。这种情况就是痰浊阻滞了清阳的上升，清窍不灵导致的。

痰迷心神。这个病证在临床上很多见，也是痰致病的一个重要方面，属于无形之痰，主要见于癫病、狂病、痫病、痴病。这4个病都是神志方面发生了异常，病位都在心，病因属痰。由于这4个病的症状独特，诊断并不困难，但治疗起来比较困难。"怪病多痰"指的就是这些疾病。在这里不展开讲了，讲到心病辨证的时候再给同学们讲解。

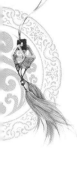
痰液泛于肌肤，可以导致肥胖。金元四大家之一的朱丹溪有个著名的论断叫"肥白人多痰湿"。中医学认为痰湿内盛，痰湿积于肌肤皮下可导致肥胖。

痰结于颈项，可以导致两个疾病，一个是瘰疬，一个是瘿瘤。这个在四诊里讲过了，我们简单回顾一下。瘰疬是颌下淋巴结肿大，特点就是在颈侧颌下长肿块，大小不一，累累如串珠。瘿瘤长在结喉的两旁，也就是甲状腺肿大，特点是用手放在肿块上，会感觉到这个肿块随着患者的吞咽而上下运动。

如果痰结于乳房，称为乳癖。就是乳房里面出现一些结块，按诊的时候往往可以触摸到。西医学称为乳腺增生、乳腺纤维腺瘤等，中医认为是肝郁气结而痰凝。

如果痰结于咽喉部，中医称为梅核气。什么是梅核气？就是患者觉得咽喉部有一个东西堵得慌，这个东西吐不出来，咽不下去，就在咽喉部，非常碍事。但是吃饭的时候又不碍事，做检查也检查不到什么异常。

痰证还有一组症状，舌苔白腻和脉滑。这一组症状是痰湿外在的特征，尤其舌苔白腻，是痰湿重要的一个外在表现。刘老师讲到的上面这些病证，都可以出现舌苔白腻。舌苔白腻虽然没有特异性，但对痰证的诊断有主要意义。如果和上面每一个病证相结合，我们就可以判断是痰湿阻滞的病证。所以刘老师强调这一条在痰证的辨证过程当中，有重要的临床意义。

三、饮证

饮比痰要稀，也是由于肺、脾、肾功能失常，水液停留所导致的。饮邪留在人体的脏腑组织之间，由于停的部位不同，表现不同，名称也不同。张仲景在《伤寒杂病论》将饮分为：痰饮、悬饮、支饮、溢饮四种。这种分类法沿用至今，这四种饮的命名主要靠临床症状和病位。这是各类考试常见的考点，刘老师要求大家认真掌握。

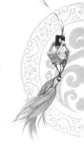

课堂精华实录

痰饮的饮，停留在胃肠。我们怎么知道这个水饮在胃肠？这要靠临床表现来判断。我们不是靠透视，不是靠 CT 诊断的，我们就是靠临床表现去诊断的。临床表现有脘腹痞胀，水声辘辘，泛吐清水。这个描述有 3 个症状，一是脘腹痞胀，由于水液在此，气机不通，所以就胀；二是水声辘辘，腹部发出一种声音，咕噜咕噜的声音，是肠道的水液在流动的声音，就是肠鸣声；三是泛吐清水，频频地吐清水，说明了饮在胃，导致了胃气上逆所致。

悬饮是水液停留在胸胁部，特点是胸胁饱满，咳唾引痛，胸闷息粗。这里有一个非常重要的特征，咳唾引痛。张仲景告诉我们，这样的患者一咳嗽，一吐唾液，就会发生胸胁部的疼痛。这是悬饮的一个特点。除此之外，还有一个检查办法，让患者做深呼吸的动作。如果在吸气的时候患者觉得胸胁疼痛，那么就可以考虑。还有一个办法，就是让患者站立，胸部左右转侧，如果在转的过程中，患者觉得有明显的疼痛，那我们可以考虑是悬饮。

支饮是水主要停留胸中。所以，支饮患者气短心悸，不能平卧。支饮患者有一个特点，气喘，不得卧，就是不能躺下，躺下以后憋得非常严重，就得坐起来。这种情况我们考虑水在胸中，影响了心、肺的功能。

最后一个是溢饮，就是水向外走，主要溢在四肢、肌肤之间。所以，这种饮主症就是四肢水肿。

同学们要掌握四种饮证的名称和对应的病变部位。

四、水停证

水停证指体内水液停聚，以肢体浮肿，小便不利，或腹大胀满、舌淡胖等为主要表现的证。这里的水停证包括水肿和腹水。停留在肌肤的称作水肿，如果停留在腹内的称作腹水。刘老师重点讲解的是水肿病。

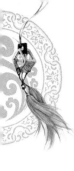

课堂精华实录

我们把水肿分为阴水和阳水两大类。

首先看阳水的特点。阳水患者往往从眼睑开始肿，然后是面部肿，然后是全身肿，就算是全身肿了，也是以上身为主，以上半身肿甚为特点。阴水就不同了，特点就是从下肢开始。从脚到小腿，整个下肢，然后可以肿在全身，是以腰以下肿甚为特点，也就是下半身肿得厉害。

除了这个之外，鉴别阴水、阳水还有另外一些办法。阳水和阴水还有在病程上的不同。发病急的，病程短的，是阳水；发病缓的，病程长的一般都是阴水。还有一些佐证，阳水可以伴有恶寒、发热、咽喉部肿痛等这些外感的症状；阴水，应该伴有脾虚、肾虚的症状，例如腹胀、腰痛、不能吃饭、便溏等。大家注意，阳水的病位在肺，我们有时候称作肺水，有时候阳水还和脾有关；阴水的病位在脾、在肾。

总结刘老师的讲解，肺、脾、肾三脏在水肿的发生过程中起主要作用，其中肺病引起的水肿主要是阳水，肾病引起的水肿主要是阴水，脾病引起的水肿，既可以是阴水，又可以是阳水。

课后思考

1. 如何理解津液停聚的病因病机？常见证有哪些？
2. 痰、饮、水、湿四者的主要区别与相互关系如何？

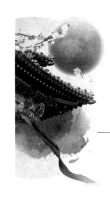

第七章　病位辨证

病位辨证的内容包括脏腑辨证、六经辨证、卫气营血辨证和三焦辨证。其中脏腑辨证是病位辨证最核心的内容，是目前临床最为常用的辨证方法，也是刘老师重点讲解的内容。

第一节　脏腑辨证

脏腑辨证是中医辨证中最重要的内容，刘老师进行了详细的阐述。

课堂精华实录

因为人体是一个整体，其整体的核心就是五脏。人体的六腑、五体、五官等，都分别属于五脏。所以，人体在生理上是以脏腑为中心，一旦脏腑发生了病变，可以影响到五官、五体等，会发生整体病变。所以，中医特别重视脏腑的研究。在辨证论治方面，脏腑病的辨证至关重要，因此，脏腑辨证是我们学习的重要的内容，在今后的临床当中，是最常用的内容。同学们要努力学习，全面掌握。

我们要对四诊收集的资料，进行全面综合地分析，确定这个疾病在哪个脏，在哪个腑。然后再确定属于哪一种性质的，属于寒的，属于热的，属于虚的，还是属于实的，属于气滞的，还是属于血瘀的。这样一个过程就称作脏腑辨证。所以，脏腑辨证可以确定疾病的脏腑部位，结合脏腑疾病的性质，从而为治疗用药提供可靠的依据。

四诊资料 $\xrightarrow[\text{分析　综合}]{\text{脏腑的生理、病理}}$ 病位、病性

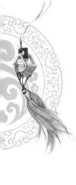
脏腑辨证的过程是这样的，临床资料我们通过四诊收集来了，然后要根据脏腑的生理、病理综合地分析，判断疾病的病位在哪脏哪腑，病性是什么，从而做出脏腑证的诊断，这个过程称作脏腑辨证。

一、心与小肠病辨证

要点提示

注意结合心与小肠的生理功能及部位、官窍等分析病理表现，需重点掌握的有：一是心与小肠病各证的概念、临床表现及辨证要点；二是注意心气虚证与心阳虚证、心血虚证与心阴虚证、痰蒙心神证与痰火扰神证等相似证的鉴别。

心的生理功能包括：主血脉，主神志。刘老师进行了详细地分析。

课堂精华实录

心主血脉，指心能够推动血液在脉管中正常运行。那么心靠什么去推动血液的运行？靠心气。心气是推动血液运行的动力。而心气推动血液的运行，需要心阳的温煦。同学们都知道，血是热的。血之所以是热的，主要是心阳温煦的结果。那大家想，如果血是凉的，是否还能正常流动？我看不会了。所以说，血液在脉管中正常地流动，靠心气的推动，还要靠心阳的温煦。

所以，当血液运行发生了障碍，我们主要找心气的推动作用，另外我们还要找心阳的温煦作用是否发生了障碍，这给我们提供了辨证的思路。

心主神志。这里的神志指的是精神、思维、意识活动。那么心主神志的功能正常，人的精神就良好，意识就清楚，思维就敏捷。反之，如果出现精神不好，思维混乱迟钝，意识障碍这样的病症，那我们找谁？应该找心，因为心主神明。这就是从心的生理功能衡量心的病理，也是前面讲过的知常达变的一个诊断原理。

心的病变，一方面是心主血脉发生了异常，一方面是心主神志发生了异常。主要症状有心悸、胸闷、心痛、心烦、失眠、多梦、健忘、口舌生疮、神志异常、脉结代或促等。刘老师很重视对脏腑病主症的讲解，首先要讲的是心悸。

课堂精华实录

我们先来分析心悸。心悸又称作心慌，好多来看病的患者都说自己心慌。如果这个心悸是因为惊恐而引起的，我们称作惊悸；而心跳比较剧烈的，多么剧烈？就是患者觉得胸部和腹部都在跳动，有时候能看见衣服都能跳得起来。这种剧烈的心跳称作怔忡。

心悸可以见于心病的多个方面，心气虚可以出现心悸，心阳虚可以出现心悸，心血虚、心阴虚都可以出现心悸。还有心脉痹阻也可以出现心悸，所以心悸这个症状是心病的最主要的症状。

心悸是心病的特点，患者出现心悸，我们就可以把疾病定位在心，但是属于心病的哪一种？我们还要进一步辨证。

再分析胸闷与心痛。胸闷，就是心胸憋闷；心痛，也称作心前区疼痛，就是心脏这个部位发生疼痛。两者都是心病的常见症状，而且形成机制基本相同，主要是因为心气、心阳不足，气血运行不畅或心脉痹阻所导致的。

接下来分析心烦。就是心中烦躁，重者坐立不安。这个心烦的出现主要是因为热。可以是心阴虚的虚热，也可是心火亢盛的实热，还可是痰火扰心的痰热。

然后失眠多梦。心主神志，主管睡眠，所以失眠多梦是心病常见的一组症状。可见于心血不足，心阴不足，心火亢盛，痰火扰心。

再就是健忘，记忆力减退。中医把记忆力归为心，为什么属于心？因为心主血，血养神，血是神的基础，所以健忘的出现，说明心血不足，心血亏虚。

关于神志异常。神志异常见于痴病、癫病、狂病、痫病。这4个病有个共同的特点都和痰有关，都以神志异常为临床特点。

还有口舌生疮，包括舌上生疮、口唇生疮。口舌生疮是非常多见的，无论是小儿还是成人，发病率都很高。其病位主要在心，病机主要是心火

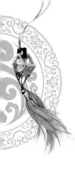

上炎。

（一）心血虚证

心血虚证指心血亏虚，心失濡养，以心悸、失眠、多梦及血虚症状为主要表现的证。辨证要点：心悸、失眠、多梦及血虚症状。

课堂精华实录

心血虚为什么心悸、健忘？这是因为心血不足，心失所养，心的跳动就失常，就会出现心悸。那么心神得不到滋养，就健忘。

失眠多梦，是由于心血不足，导致了心神失养。因为失眠的病机是由于心血虚，心神得不到滋养，所以，我们这时候的治疗原则就是应该养血安神。养血安神的治疗原则就是从这里来的。

头晕目眩，面、唇、舌、爪甲出现色淡白。这些我在前面给大家讲过，这些地方出现淡白往往是血虚的特征。头晕目眩，这关系到头和眼睛的问题，我在前面给同学们介绍过，血可以养目，目得血才能看东西。血液不足，头目就失去了营养，所以就出现头晕目眩。

脉细无力。脉细说明血管里的血液量少，不能充盈脉道。脉象无力主虚，气虚、血虚、阴虚、阳虚都可以出现无力脉象。

心血虚证的辨证要点是心悸、失眠、多梦，还有血虚的共有症状。也就是说如果临床上见到患者有心悸或者失眠的一条或两条，再兼有一些血虚的症状，例如面色淡白、口唇淡白、舌体淡白、爪甲淡白等我们就可以判断这个病证属于心血虚证了。

（二）心阴虚证

心阴虚证指阴液亏虚，心失滋养，虚热内扰，以心悸、心烦、失眠及阴虚症状为主要表现的证。辨证要点：心悸、心烦、失眠及虚热症状。

课堂精华实录

上节课给同学们讲到，心悸是心病最常见的一个症状，可以见于心病的多个证。心血虚有心悸，心阴虚也有心悸。心阴虚的心悸，是由于心阴不足，不能滋养心，心失所养，心的跳动失常而出现。

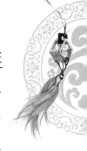

再看心烦、失眠、多梦，这一组是心主神明发生了病变导致的。那心阴虚为什么出现心烦、失眠？这个道理很简单，就是心阴不足，有虚热产生。虚热扰乱神明，就导致了心神不安宁，所以就出现了心烦、失眠、多梦。

有的患者就是单纯的来看失眠。你问哪里不舒服？患者说睡觉不好。你问有心悸吗？他说没有。你问有心烦吗？他说不明显。那主诉就只有失眠了。那有的患者是来看心悸的，而心烦、失眠、多梦这一组症状不明显，或者是没有。我的意思是告诉大家，这几个症状是心阴虚的主症，但是不一定都具备。

因为心血虚可以失眠，心火亢盛可以失眠，痰火扰心也可以失眠。那如何确定是心阴虚的失眠？主要依据是什么？刘老师下面重点分析了这个问题。

课堂精华实录

主症可以确定病位，而兼症是我们辨别这个疾病性质的主要依据，心阴虚的兼症就是阴虚证。阴虚证，我在病性辨证详细给同学们做了介绍，大家还记得吗？阴虚证也称作虚热证，是我说过的四大虚证之一。

阴虚则内热，凡是阴虚的病理变化，大都存在内热的表现。那么阴虚是本，热是标。也就是说是由于阴虚导致了内热，我们看到热的时候，一定要辨清楚这个热是实热还是虚热。实热在心，我们称作心火亢盛；虚热在心，称作心阴虚证。所以，这两者有本质的区别，一虚一实，应该认真地去辨证。

阴虚的症状不一定都要有，在辨证的时候要灵活运用。我们把它背过了，但患者不是照着我们背过的内容去生病，所以要灵活。阴虚的表现具备其中的两三条就可以了。例如盗汗、舌红少苔，够了。如果患者具备了盗汗，具备了舌红少苔那是个阴虚证。同样，如果具备了五心烦热，两颧潮红，也是一个阴虚证。

现在我再连起来给同学们做一下讲解。如果患者具备了主症其中一条，如心悸，患者的主诉是心悸，再兼有潮热、盗汗、颧红、五心烦热、

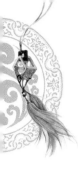

舌红少苔、脉细数，其中的两条以上，就可以辨证为心阴虚证。就可以用滋阴养心的办法去治疗。再如，患者是以心烦失眠为主症，睡不着觉，睡觉太少或是睡觉的质量不高。如果再兼有阴虚这几个症状其中的两条或两条以上，就可以诊断是心阴虚证的失眠。

大家一定要明白，主症可以确定这个病位在心，兼症可以确定这个证的性质，所以，主症和兼症要结合起来去分析才能做出正确的辨证。

（三）心气虚证

心气虚证指心气不足，鼓动无力，以心悸、怔忡及气虚症状为主要表现的证。辨证要点：心悸、怔忡及气虚症状共见。刘老师分析心气虚证用心悸、胸闷等症状来定位，气虚证症状来定性。他从临床实际对主症进行讲解，重在培养同学的中医思维与实践能力。

课堂精华实录

心气虚证的主症有两条，一是心悸，二是胸闷。同学们想一下，心悸和胸闷对于诊断心病来讲，哪一个更为重要？当然是心悸！我上一节课给同学们讲过，心悸这个症状是心病最常见的一种症状，是判断疾病在心的主要依据。

那么胸闷呢？胸闷就没有那么好用了，因为胸闷除了见于心病以外，还见于其他脏腑。现在同学们想一下，胸闷可见于几个脏腑的病变？这是一种思维，在临床上就要这么去分析。碰到一个胸闷的患者，首先想到心，其次再想到什么？

其次应该想到肺。肺病也出现胸闷，因为肺主宣发，肺病主要是宣发失常，气机不畅，所以就胸闷。再就是肝病，肝病也可以出现胸闷，这是为什么？因为足厥阴肝经从腹部上来以后到达乳房，也就是说过胸部，所以，肝经的病变可以出现胸闷。那由此可见，胸闷这个症状可以是心病，可以是肺病，还可以是肝病。

我们再看一下心气虚证出现心悸和胸闷的病机。这两个症状都是心气不足推动无力造成。推动无力心动失常，所以就心悸；推动无力气血运行不畅，所以就胸闷。

少气、乏力、自汗、懒言、舌淡、脉虚、活动以后诸症状加重，这组症状的出现提示着患者体内存在气虚的病理变化。但是，这些症状只能说明是气虚，不能说明在哪一个脏腑，可以在心，可以在肺，也可以在脾，等。所以兼症还是我上面讲过，是定性的。我们看到的少气、乏力、自汗、懒言、舌淡、脉虚这组症状，就判断属于气虚，但是这种患者的气虚在哪一个脏腑，要靠主症去判断。

例如，患者的主症是心悸，我们就判断病位在心。当这种患者出现气虚证这组症状的时候，我们就判断是气虚，病位加病性，下一个结论，就称作心气虚证，这就是心气虚证的辨证过程。

一般来讲，辨证的过程要先定位。例如，心悸我们先定位在心；少气、乏力、舌淡、脉虚，定性为气虚，综合判断为心气虚证。那么气虚证这一组具备多少条就可以诊断？具备两条以上就可以了，只要符合气虚这个病机，我们就可以诊断为气虚。

（四）心阳虚证

心阳虚证是由于心阳虚衰，温运失司，虚寒内生，以心悸怔忡、胸闷心痛及阳虚症状为主要表现的证。辨证要点：心悸怔忡，胸闷心痛及阳虚症状共见。

课堂精华实录

下面我们看一下心阳虚的主症。用来定位的主症有心悸，严重的可以出现怔忡。心悸和怔忡都是患者感到心慌，心中跳动不安，怔忡跳动得比较剧烈。心阳虚的患者可以出现怔忡，这是由于心阳虚衰，鼓动无力，心动失常。

心阳虚的主症还可以出现痛，这个痛表现在心脏，也称作心前区痛。除了痛以外还有闷，闷和痛是有程度的差别，但是病因病机完全是一样的。心阳不足，温运失职，胸阳不展，气血不通、不畅都可以胸闷，严重的出现胸痛。

当患者出现心悸，或者称作怔忡，或者是胸闷，或者是胸痛。一条、两条都可以。在这个基础上，患者还有阳虚的表现，我们就可以确诊这是

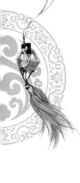

心阳虚证。阳虚而寒的表现一定要具备，才能诊断为心阳虚证。

在一般情况下，心阳虚是在心气虚的基础上形成的。从这个意义上来讲，心阳虚包含有气虚，但比气虚要严重。例如患者心痛、心悸，另外典型的怕冷、手足发凉，这就是心阳虚。其他症状如少气、乏力、自汗、懒言等这些也都可以有。

兼症部分，刘老师讲解了一组口唇青紫，舌质黯，结脉或代脉。这些提示气血运行不畅。那患者为什么会出现气血运行不畅？刘老师进行了清晰的分析。

课堂精华实录

之前就给同学们讲过了，血液的运动需要气的推动，还需要阳气的温煦，没有阳气的温煦，血液就会变寒，运行就会发生障碍。心阳虚的患者，温煦血脉的功能不足，就形成了气血运行不畅，气血运行不畅就可以导致胸闷、胸痛，在外表现在口唇、舌头出现青紫，或瘀斑。

我们诊断为某一个证，一定是要反映疾病的本质的。例如心阴虚证的本质是心阴不足；心气虚证的本质是心气不足；而心阳虚证的本质就是心阳不足。

那同学们想，这个心阳虚证出现瘀血，这个瘀血是本还是标，是不是疾病的本质？肯定不是！只是心阳不足的一个表现。所以只能诊断为心阳虚证，而不能诊断是心血瘀阻。临床治疗可以证明这一点，当我们用温补心阳的办法，改善了心阳虚的状态，瘀血的征象就可以消失。

总结刘老师的讲解，心阳虚证必备的辨证要点是心悸怔忡，或心胸疼痛及阳虚症状，具备这些就可以诊断是心阳虚证了。

（五）心阳虚脱证

心阳虚脱证指心阳衰极，阳气欲脱，以心悸胸痛、冷汗肢厥、脉微欲绝为主要表现的证。主要病因：心阳虚证发展；寒邪暴伤；痰瘀阻塞心脉；阳随阴脱。辨证要点：心悸胸痛、神志模糊或昏迷与亡阳症状共见。

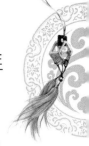

课堂精华实录

首先看成因。第一个是心阳虚证进一步的发展而来，就是原来这种患者就有心阳虚证，由于病情加重，结果就出现了心阳暴脱证；第二，寒邪暴伤。这个是急性的，寒邪直接损伤心阳；第三是痰瘀阻窍；第四是阳气随津血外脱，就是由于大量的出血，大量的津液外泄，气随血脱，阳气随着血流失，随着津液的外泄，阳气外脱，这个也是常见的。

心阳虚脱证的临床表现，主症就是心悸，心痛剧烈。这种患者的心悸在这时显得不是那么特别的有意义，而心痛剧烈则非常有意义。这种心痛一般是突然发生，且疼痛剧烈。《黄帝内经》形容痛得非常厉害，厉害到什么样，厉害到手足发青。这是心阳虚极，气血不畅，甚至不通所导致的。

心阳虚脱证的兼症就是亡阳的表现。患者具备了亡阳的四大主症，再加上心痛剧烈，我们知道是亡了心阳。也就是说病位在心，病性是亡阳。那合起来称作心阳亡失，也称作心阳虚脱。这个病证，是非常严重的一个病证，所以在临床上要特别加以小心。诊断明确后，要积极地加以抢救。

心病的虚证概括起来讲有心气虚、心血虚、心阴虚、心阳虚，心阳暴脱证属于心阳虚的一个范畴。我们就可以这样总结，心病虚证包括4个方面，气虚、血虚、阴虚、阳虚。因此，刘老师强调，心在五脏之中是虚证最全面的一个脏。

（六）心火亢盛证

心火亢盛证指心火内炽，扰神迫血，火热上炎下移，以心烦失眠、舌赤生疮、吐衄、尿赤及火热症状为主要表现的证。辨证要点：心烦失眠、舌赤生疮、吐衄、尿赤与实热症状共见。

课堂精华实录

心火亢盛是怎么形成的？

第一是情志化火。就是着急，由于某些事情特别着急，然后就上火了。这个很常见，老百姓都知道着急上火了。

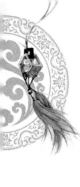

第二就是外感热邪。六淫当中的热侵犯到人体，影响到心，导致的心火亢盛。

第三就是和饮食有关，多吃辛辣的，温补的。例如吃辣椒就可以引起心火上炎。

心火上炎的患者一般不出现心悸，因为心火亢盛这个病证是实证，病程比较短，心的正气不亏，所以一般的不会出现心悸。而是以心烦、失眠作为主症的。

一般来讲，烦得厉害就失眠，失眠严重也烦。这两个症状可以相互作用，兼有的情况比较多。那心烦和失眠的病机完全相同，都是心火亢盛，热扰神明的结果。

心火亢盛证属实热证，所以一定要兼有实热证的临床表现。如发热、面赤、口渴、便干、尿黄、舌红苔黄、脉数等。心火亢盛里的实热证症状也不一定都得出现，出现其中的两条、三条就可以了。其中，舌红苔黄、尿黄、便干、口渴，这几条在心火亢盛里出现率比较高。特别是舌红苔黄是比较典型的。

心火亢盛还有口舌生疮、小便赤涩灼痛，或者是出现狂躁谵语、吐血、衄血等症状。口舌生疮大部分属于火，最常见的是心火。那就是说，口舌生疮是心火上炎常见的一个症状，有些患者以口舌生疮作为主诉来就诊。

小便赤涩灼痛，这个地方的赤要理解为发黄；灼热疼痛，是指小便的时候尿道有灼热疼痛的感觉。

或者是出现狂躁谵语。狂躁谵语和心烦失眠，病机是一样的，只是加重了，比较严重的一种表现。

吐血、衄血，出现率比较低，病机就是热迫血液妄行。由于火热亢盛，迫使血液流窜，跑出血管以外就出现了出血。

所以，心火亢盛证的诊断要点就是心烦、失眠、口舌生疮的一两条，再加上实热证的任何两条，就可以了。

（七）心脉痹阻证

心脉痹阻证指由于瘀血、痰浊、阴寒、气滞等因素阻痹心脉，以心悸怔忡、心胸憋闷疼痛为主要表现的证。辨证要点：心悸怔忡、心胸憋闷疼痛与瘀血、痰阻、寒凝或气滞症状并见。刘老师强调心脉痹阻证是我们学习的重点内容。

课堂精华实录

我们来看心脉痹阻是怎么形成的。心脉痹阻的形成主要有四大原因：瘀血、痰浊、寒凝和气滞。这些作用于心的脉络，使心的脉络不通，形成的证就称作心脉痹阻证。

本证的成因虽然是以邪气为主，但往往与心气虚和心阳虚有关。心气虚、心阳虚可以形成瘀血；心气虚、心阳虚可以导致内寒，内寒又可以凝滞血脉等。所以心气虚和心阳虚往往是这个证的病理基础。

明白了这个道理，我们在治疗心脉痹阻的时候，除了消除瘀血、痰浊、寒凝、气滞以外，还应该补心气、助心阳。心气、心阳的恢复，有助于痰浊、瘀血、寒凝、气滞的消散，有助于疾病的康复。

根据痹阻心脉邪气的不同，我分四种给大家讲。

第一种的特点是刺痛。心前区疼痛如针刺，这称作刺痛。同时有舌质紫黯，舌质有瘀斑，有瘀点，这样的患者我们可以诊断是有瘀血阻络。

第二种的特点是闷痛。除了憋闷疼痛特点以外，患者的身体比较胖，痰多，头身困重，特别是舌苔白腻。舌苔白腻是痰浊的一个特征。头身困重也是痰浊的一个特征。中医没有脂肪这个概念，但是有痰湿这个概念，胖人痰湿就比较多。这样综合判断，患者的胸前闷痛，兼有舌苔白腻，体质比较肥胖，头身困重，这几条兼有任何一条就应该考虑，心脉痹阻是由于痰浊阻滞引起的。

第三种有一个特点，遇寒疼痛加重，得温疼痛减轻。所以患者喜欢热，喜欢温，怕冷。这样一个心脉痹阻证，我们可以诊断是寒凝心脉，是寒邪凝滞了心的脉络导致的。

第四种的特点是胀痛。胀痛是气滞，和肝有关。因为肝主疏泄，调畅气机，所以胀痛是气机不畅的一个表现。因此，这样的患者除了胸部胀痛以外，应该有情绪容易激动，容易烦躁，容易生气，而且还可以有唉声叹

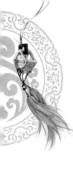

气、脉弦的表现。

这个证的诊断较复杂，刘老师强调心脉痹阻进一步的辨证，在临床上显得更为重要。我们在临床上首先依据心悸怔忡和左胸部憋闷疼痛判断是心脉痹阻证。再根据各类型的特点，去诊断是属于哪一种心脉痹阻证。是瘀血的，我们应该活血化瘀；属于痰浊的，我们应该化痰为主；属于寒凝的，我们应该散寒通阳；属于气滞的，我们应该疏肝理气。心脉痹阻证，由于原因不同，治疗就完全不同。

心主神志，所以神志的病变属于心病。在心病里有两个证和痰有关，痰蒙心神证和痰火扰心证。痰的致病特点有很多，其中有一条是易蒙蔽心神。下面刘老师讲的两个证都和痰有关。

（八）痰蒙心神证

痰蒙心神证指痰浊内盛，蒙蔽心神，以神志抑郁、错乱、痴呆、昏迷及痰浊症状为主要表现的证，也称痰迷心窍证。辨证要点：神志抑郁、错乱、痴呆、昏迷及痰浊症状共见。

课堂精华实录

我们先看概念，痰蒙心神证是痰浊蒙蔽心神，神志异常所表现出来的证。这个证的病因是痰浊，病位是在心，主症是神志异常，所以我们称痰蒙心神证。我们把痰蒙心神证的临床表现分成了三组。这三组实际上是三种不同的病。一个证见于三种病，这叫同证异病或异病同证。

第一组，神志痴呆，意识模糊，甚至昏不识人。这一组就是我们平常说的痴病，也就是痴呆。

第二组，精神抑郁，表情淡漠，喃喃独语，举止失常。这一组是癫病，也常称作癫证。

第三组，突然昏倒，不省人事，口吐涎沫，喉有痰鸣。这一组称作痫病。

这就是说，痰蒙心神证可以见于三个病：痴呆、癫病、痫病。另外，因为是痰浊内盛，所以一定要有一些痰浊内盛的表现，例如舌苔白腻、胸闷、恶心、呕吐、面色晦暗、脉滑等。

这一类患者不管是哪一种，痴病也好，癫病也好，痫病也好，舌苔都应该是白腻而厚的。白厚腻的舌苔说明了痰湿内盛，它可以告诉我们这个病的性质属于痰湿，这个病因是痰湿，但是不能说明病位在哪里。

确定病位，我刚才讲过了，靠神志异常去诊断。神志有异常，病位就在心，这个没有什么怀疑的。如果加上舌苔白腻，那就是考虑这个病是痰浊影响到心神。除此之外，还有胸闷、恶心、呕吐、面色晦暗、脉滑这几条，不一定很典型，但是可以有，可以有其中的一两条。

总结刘老师的讲解，神志异常的表现三组中的一组，再加上痰浊内盛表现，特别是舌苔白腻，我们就可以诊断为痰蒙心神证。虽然此证诊断不困难，但是治疗起来一般较为困难。

（九）痰火扰神证

痰火扰神证指火热痰浊交结，扰乱心神，以狂躁、神昏及痰热症状为主要表现的证。辨证要点：烦躁不宁、失眠多梦、狂躁、神昏谵语与痰热症状共见。

刘老师把繁杂的临床表现分为两组进行了讲解。

课堂精华实录

痰火扰神证主要的临床表现是神志异常，有神昏谵语、心烦失眠、发狂。这里最主要的症状就是发狂。发狂的特点是胡言乱语，打人骂人，损坏物品。他打人骂人的特点是不避亲疏，就是远的近的一样对待。这些表现在有的患者身上非常典型。所以，诊断起来是不困难的。有好多不学医的老百姓都会诊断，他就是属于狂躁型的精神病。

另外一组表现是痰热证的表现，胸闷、气粗、面赤、口渴、便干、尿黄、舌红苔黄腻等。这些症状是痰加火，痰火内盛所致。这个病也是诊断不困难，特点是神志异常和痰热的表现。诊断很容易，治疗起来比较困难，这样的患者最好是住院进行规范治疗。

总结刘老师的讲解，痰蒙心神和痰火扰神，都是痰影响心神的病变。这两个证的共同点在于都是痰影响到了心神，都可以出现神志的异常。不同点就在于有没有火热。前者属阴，后者属阳。属阴的比较静，属阳的比

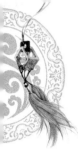

较动，这也是根本区别，这一个根本区别决定了用药的不同。

（十）瘀阻脑络证

瘀阻脑络证指由瘀血阻滞脑络，以头痛、头晕及血瘀症状为主要表现的证。主要病因：外伤；久病入络。辨证要点：头痛、头晕及血瘀症状。

课堂精华实录

瘀阻脑络证为什么放在心病里讲呢？有两个原因。

首先，到目前为止，脏腑辨证中仍然没有脑病辨证的内容。也就是说脑部辨证到目前为止，没有写入教材，只有把它放在心病这里去讲。第二，中医讲的心病包括脑病，中医讲的心主神志的功能从西医学来看是脑的功能。那么心主神志，就包括大脑的功能在内，所以心病就应该包括脑病在内。我想，这是一个主要原因，所以我们把瘀阻脑络放在心病里讲也是顺理成章的。

这个病证的形成原因主要是外伤，伤哪里？伤到头部，脑络受伤，导致了瘀血，这是一个常见的原因。脑震荡后遗症就属于这个病的范畴。第二个方面是久病入络。中医有一个理论，久病则瘀，就是久病入络导致了瘀血阻滞，可以形成这个证。

临床表现，一是头痛头晕。瘀阻脑络证的患者来看病的时候，一般以头痛头晕为主诉。这种头痛是瘀血所为的刺痛。除了这个以外，这种患者还可以有失眠，健忘，脑子不好用。好多患者都是这样，头部受伤以后脑子不好用，或者是久病以后记忆力减退，这种情况都属健忘。

当然，肯定还要有瘀血的表现。一个是舌头上我们可以看出来，舌质上有瘀斑，有瘀点；第二个面色晦暗；第三个脉涩。但是我觉得这个脉涩摸起来是不容易的，特别是轻微的瘀血，是很难摸到涩脉的。

对于此证的诊断，刘老师特别强调了病史采集的重要性。

课堂精华实录

以头痛头晕作为主症，如果再出现瘀血的特征，那就可以诊断。如果这种患者有外伤史，特别是头部的外伤史，碰了、摔了、打了，头部受伤，然后就留下了头痛头晕。那这个证的诊断就更简单，更容易了。

刘老师详细讲授了心病辨证的 10 个证，最后还有一个小肠实热证，属了解内容，刘老师做了简单讲解。

（十一）小肠实热证

小肠实热证指心火下移小肠，热迫膀胱，气化失司，以小便赤涩疼痛、心烦、舌疮及实热症状为主要表现的证。辨证要点：小便赤涩疼痛、心烦、舌疮及实热症状。

刘老师强调了病因病机，及与心火亢盛证、膀胱湿热证的鉴别。

课堂精华实录

首先讲一下小肠实热证的形成。小肠实热证，就是小肠有火。那么，这个小肠的火是哪里来的？这个火来源于心，是由于心火下移小肠而致。心火是怎么来的？心火为什么会到小肠？心火的产生有多种原因，主要由情志化火，或六气化火，或多食辛辣等原因引起。心与小肠经脉相通，为表里关系，所以心火就可以通过经脉移至小肠，导致小肠实热证。

再讲小肠实热证的辨证要点。小肠实热证首先出现心烦、失眠、口舌生疮等心火亢盛的症状，但这些都不是辨证要点，重点要看小便的变化。只有出现小便短赤，甚则尿道灼热疼痛，才说明是小肠有热。

为什么小便异常与小肠有关？这是因为小肠主液，有泌别清浊的功能，对人体小便的形成产生重要的影响，即小肠吸收的水液是形成尿液的来源，所以小肠有热，导致泌别清浊功能失常，就会出现小便的异常。

小肠实热证应该与心火亢盛证、膀胱湿热证相鉴别。心火亢盛证是以心烦、失眠、口舌生疮为主症，膀胱湿热证是以尿急、尿频、尿痛、腰腹痛、苔黄腻为主症，而小肠实热证则是以小便短赤、尿道灼热疼痛为主症。

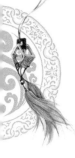

课后思考

1. 心气虚、心阳虚、心阳暴脱三证有何异同？

2. 心烦可以见于哪些心病证候，如何鉴别？

3. 如何理解"心移热于小肠"？

二、肺与大肠病辨证

要点提示

注意结合肺与大肠的生理功能及部位、官窍等分析病理表现，需重点掌握的有：一是肺与大肠病各证的概念、临床表现及辨证要点；二是注意燥邪犯肺证与肺阴虚证、风寒犯肺证与风热犯肺证、肠热腑实证与肠燥津亏证等相似证的鉴别。

刘老师特别重视脏腑的生理特性的研究，认为生理特性决定病理特点。中医治疗脏腑的病证，必须根据脏腑的生理特性和病理特点来用药。下面刘老师结合肺的生理特点，对肺的生理功能及各项功能之间的关系进行了详细讲解。

课堂精华实录

肺病辨证，首先要复习一下肺的生理功能。肺的生理功能第一条主气、司呼吸，这是肺最为重要的功能。大家要注意，主气和司呼吸之间有密切的关系，又有区别。主气，是说主管全身之气。肺能生成宗气，宗气是人体最主要的气之一。所以肺主气的功能在全身的生理活动当中起到一个重要的作用。而司呼吸包括呼和吸，是清气的进入和浊气的排出的一个过程，这个过程要靠肺主气来完成。

第二是通调水道。是说肺具有调节水液代谢的作用。肺是如何通调水道的呢？一是将津液输送到全身，二是将机体利用过的浊液下输于肾。

第三是宣散卫气。是将卫气散发到皮毛，起到保卫和温煦作用。所以，我们有"肺主皮毛"的理论。

再者，肺朝百脉。这是说全身的血脉都朝向肺，肺又朝向全身的血脉，强调了肺与百脉的密切关系。

再就是，肺主治节。实际上是对肺生理功能的一个高度概括。肺是怎么主治节的？就是通过前面说的几个功能，肺主气、司呼吸，通调水道，宣散卫气，朝百脉，就是通过这些功能主治节的。

肺的生理特点，可以概括为两个方面，一是宣发，二是肃降，又可以简化为两个字，宣和降。刘老师强调，肺的所有功能都是通过宣和降来实现的。

课堂精华实录

宣和降，是肺的生理特性。肺的宣和降正常，肺的生理功能就会正常。那肺的宣降一旦失常，就会发生病变。

肺的病理特点，就是宣降失常。这个宣降失常包括两个方面，一个是宣发失常，一个是肃降失常。肺的病变虽然很多，但无论是内伤还是外感，都是肺的宣降失常才出现了肺病。所以，我们概括为肺的病理特点是宣、降失常。

宣降肺气是中医治疗肺病的主要原则。如果患者是以肺气不宣为主要矛盾，那么就是以宣肺为主；如果患者是肺气不降为主要病机，那我们在治疗的时候就应该以降肺气为主要治法。有时候宣和降同时失调，既不宣，也不降，这个时候中医在治疗上既要宣肺，也要降肺。

宣肺的药物和降肺的药物是不同的，所以我们选用这些药物的前提就是辨清楚，这个肺病是肺气不宣还是肺气不降，还是宣降同时失调？如果是肺气不宣，我们可以选用宣肺的麻黄，也可以选用桑叶、紫苏叶这些药物宣肺气。如果患者是肺气不降为主要病机，那我们就应该选用紫苏子、葶苈子、桑白皮等降肺药物。

总结刘老师的讲解，治肺的主要途径一个是宣，一个是降，所以我们在肺病的辨证时候，一定要搞清楚，肺气是处在不宣的状态还是不降的状

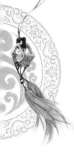

态，这样我们才能够准确地选用药物。

课堂精华实录

肺病的主要症状比较简单，概括起来有3个字：咳、喘、痰。咳嗽是肺病的一个主症，可以见于外感病，也可以见于内伤病。肺的新病可以出现咳嗽，肺的久病也可以出现咳嗽。咳以肺气不宣为主要病机。

喘，也是如此，多种肺病都可以引起喘，但是以肺气不降、肺气上逆为主要病机。也就是咳嗽主要是肺气不宣，喘主要是肺气不降。所以，咳嗽和喘综合起来讲就是肺失宣降，肺气上逆。

痰，它的形成中医说和脾有关，和肺关系也很密切。我给大家讲过，脾为生痰之源，肺为储痰之器。从这个字面上来看好像是痰都是由脾产生的，储藏在肺，但实际上肺病本身也生痰。这是因为，肺能通调水道，肺的功能失常，水液的输布发生障碍，水液停留就形成了痰。

因此，我们碰到痰的时候不要一概而论，都归为脾，肺病之痰多应责之于肺。

下面刘老师分析了哪些证出现的痰责之肺，哪些责之脾和肺，并简单分析了治疗方法。

课堂精华实录

例如风寒犯肺、风热犯肺、燥邪犯肺、肺热炽盛、痰热壅肺等，这些患者的吐痰，主要原因都是肺失宣降所导致的，而和脾的关系非常小。所以，治疗这样的病证，主要治肺，宣肺化痰，或降肺化痰，而一般不考虑健脾。

只有久病的肺病，就是咳喘日久的肺病，例如慢性气管炎的患者吐痰，往往和脾关系密切。因为久病伤脾，不仅肺气虚，脾气也不足，运化功能发生了障碍，就产生了痰。所以处理这样的肺病，中医根据五行的关系制定出一种治法，称作培土生金法。就是通过健脾，达到补肺的目的。这种方法，实际上主要用于久病咳喘，肺脾气虚的患者。我们认为土能生金，也就是脾能生肺，所以对于久病咳喘的患者治脾重于治肺，通过补脾达到益肺的目的。

肺病的常见证和心病一样也包括虚证和实证，可分为内伤和外感两个方面。刘老师强调肺病和痰的关系比较密切，所以肺病的辨证，辨痰非常重要。刘老师首先对肺病常见证做了概述。

课堂精华实录

肺病与心病相比，肺病的虚证范围比较小，心病的虚证范围比较大。同学们回顾一下，心病的虚证包括哪些？对，气、血、阴、阳4个方面都可见虚。到了肺病就不同了，肺病有气虚，有阴虚，但是没有血虚和阳虚。所以，我们在教材上就找不到肺阳虚和肺血虚这两个名词。肺病虚证的发生，往往是久病，也就是长期的肺病，长期的咳喘，例如慢性气管炎、肺气肿等疾病。

下面还有一组就是风寒犯肺证、风热犯肺证、燥邪犯肺证，这3个证从表面上看，相同的地方比较多，不同的地方比较少。这3个证都是外邪侵犯肺，影响到肺的宣发功能而导致的。

还有肺热炽盛、痰热壅肺、寒痰阻肺、饮停胸胁、风水相搏5个证。一个是实热证，还有痰热与寒痰。寒痰和热痰是性质相反的两种痰，所以形成的证不同，治疗用药也完全相反。最后两个证，饮停胸胁证属于4种饮中的一种；风水相搏证是水肿的一种，属于阳水。

（一）肺气虚证

肺气虚证指肺气虚弱，主气、卫外功能失职，以咳嗽、气喘、自汗及气虚症状为主要表现的证。辨证要点：咳嗽、气喘、痰稀与气虚症状共见。

刘老师从肺气到主要症状逐一进行了分析阐述。

课堂精华实录

我在讲心病的时候给同学们讲过，心气就是心的功能。这里的肺气，当然就是肺的功能，所以肺气虚证就是肺的宣发肃降功能不足了，无力宣降，不能很好地完成作用，这种状态就称作肺气虚证。

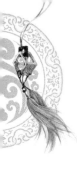

肺气虚证是怎么形成的？我们应该有这样一个概念，实证一般来讲，病程比较短，虚证一般的病程都较长。肺气虚也不例外，往往由于久病咳喘所导致。第二个方面，气的化生不足。气的化生首先和脾有关，脾为气血生化之源。所以，脾虚了，气就不足，影响到肺，土不能生金，则见肺气虚。

肺气虚的主要症状，一个是咳，一个是喘。有的患者以咳为主，有的患者以喘为主，有的患者咳喘并重。这样的咳喘首先是病程比较长，不可能三天两天的就形成了，可能是三年、五年、十年、二十年都有可能。第二个特点是这种咳喘是没有力的。咳嗽的声音比较小，比较弱；喘的声音比较细微，呼吸之气比较微弱，说话的声音比较低。这样综合判断是咳喘无力，这一条是肺气虚证重要的特征。咳也好，喘也好，病机是一样的，都是肺气亏虚，宣降无力，呼吸失常。

肺气虚的痰，从质地来看，痰是清稀的，不黏稠；从颜色来看，是白痰而不是黄痰。肺气虚的痰的形成，一是肺气不足，水液代谢障碍，水聚成痰；二是脾气不足，脾肺两虚形成的痰。

除了咳喘痰以外，肺气虚患者还有另一个重要的特点，自汗和易感冒。为什么肺气虚容易自汗，容易感冒？刘老师做了详细的讲解。

课堂精华实录

自汗，是指在不因为热的状态下，汗液经常流出。这种状态属于肺气不固。因为肺主皮毛，肺气不足，不能固摄皮毛，肌腠就比较疏松，汗孔就开放，所以患者就容易出汗。

感冒，就是病邪侵犯体表，正气和邪气在体表斗争而发生的一组症状。那么外邪侵犯体表有一个大前提，也就是有正气不足这个内因。所以，《黄帝内经》讲，"邪之所凑，其气必虚"。刚才我们已经复习到了，肺主皮毛。当肺气不足时，不能主管皮毛，皮毛得不到肺气的温养，卫外的功能失职，所以这样的患者容易受邪而发生感冒。

肺气虚与心气虚均有少气、乏力、自汗、懒言、声低、舌淡、脉虚等气虚证的表现。刘老师对这一条简单做了说明，然后对肺气虚证的学习要点进行了总结。

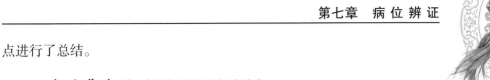

课堂精华实录

少气、乏力、自汗、懒言、声低、舌淡、脉虚等症状是已经多次提到的气虚的表现。在肺气虚患者多一点，少一点都可以，只要能够说明是气虚就可以了。

气虚症状与咳、喘、痰并见，我们就可以辨证为肺气虚证了，所以肺气虚证在临床辨证并不困难。

再强调一下肺气虚证的两个特点。一是肺主气司呼吸，肺气虚证突出的表现，就是在司呼吸这个方面，出现咳喘无力等症状。我刚才提到过，肺为什么可以司呼吸，取决于肺主气。肺的气不足，首先影响到的就是呼吸的功能。所以肺气虚的患者，首先要出现呼吸失常的表现。二是肺气宣发卫气到达皮毛，温养皮毛，皮毛才能够发挥卫外的功能。在肺气不足的状态下，卫气也减少，肌肤得不到卫气的温养，就会发生肌表不固的一些病证，所以肺气虚证有卫外不固的表现，这又是一个重要的特点。

（二）肺阴虚证

肺阴虚证指肺阴亏虚，虚热内生，肺失滋润，清肃失司，以干咳无痰，或痰少而黏及阴虚症状为主要表现的证。辨证要点：干咳无痰、痰少而黏及阴虚症状共见。

刘老师首先介绍了肺阴虚证常见的成因，然后讲解了肺阴虚证的临床表现，重点分析了咳痰的症状特点。

课堂精华实录

肺阴虚证的成因，第一是久病咳喘，不但可以伤肺气，也可以伤肺阴，久病伤肺气称作肺气虚，久病伤肺阴称作肺阴虚；第二是痨虫袭肺，就是我们现在讲的结核病；第三是外感热病后期，可以耗伤肺阴，导致肺阴不足。另外，过食辛辣燥热的东西也可以导致肺阴不足。

先讲肺阴虚证的主症。肺阴虚证的主症是咳嗽，可以是干咳、不吐痰，我们称作干咳无痰，就是只咳嗽，没有痰；也可以有燥痰，就是吐痰

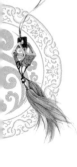

少而且黏，很难吐。还可以出现痰中带血，就是痰液里边带些血丝，这是热损伤肺络的一个表现。

再讲肺阴虚证的兼症。在前面我们也讲过，你们也应该掌握了。阴虚证包括潮热，盗汗，颧红，五心烦热，舌红少苔，脉细数。病机是由于肺阴不足，虚热内生。现在，同学们回顾一下，心阴虚证是不是也有这一组症状？好，大家注意这一组症状是五脏的阴虚证所共有的一组，这是一种规律。今后要学到的所有的阴虚证也都有这一组。

我们可以总结一下。肺阴虚证的辨证要点，就是干咳无痰或痰少而黏及阴虚症状。只有干咳无痰、痰少而黏，这还不够，因为燥痰还可以见于肺病的另一个证——燥邪犯肺。所以咳嗽出现燥痰，必须在兼有阴虚的表现时，我们才能够确定患者是肺阴虚证。

而肺阴虚证和肺气虚的鉴别就比较简单了，两者在咳痰方面特点不同，在病性方面的表现也不同，刘老师一般要求同学们课下自己完成。

上面刘老师讲了肺病的两个虚证——肺气虚和肺阴虚。这两个证在临床上很常见，主要见于慢性支气管炎和肺结核等患者。接下来，刘老师介绍了3种外邪犯肺的证候。这3种证候的病位相同，病机相似，但病因不同，所以临床表现有同有异，要注意鉴别。

（三）风寒犯肺证

风寒犯肺证指由于风寒侵袭，肺卫失宣，以咳嗽及风寒表证症状为主要表现的证。辨证要点：咳嗽、痰稀色白与风寒表证的症状共见。

刘老师强调，这个证的病位除了肺以外，还有皮毛。

课堂精华实录

因为中医讲肺主皮毛，皮毛属于肺。所以，我们讲的风寒犯肺，也包括风寒侵犯皮毛，所导致的一些病变。这个风寒犯肺也有寒邪的特点就是收引。寒邪侵犯到肺，主要导致肺气的宣发失常，所以这个证的主要病机就是肺卫失宣，包括肺气不宣，皮毛不宣。病因很清楚，称作风寒，就是六淫当中的风寒邪气。

风寒犯肺的主症是咳嗽，而不是喘，病机以肺气不宣为主。首先看咳嗽。风寒犯肺的患者出现咳嗽，是最主要的一个症状，可以把它列为风寒犯肺的主症。至于气喘这个症状，或有或没有，一般患者都没有。大家注意，风寒犯肺的主症是咳嗽，而不是喘。

咳嗽的病机是由于风寒束肺，肺的宣发功能失常，导致了肺气上逆所致。

再看吐痰。风寒犯肺的痰，是稀白的，颜色是白的，质地是稀的。这个痰因为是寒邪所致，所以不黏，颜色也不黄，属于我们前面提到的寒痰。是由于寒邪侵犯到肺，导致了肺气不能宣降，肺气宣降失常，水液停聚形成了痰。

刘老师结合前面知识对表寒证的表现做了分析。

课堂精华实录

风寒之邪侵犯到体表所导致的表证属于表寒证。

表寒证的恶寒和发热相比较而言，恶寒重发热轻，就是患者怕冷得比较明显。

头身疼痛，我也解释过，寒邪侵犯人的体表，出现头身疼痛是一大特点。中医有一个理论是"不通则痛"，那么寒性收引，所以使气血运行不畅更为明显，因此出现身痛就比较明显。

表寒证的患者流的鼻涕是清稀的。所谓的清稀，第一要稀，不黏；第二是清，就是这个颜色不发黄，这是寒证的一个特点。中医学在这方面总结了规律，排泄物包括痰、涕、涎等，凡是清稀的属于寒，黄色稠浊的属于热。

舌苔薄白，说明了表邪没有入里，或者说表邪还没有解除。在脏腑、气血受到的影响不很明显的时候，可以出现舌苔薄白。

脉浮紧。脉浮说明病在体表，脉紧说明有寒，这是表寒证的一个特点。

另外，还要说明一个问题。典型的风寒犯肺证是既有肺寒的表现，又有表寒的症状。但有的患者来看病的时候，表寒证已经不明显了，而是以咳嗽、吐清稀痰为主要矛盾。这种情况下，要把着重点放在肺，去解决风

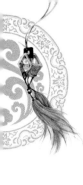

寒犯肺这个病机，主要的是考虑宣肺散寒的治疗方法。

刘老师强调，风寒犯肺证的诊断，患者必须具备的或者说主诉，应该是咳痰类的表现，而不是恶寒发热类的表现。

（四）风热犯肺证

风热犯肺证指由于风热侵袭，肺卫失宣，以咳嗽及风热表证症状为主要表现。辨证要点：咳嗽、痰黄稠与风热表证的症状共见。

刘老师强调了辨寒热在此证辨识中的重要性。

课堂精华实录

首先看概念，把风寒犯肺的概念掌握了，那风热犯肺就不需要再去记了。看，风寒犯肺就是风寒袭肺，肺卫失宣所表现的证。那风热犯肺，就是风热犯肺，肺卫失宣所表现的证。所以，这两个证在病位上是相同的，在病机上是类似的，在病邪一个是风热，一个是风寒，就一字之差。寒热不同，因此出现了截然不同的两个证。

临床表现方面和风寒犯肺一样，以咳嗽为主症。同样，气喘可以有也可以没有，大多数患者都没有。就是说，风寒犯肺也好风热犯肺也好，主症是咳嗽而不是气喘。风热犯肺的患者为什么出现咳喘，是由于风热侵犯到肺，肺的宣降功能失常，肺气上逆而出现的。

再看吐痰。风热犯肺的痰和上面风寒犯肺证的痰有着本质的区别，风寒犯肺的痰我们称作寒痰，风热犯肺的痰属于热痰。所以，这个痰的颜色是黄的。吐黄痰的属于肺热。风热犯肺为什么出现黄痰？这个黄痰的形成是热邪灼伤津液，也可以说热邪煎熬津液，使津液变得黏稠而形成了热痰。

还有一组是表热证的表现，发热微恶风寒，流浊涕，口微渴，或咽喉疼痛，舌尖红苔薄黄，脉浮数。

风热犯肺证的辨证要点是咳嗽、痰黄稠与表热证表现共见。同时，刘老师强调风热犯肺证的主要矛盾是咳嗽、吐黄稠的痰，这是其与表热证的鉴别要点。

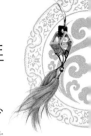

（五）燥邪犯肺证

燥邪犯肺证指燥邪犯肺，肺卫失宣，肺失清肃，以干咳无痰，或痰少而黏及口鼻干燥症状为主要表现的证。辨证要点：干咳无痰，或痰少而黏及燥淫证症状共见。

刘老师强调本证的季节性特点，并分析了主症特点。

课堂精华实录

因为秋季燥邪较盛，人感受了燥邪，就可能燥邪犯肺。燥邪又分为温燥和凉燥。温燥和凉燥主要区分于季节，初秋的时候一般是温燥，深秋的时候一般是凉燥。另外，我们还要结合患者的临床表现加以鉴别。

燥邪犯肺主症还是咳嗽，特点是干咳，没有痰，也可以是痰少、黏，不易吐出。与肺阴虚一样，也是燥痰。

再就是具有干燥的表现。这是因为燥邪侵犯到人体，燥邪无论侵犯到哪个部位，最主要的致病特点就是伤耗津液。所以，会出现干燥的症状，包括口干、唇干、鼻腔干、咽喉部干、舌苔干燥等。

第三个方面，由于是感受外邪而发病，外邪通过体表侵犯到肺，所以这个证也会具备一些较轻的表证症状。可以是恶寒发热、出汗、脉浮数，说明这种燥是温燥；也可以是恶寒发热、不出汗、脉象浮紧，说明这种燥是凉燥。

下面刘老师对以上3个证做了小结。

课堂精华实录

讲到这个地方，我们把3个外感肺病给同学们介绍完了，一个是风寒犯肺，一个是风热犯肺，再有一个就是燥邪犯肺。这3个证都是外邪侵犯到肺所导致的病证，主症都是咳嗽，另外这3个证都可以兼有表证，这是它们的共同点。

但是由于感受的邪气的性质不同，所以又出现了各自不同的特点。第一点表现在吐痰上，这3个证吐痰不同，风寒吐稀白的痰，风热吐黄稠的痰，燥邪吐燥痰。第二是表证的临床表现不同，风寒表证、风热表证、燥

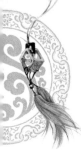

邪表证各有特点。

另外，燥邪犯肺证与肺阴虚也需要鉴别，以下是刘老师的板书要点。

燥邪犯肺证 } 干咳、痰少而黏、难咯 { 干燥症状、有表证、病程短
肺阴虚证　 　　　　　　　　　　　 阴虚表现、无表证、病程长

（六）肺热炽盛证

肺热炽盛证指热邪壅肺，肺失清肃，以咳嗽、气喘以及里实热症状为主要表现的证。辨证要点：咳嗽、气喘、胸痛与里实热症状共见。

课堂精华实录

从这个名字我们可以体会到这个证属于实热证，实热证在不同的脏腑，有不同的名称，有不同的表现。在心称作心火，在肺称作肺热，在肝称作肝火。这些证都属于实热，所以都有共同的表现，例如面色发红、口渴、大便干、尿黄、舌红苔黄、脉数等，这些症状可以称作实热证的共有特点。由于所在的脏腑不同，所以临床表现又各有特点。实热在心的要有心病的表现，在肺的要有肺病的表现，在肝的要有肝病的表现，这正是这几个实热证的不同点。

从临床来看，肺热炽盛证虽然不宣不降都有，但是应该是以肺气的不降为主要病机。怎么知道的？首先这类病证一般以喘为主症，如果以喘为主症就说明肺气不降为主要病机。第二个方面，我们在治疗这类病证的时候，应以降肺为主，选用降肺的药物疗效比较好。

肺热炽盛的成因有二，一是风热侵犯到肺，导致了肺热；二是风寒入里化热。对于风寒化热理解起来有点困难，刘老师结合"从化学说"进行了讲解。

课堂精华实录

寒邪为什么能够导致肺热？这需要"从化"理论来解释。从化，是指邪气侵犯到人体可以发生性质的改变。例如，寒邪可以转化为热，热邪可以转化为寒。那病邪为什么会从化？从化最主要的原因是什么？病邪从化最根本的原因，最主要的一条就是体质的问题。如果患者属于阳热的体

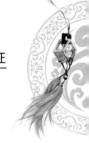

质，这样的人感受了寒邪，就可以转化为热证，以此类推。

刘老师又进一步分析临床重要表现——咳嗽、气喘。

课堂精华实录

肺热炽盛的患者可以出现咳和喘，但咳和喘比较而言，是以喘为主的。喘的特点是什么？刚才讲到，肺热炽盛证是个实证不是虚证，所以喘就有实证的特点，喘息气粗，患者说喘得呼呼的，严重的可以鼻翼煽动。鼻翼煽动这个症状是形容喘得比较严重，只有喘得很厉害，才可以出现鼻子在动。他为什么喘这么厉害，病机就是热盛在肺，肺热亢盛，导致了肺气的宣发和肃降障碍，肺气上逆，所以发生了喘。

肺热炽盛证属于实热证，所以还有实热证的表现，如发热、面赤、口渴，还可以有大便干、小便黄、舌红脉数。这组症状在肺热证的表现，要比我们前面讲的心火和后边要讲的肝火更加突出。

首先发热会有，而且多是高热。同学们想，患者在发热，体温升高，那面色什么样，那很自然，面色肯定是红赤的。既然是高热，高热就伤津，伤津以后就口渴。这种口渴喜欢多喝水，喜欢喝凉水。再就是便干尿黄。这一组在这个证里表现也是突出的，说明了热邪亢盛，耗伤了津液。最后一组是舌红苔黄、脉数，这是实热证里最常见的，在肺热也更为明显。

肺热炽盛证的诊断要点为咳嗽，气喘息粗，再加上实热证，刘老师强调要重点掌握喘和典型的实热表现。

（七）痰热壅肺证

痰热壅肺证指痰热交结，壅滞于肺，肺失清肃，以咳喘及痰热症状为主要表现的证。辨证要点：咳嗽、气喘息粗与痰热症状共见。

刘老师先强调了肺热炽盛证与痰热壅肺证的不同，然后再分析病因病机。

课堂精华实录

肺热炽盛证与痰热壅肺证主要的不同点，就在于有没有痰。从这个名

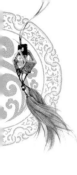

字上就看出来，肺热炽盛证没有痰，痰热壅肺证有痰。可以说，肺热出现了痰比较明显的状态，我们就称作痰热壅肺证。

　　痰和热交结就是既有热，又有痰，而且痰和热交结在一起，蕴结在肺，导致肺气的宣降功能失常，肺气上逆，从而形成这样一个证。而痰和热交结的形成有两个原因。

　　第一是肺热炼液成痰。从这个原因我们可以判断，前提是有肺热。由于肺热比较盛，煎熬津液，使津液生成了痰，痰生成以后和热相结合，阻滞了肺的宣降，我们称作痰热壅肺。由此可见，痰热壅肺证和肺热炽盛证是有联系的，也是有区别的。

　　第二是宿痰化热。这个人平常痰液就比较多，由于痰液积聚日久郁而化热。这个郁而化热的原理我在前面给你们提到过，人体的气血是流畅的，气血流畅是不会产生热，如果某些病邪积聚，包括痰、瘀血、食物、粪便等，郁在体内，使气血运行不畅，就可以郁而化热。

　　对痰热壅肺证的表现，刘老师用板书进行简单明了的概括。

表现 $\begin{cases} \text{肺热表现} \\ \text{热痰} \begin{cases} \text{痰多色黄稠——热灼津液} \\ \text{脓血腥臭痰——热盛肉腐} \end{cases} \end{cases}$

课堂精华实录

　　痰热壅肺证的临床表现，首先是肺热炽盛证的表现。因为痰热壅肺证的第一个成因就是有肺热炽盛，加上了痰。肺热炽盛证的表现是什么？复习一下，咳嗽，气喘，加上实热证，发热，面赤，口渴，便干，尿黄，舌红，苔黄，脉数这一组。痰热壅肺证具备了这些临床表现，但还不够，还必须有吐痰的表现。本证的痰有两种可能，一是黄稠痰，一是脓血腥臭痰。

　　先看第一种，黄稠痰。黄稠痰又叫热痰，是痰热阻肺证的主症。热盛伤耗津液，使津液变得黏稠而成痰，即所谓"痰生于热"。所以，黄稠痰的出现，提示患者既有痰又有热，痰热互结，是诊断痰热阻肺证的主要依据之一。

顺便提一下，风热犯肺证与痰热阻肺证，都有吐黄稠痰这个症状，那两者有没有区别呢？由于热邪的轻重不同，所吐的痰虽然都是黄稠的，但还是有区别的。一是量的区别，风热犯肺证吐痰量较少，而痰热阻肺证吐痰量较多；二是质的区别，风热犯肺证与痰热阻肺证相比，后者的痰更黏稠一些。

再看第二种，脓血腥臭痰。这种痰从颜色上看，要有脓有血还有痰，从气味上看，又腥又臭。其主要见于肺痈等疾病，临床辨证属于痰热阻肺证。脓血腥臭痰的性质也属热痰。由于热毒壅滞于肺，致使肺部发生痈肿，进而腐烂溃破，与痰一起吐出来，就出现脓血腥臭痰。

这就是中医所说的"热盛肉腐"。"热盛肉腐"的例子还有很多，比如疮疖痈肿，还有肠痈、肝痈等化脓性疾病都可以出现"热盛肉腐"的病理变化。其实自然界也有这样的现象，比如夏天，天气炎热，气温很高，鱼、肉类的食物就容易变质腐臭，而食物放在冰箱里就不出现这种情况了。

刘老师在讲述完该证的辨识分析之后，又结合临床治疗强化对本证本质的认识，加深了学生的理解。

课堂精华实录

这个证在临床上也非常多见。其中肺炎的患者中医辨证属于痰热壅肺证的非常多。还可以见于肺脓疡，中医称作肺痈。肺痈的特点必须是吐脓血腥臭痰的。还可以见于支气管扩张等疾病。无论是什么病，在辨证方面我们称为痰热壅肺证。在治疗上，痰热壅肺证和上面讲的肺热炽盛证有区别。肺热炽盛证就是以清肺热为主要治法，痰热壅肺证除了清肺热以外，必须加上化痰的药物，这样才能解决问题。这就是这两个证在辨证和治疗上的不同点。

你们在学方剂的时候有一个方子叫麻杏石甘汤。这张方子是张仲景在《伤寒杂病论》中创建的，是治疗肺热的一个主方。这个方子再加上化痰的药物，我们就可以治疗痰热壅肺证。如果这种患者是吐脓血痰，属于肺痈的，我们可以用《千金》苇茎汤，这个方子是治疗吐脓血腥臭痰的有效方。

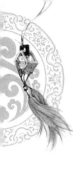

（八）寒痰阻肺证

寒痰阻肺证指寒痰交阻于肺，肺失宣降，以咳嗽气喘、痰多色白及寒证症状为主要表现的证。辨证要点：咳嗽、气喘与寒痰症状共见。

寒痰阻肺证和痰热壅肺证均有"痰"这一共同病因，但在病性上有寒、热的本质区别。刘老师先引入痰湿阻肺证与本证进行对照讲解，然后讲解了形成原因。

课堂精华实录

寒与痰相结合称作寒痰。寒痰阻滞了肺，导致了肺气的宣降失常，所出现的证称作寒痰阻肺证。在临床上还有一个痰湿阻肺证也很多见，但这个教材上没有这个证型。如果寒象明显的，我们可以称作寒痰阻肺，如果痰浊明显而寒象不明显的，称作痰湿阻肺。

下面讲成因。一个是患者为痰湿内盛的体质，就是平常就有痰湿，又感受了寒邪。寒邪和痰相结合就称作寒痰。

第二个方面是外感寒湿。就是寒湿之邪直接侵犯到肺，导致了寒痰阻肺。

第三个方面是脾气、脾阳不足，运化失职。我前面提到过，中医有一个理论称作"脾为生痰之源，肺为储痰之器"，在此就显现得很重要。就是说脾气、脾阳不足，运化无力，水液停留，水聚为痰，这种痰产生了以后，阻滞于肺，表现出来是咳喘吐痰，胸闷。例如，慢性支气管炎的患者，寒痰阻肺证往往是非常多见。

寒痰阻肺证的诊断中，痰的特点把握非常重要，其次是兼症。

寒痰阻肺证患者中，有的人以咳为主，有的人以喘为主。这是由于痰湿的性质是黏滞的，是阻碍气机的，痰湿阻滞于肺，就使得肺气不能宣降，肺气的宣降发生了障碍，肺气上逆，就出现咳喘。这是这种患者的主症。

我们再看一下吐痰。这种痰具备3个特点，第一是多，第二是白，第三是很容易咳出来。这种痰我们称作湿痰。这种痰再加上寒象，那称作寒痰。这一点和我上面讲的几个证都不同。大家想一下，风寒犯肺的痰也是色白，但是量并不多。

寒痰阻肺证还有一个重要特征就是舌苔白腻，脉滑，且应有寒象。

舌苔白腻，是痰湿内盛的最主要的体征之一。而滑脉有时候很典型，但是有时候不典型，这要看正气是否充足，而且还和年龄有关。如果这种患者咳喘日久兼有肺气不足，那么这个时候出现滑脉的可能性就比较小。

咳喘，定位在肺；吐痰色白量多，舌苔白腻，定性是痰湿；恶寒肢冷，定性是寒性。这3个方面综合分析，就是寒痰阻肺证。

总结刘老师的讲解，寒痰阻肺证的诊断要点有3条，第一咳喘，第二痰多，第三必须有寒象。这3条都具备了，我们就称作寒痰阻肺。如果没有寒象，我们可以称作痰湿阻肺。

（九）饮停胸胁证

饮停胸胁证指水饮停于胸胁，阻滞气机，以胸廓饱满、胸胁胀闷或痛及饮证症状为主要表现的证。辨证要点：胸廓饱满、胸胁胀闷或痛与饮证症状共见。

饮停胸胁，为四饮中的悬饮。刘老师结合津液辨证中学到的内容进行了讲授。

课堂精华实录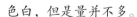

这个证就是我前面讲过的悬饮，病位在胸胁，水液停留在胸腔。这个饮在不同的部位有不同的名字，在胸胁的，在胸腔里的我们称作悬饮。因为这个部位既不在上也不在下，所以称作悬饮。

那么，张仲景是根据什么诊断悬饮的？主要是根据临床表现。悬饮的临床表现我在津液辨证讲过，这里重点讲一下诊断悬饮的要点。第一，胸胁痛，咳嗽的时候比较厉害。患者用力咳嗽能引发疼痛，使胸胁痛加重。第二，深呼吸的时候，胸胁疼痛加剧。第三，患者在转身的时候发生疼痛加剧。就是患者站立，然后转动胸胁部，在转的过程中患者觉得疼痛加剧。这就是古人形容的"不可转侧"。如果具备这几个条件，或者具备其中的一条也可以，我们就可以考虑是悬饮了。

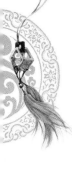

（十）风水搏肺证

风水搏肺证指风邪袭肺，宣降失常，通调水道失职，水湿泛溢肌肤，以突起头面浮肿及表证症状为主要表现的证。辨证要点：突发头面浮肿及表证症状共见。

课堂精华实录

风水搏肺，我们看这个名字，由风和水组成。风水搏肺证是风邪外袭，侵犯到肺卫，肺气不能宣发导致水湿泛溢肌肤而成。水湿泛溢肌肤就是水肿。那水肿是什么原因引起的？是感受了风邪引起的。那这个风邪侵犯到哪里？风邪侵犯到肺。肺发生了什么病变？肺气不能宣发肃降，不能通调水道，水液停聚在肌肤之间，形成了水肿。所以，这个证属于水肿的一个类型。

同学们还记得吧，我讲津液辨证的时候，讲过水肿分两类，第一称作阳水，第二称作阴水。那你们觉得这是阳水还是阴水？这是阳水。前面我们讲过了，现在复习一下。

风水搏肺证实际上诊断起来也不困难。第一点，这个病发病比较急，突然发生。第二点，这个证的水肿，首先从眼睑开始肿。第三点，水肿是以上半身肿得厉害为特点，可以全身都肿了，但仍然是以上半身为主，以头面部为主。第四点，这个证往往有外感表证的病史。如果这个水肿发生之前，发生过感冒，发生过咽喉部肿痛，对于诊断风水相搏证有重要的参考价值。

因为，风水搏肺证的形成和肺有关系，所以，我们把它放在肺病里去讲。有的书上称作肺水，有的称作阳水，如果按照脏腑辨证命名的话称作风水搏肺证。

总结刘老师的讲解，肺病共有 10 个证。其中 2 个虚证包括肺气虚和肺阴虚，主要见于慢性支气管炎、肺气肿、肺结核等疾病。有 3 个外感肺病，包括风寒犯肺证、风热犯肺证、燥邪犯肺证，临床上内科、儿科里都很常见，主要见于急性支气管炎。肺热，主要见于肺炎、肺痈等疾病。痰热壅肺和肺热相鉴别，主要区别是有没有痰。而痰热里有两种痰，一种是吐黄稠的痰，一种是吐脓血腥臭的痰。这两种痰所反映的病理，有所不同，应该加以区别。寒痰阻肺和痰湿阻肺应该加以鉴别，有寒象者为寒痰阻肺；无寒象者为痰湿阻肺。最后两个证为饮停胸胁证和风水相搏证，在这里是复习内容，一般熟悉就可以了。

（十一）大肠湿热证

大肠湿热证指湿热阻滞肠道气机，大肠传导失常，以腹痛、泄泻及湿热症状为主要表现的证。辨证要点：腹痛、泄泻及湿热症状共见。

本证发病的关键是湿热。刘老师介绍了湿热的来源及诊断要点。

课堂精华实录

那这个湿热是哪里来？湿热的来源，第一是外感湿热，第二饮食不洁。由于饮食不卫生引起的肠道湿热，这就是我们经常说的"病从口入"。特别是到了夏天，因食物不干净，不卫生，吃下去以后就产生了湿热，就影响了肠道的传导，导致了大肠湿热证的形成。

肠道湿热往往发病较急，临床主症是腹泻，常见两种表现。第一种是脓血便。大便下脓血，是痢疾的一个主症。只要出现了脓血便，我们就应该考虑是痢疾。痢疾患者会伴有腹痛、里急后重这样一些特点。所谓里急后重，就是肚子一痛，肛门下坠，好像大便马上要出来，但到厕所后，排便不爽，排便量少，肛门仍然有下坠感。

第二种是暴泻如注。突然腹泻，哗哗的就下来。这个腹泻的势比较急，颜色是黄的，是秽臭的，这是急性肠炎常见的一个证。

同学们要特别注意肛门灼热这个症状。不管是下痢脓血，还是暴泻，只要肛门是灼热的。有的患者说是像辣椒面辣的一样，在小孩子你看看肛门是发红、发紫的，我们就可以辨证为肠道湿热。所以，肛门灼热是辨别肠道湿热非常重要的一个依据。再看舌苔，舌苔黄腻说明病性属于湿热。而且这样肠道湿热的患者，舌苔黄腻是比较典型的。

（十二）肠热腑实证

肠热腑实证指邪热入里，与肠中糟粕相搏，以腹满硬痛、便秘及里热炽盛症状为主要表现的证。主要病因：邪热炽盛，汗出过多；误用汗剂，

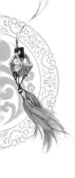

津液外泄。辨证要点：腹满硬痛、便秘和里热炽盛症状共见。

肠热腑实证，原因是热盛，病机是肠道不通。热邪与肠中糟粕相搏阻滞了肠道，使肠道不通。这个证在《伤寒论》上称作阳明腑实证。刘老师把此证的临床表现分为燥屎和热盛两组。

课堂精华实录

第一是燥屎。所谓的燥屎就是大便干结，大便不通，肚子疼，拒按。这是由于大便不通，出现肚子疼，两者是有联系的。所以，大便不通也好，热结旁流也好，腹部疼痛也好，都是由于粪便特别干燥引起的。

第二是热盛。患者表现为神昏谵语，高热，或者是日晡潮热。我们在四诊里讲到了一个潮热，其中有一个类型就是日晡潮热，也称作阳明潮热。这个患者舌质是红的，舌苔是黄燥的，脉象是有力的，一派实热症状，而且这种热伤阴的特点很明显，主要表现在大便干结、舌苔黄燥、口渴等。

所以，肠热腑实证的诊断不困难，便秘、腹痛，再加上实热证的表现就可以确诊为肠热腑实证。

（十三）肠燥津亏证

肠燥津亏证指津液亏损，肠失濡润，传导失职，以大便燥结难下及津亏症状为主要表现的证。主要病因：素体津亏；年老津亏；嗜食辛辣；汗吐下；热病。辨证要点：大便燥结难下及津亏症状共见。

课堂精华实录

肠和胃都属于阳明，前面给同学们讲过，阳明属于阳热亢盛的地方，所以津液容易亏虚。这个证就是由于津亏导致了肠燥。

下面我说一个问题你们思考一下。肠燥津亏证的主要症状应该是什么？那你首先得想，肠道是干什么的？肠道，特别是大肠是形成和排出粪便的。这个形成粪便、排粪便的过程需要津液的滋润。当津液不足的时候，大肠干燥的时候患者应该有什么症状？这个学习方法是学习中医非常好的一个方法，用你学过的理论，去指导你的学习。

大家看，表现主要是燥屎，就是大便干，排便困难，这是肠燥津亏的主症。患者可以腹胀，少腹包块可以有，也可以没有；大便干，排便困难必须有。还要加上津亏的症状，表现就是干燥。哪里干燥？哪里缺少津液的滋养，哪里就会干燥。口干、舌红、舌苔黄燥，这都是津液不足的表现。如果来一个患者主诉是大便干结，然后出现口干，舌红少津，我们就可以诊断这种患者是津亏的便秘。那我们治疗这种便秘就不能用通腑泻下，就应该以润肠为主。

总结刘老师的讲解，肠燥津亏证的诊断要点就是大便干结，排便困难，再加上津液不足的表现就可以了。同时，刘老师指出，肠燥津亏证主要见于西医学的习惯性便秘。

（十四）肠虚滑泻证

肠虚滑泻证指大肠阳气虚衰不能固摄，以大便滑脱不禁及阳虚症状为主要表现的证。主要病因：久泻、久痢。辨证要点：大便失禁及阳虚症状共见。

对于肠虚滑泻证，刘老师一般不做详细讲解。这是为什么？刘老师从以下几方面做出了解释。

课堂精华实录

从病因病机上看，肠虚滑泻多由久泄久痢伤及脾肾阳气所致。脾阳虚衰则水谷不化而形成泄泻，肾阳虚衰则固摄失职而致大便滑脱不禁。

从治疗上看，各种慢性泄泻包括泻痢无度、滑脱不禁等严重病症，都从脾肾着手，温补阳气，固涩止泻。

由此可见，所谓肠虚滑泻，实际上是脾肾阳虚证的一个内容，是脾肾阳虚在泄泻这个方面的表现。所以，没有必要独立于脾肾阳虚证之外，也就没有必要详细讲解。

（十五）虫积肠道证

虫积肠道证指蛔虫等寄居肠道，阻滞气机，噬耗营养，以腹痛、面黄体瘦、大便排虫及气滞症状为主要表现的证。主要病因：饮食不洁。辨证

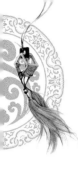
要点：腹痛、面黄体瘦、大便排虫与气滞症状共见。

虫积肠道证，是指寄生虫生长在肠道，在小儿科较为常见，原因主要是饮食不节，虫卵通过饮食进入肠道，繁殖生长。刘老师对临床表现做了详细讲解。

课堂精华实录

虫积肠道证就是蛔虫或其他寄生虫，寄生在肠道里引起的。第一个主症是肚子痛。肚子痛的特点是，脐周部位出现痛，有时候痛，有时候不痛。第二个主症是可以摸到腹部有条状物，就是能摸到蛔虫的特征。第三，有的患者可以从大便里排出虫子，那这个诊断依据是最可靠的了。另外，如果痛得厉害了，可以大汗淋漓，四肢厥冷，甚至呕吐蛔虫，这叫"蛔厥"。

除此之外，虫证还可以引起下面这些症状。

一个是形体消瘦，面黄肌瘦。刚才讲到这些虫子称作寄生虫，它们寄生于人体的肠道，吸收了人体的水谷精气，破坏了肠道的消化能力和吸收功能，所以就可以出现营养不良的症状，包括面黄肌瘦，头发干枯，还可以见到大便里有虫子。

第二是嗜食异物。有的孩子喜欢吃一些非食品的东西，例如煤渣、泥土，就要考虑有虫子的可能。

第三是睡觉时咬牙、鼻子痒，这也是蛔虫的特征。但是蛔虫不是唯一原因，这并不是具有特异性的症状，其他原因也可以出现咬牙、鼻痒。

还有一条就是面部出现白色的斑。这个白色的虫斑大约和一分钱币那么大，或者五分钱币那么大，是圆的。另外，有的患者白眼珠出现蓝斑，像云彩一样的一块块的蓝色的斑点，这也是蛔虫斑。

总结刘老师的讲解，此证最具有特征的是肚脐的周围时有疼痛；而大便排出虫是诊断肠道有虫疾最可靠的依据。一般临床上可以做一个大便的化验，在大便中如果发现蛔虫等虫卵，即可确诊。

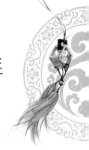

课后思考

1. 肺的病变中，常兼见表证的证型有哪些？如何鉴别？

2. 肺气虚证与心气虚证如何鉴别？

3. 如何分析肺的生理病理特点与临床表现之间的关系。

三、脾与胃病辨证

要点提示

注意结合脾与胃的生理功能及部位、官窍等分析病理表现，需重点掌握的有：一是脾与胃病各证的临床表现及辨证要点；二是注意脾虚四证、寒湿困脾证与湿热蕴脾证、胃阴虚证与胃热炽盛证等相似证的鉴别。

刘老师特别重视脏腑的生理功能的把握，由此引出脏腑病理表现。因此，在本部分内容的学习中应首先掌握脾的运化、统血、升清三大生理功能。

课堂精华实录

脾的生理功能第一条是主运化。脾主运化包括两方面，一是运化水谷，二是运化水湿。脾具有将水谷消化，并吸收和输布水谷精微的作用。这个作用在人体生命活动中非常重要，因为，脾化生的水谷精微是生成气血的物质，所以我们又称脾为"气血生化之源"。由于气血是营养维持人体及其生命活动的主要物质，所以脾又称为"后天之本"。第二个方面，脾能运化水湿，将人体的水液代谢进行调节，上至于肺，下至于肾，是水液代谢的转输站，起到一个非常重要的作用。

脾的生理功能第二条是主升。这一条包含两个方面的作用，一方面就是将水谷精微上升，上升到肺及头面部；另一方面是升举内脏的作用。人体的内脏之所以固定在一定的位置，要靠脾气的升托作用来固定。

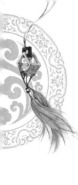

脾的生理功能第三条是主统血，指脾具有固摄血液在脉管当中运行，而不溢出脉外的作用。也就是说血液之所以在脉管当中运动，这和脾主统血的功能分不开的。

当脾的主要功能发生异常了，就出现了脾病。下面我们一条条看一下，脾病的三个方面的临床表现。

第一，脾主运化的功能失常。如果表现在水谷不能运化，患者就会出现纳呆、食少、腹胀，这是临床上常见的脾病的症状。如果表现在水湿的运化无力，那么就出现便溏、水肿。便溏是由于水液不能吸收，水液从小肠、大肠排出来，所以就便溏、水谷不化。水肿是由于脾的运化功能失常，水液停聚，溢于肌肤所导致。

第二，脾主升的功能失常。首先表现在水谷精气不能上升，也就是我们经常说的清阳不能上升，头面部会出现头晕目眩。其次，如果脾气不能升举，那内脏的位置就会下移，下移的结果就是内脏下垂，包括胃下垂、子宫下垂、脱肛等。

第三，脾主统血的功能失常，主症就是出血。这种出血可以表现在多个方面，如皮下出血、鼻子出血、吐血、便血、崩漏、月经过多等。这些出血只要符合脾气虚的特点，我们就可以考虑诊断为脾不统血。

另外，脾主肌肉和四肢，这个理论告诉我们，肌肉消瘦，四肢无力这样的病症，应该考虑脾的病变。《黄帝内经》中讲，"脾开窍于口""脾和则口能知五谷"。所以，口的功能主要和脾有关。脾在志为思，人的思考需要脾化生的血液作为物质基础，所以，中医有一个理论称作"久思伤脾"。在液为涎，在五液里脾主涎，涎属于脾。所以，涎的病变中医在辨证的时候，定位在脾。

脾病的常见证，可以分为两大类，第一是虚证，第二是湿证。刘老师对脾病先做了整体分析。之后首先分析的是脾的虚证。

课堂精华实录

脾病的虚证有两方面，一是气虚，二是阳虚。根据病机和临床表现的不同，脾气虚又分为脾气虚证、脾虚气陷证和脾不统血证。以运化无力为主要病机，以食少、腹胀、便溏为主要症状的称为脾气虚证；以升举无力为主要病机，以内脏下垂为主要症状的称为脾虚气陷证；以统血失职为主要病机，以出血为主要症状的称为脾不统血证。再加上脾阳虚证，脾病共有4个虚证。这4个虚证，是脾病主要的证，是学习的重点内容。

脾病的实证都与湿邪有关，一个是寒湿，一个是湿热。这两个证都是湿邪为患，脾病为什么和湿邪的关系这样密切？为什么说脾恶湿？这个问题要从脾的生理特性来分析。脾属太阴，阴多阳少，喜燥恶湿。所以，一方面脾病就容易产生湿邪；另一方面，外感湿邪也容易侵犯到脾，困阻脾气。这样，就造成了脾病多湿的病理变化，这是由脾喜燥恶湿的生理特性决定的。

（一）脾气虚证

脾气虚证指脾气不足，运化失职，以纳呆、腹胀、便溏及气虚症状为主要表现的证。辨证要点：纳呆、腹胀、便溏与气虚症状共见。

刘老师首先从病因开始讲解。

课堂精华实录

脾气虚证的形成原因是多方面的。一是饮食不节。饮食不节可以损伤脾胃，耗伤脾气，导致脾气虚证。二是忧思日久。久思可以伤脾，从而导致了脾气的运化功能下降。三是先天不足。脾的运化能力不足，和先天有关。四是年老体衰。随着年龄的增长，脾气在不断地减少，脾的功能在不断地衰退，可以导致脾气虚证。还有久病损伤脾气，许多慢性病都可以损伤脾气，例如慢性咳喘、慢性水肿、慢性腹泻、慢性痢疾等。

那脾气虚了有哪些表现呢？首先注意纳呆和食少。纳呆和食少既有联系又有区别，食少就是吃饭少，纳呆主要指患者不想吃，那么纳呆的患者肯定会有食少。

其次分析腹胀。脾气不足，运化无力，气机运行不畅，所以引起腹胀。中医把胀分为虚实两大类。这里的腹胀属于虚胀的范畴。脾虚的腹胀，有以下两个特点。第一个特点是食后尤甚。就是吃饭以后胀得比较明显。这个道理很简单，脾本来运化能力不足，又因为饭后加重脾的负担，

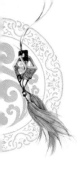
脾气更虚，所以腹胀在饭后加重。第二个特点是腹胀时减。什么称作腹胀时减？就是腹胀不是持续性的，而是有时候胀，有时候不胀。

第三，分析便溏。便溏属于腹泻的范畴。那脾虚便溏的特点是完谷不化。完谷不化就是大便里有不消化的食物。患者消化能力下降，不能将吃过的食物消化、吸收，而完整地从大便里排出来。这充分说明脾的运化功能发生障碍。

另外，脾气虚的患者可以出现消瘦。什么称作消瘦？如果用数据作为标准的话，应该是患者的体重比正常人的体重少20％以上。但是，在传统的中医诊断中没有这个标准，那就要用你的眼睛去看，你觉得患者肌肉减少得特别明显，面黄肌瘦这样一个状态，就可以称作消瘦了。

消瘦见于脾气虚，比较容易理解。因为脾气虚以后，气血的化生不足，机体失养，所以消瘦。可脾气虚的患者还可以出现肥胖，这是为什么？刘老师给出了解释。

课堂精华实录

同是脾气虚证，有的人出现消瘦，而有的人则出现肥胖。这怎么解释？

首先要搞明白一个问题。中医认为胖人的形成和湿有关。我在前面讲过一句朱丹溪的名言"肥人多痰"。中医没有脂肪这个概念，讲的是胖人多痰湿这样一个理论。那脾气虚为什么会肥胖？这里的肥胖不是肌肉增多，而是湿邪聚集，痰湿内盛。脾虚则水液停聚而为痰湿，痰湿积于肌肤则使人发胖。

脾气虚的患者除了上面的表现以外，还可能出现神疲乏力、少气懒言、自汗、舌淡、脉虚或缓等气虚的表现。

脾气虚证的辨证要点是食少、腹胀、便溏，再加上气虚证，也就是主症加气虚证。3个主症出现几个就可以？出现1个就可以，出现两三个也可以。不在多少，说明病位在脾就可以了。后面再加上气虚证的临床表现，有两三条就可以了。定位在脾，定性为气虚，综合判断就是脾气虚证。所以，这个证的诊断是不困难的，在临床上脾气虚证也非常多见，见

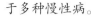

于多种慢性病。

（二）脾虚气陷证

脾虚气陷证指脾气虚弱，升举无力而反下陷，以眩晕、泄泻、脘腹重坠、内脏下垂及气虚症状为主要表现的证。辨证要点：眩晕、泄泻、脘腹重坠、内脏下垂与气虚症状共见。

刘老师强调要重点理解脾气虚证和脾虚气陷证的关系。他首先讲解了两者在病机上的异同点，然后分析了本证的病因。

课堂精华实录

我们先看一下病机。脾虚气陷证的病机是脾气虚弱，升举无力。根据这个病机，同学们想一下，脾虚气陷证和脾气虚证有什么联系？我们可以看出来，这两个证根本原因都是脾气不足。但是脾气虚证主要的病机是运化无力，而脾虚气陷证主要的病机是升举无力。把这两个证的关系搞明白，对于临床鉴别和治疗，就打下了良好的基础。

脾虚气陷证的成因，一个是脾气虚发展而来，先是脾气虚然后慢慢导致了脾气的升举功能下降，就形成了脾虚气陷证。第二个成因是久泄久痢，就是慢性腹泻、慢性痢疾，这样的病证很容易伤到脾气，而且还容易脾虚而气陷。第三个是过劳伤脾，伤了脾气，脾气升举无力，就导致了这个证。另外还有产伤，就是在分娩的时候过度用力，损伤脾气，脾气下陷。

下面刘老师用简单的板书概括了脾虚气陷的临床表现。

$$
脾虚气陷证
\begin{cases}
内脏下垂——脘腹坠胀（胃下垂）、子宫下垂、脱肛 \\
脾病主症——食少、便溏、腹胀 \\
气虚症状——少气、乏力、舌淡、脉虚
\end{cases}
$$

课堂精华实录

脾虚气陷证的临床表现可以分为三方面，一是内脏下垂，包括脘腹坠胀、子宫下垂、脱肛。这是脾虚气陷证的主症和特点，是必须具备的。这些症状的病机，我在气血辨证的气陷证那里讲过了，大家回去复习一下就行了。再是脾病加气虚的症状，例如食少、便溏、少气乏力等。这些症状

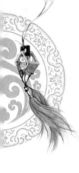
我在脾气虚证里也讲了，这里不再重复了。

（三）脾不统血证

脾不统血证指脾气虚弱，统血失常，血溢脉外，以各种出血及脾气虚症状为主要表现的证。辨证要点：各种出血与脾气虚症状共见。

脾气虚证、脾虚气陷证、脾不统血证这 3 个证都是以脾气不足为基本病理变化，脾不统血证和前面两个证的区别在于，本证是脾的统血功能发生了异常。

课堂精华实录

前面给同学们讲过，脾主统血就是指脾气能够固摄血液在脉管当中运行而不溢出脉外的作用。当脾气虚弱，脾的固摄功能失常，就可以出现血液不能固摄而溢出脉外。溢出脉外的表现就是出血。

脾不统血证形成的原因和脾气虚是一致的，不再多说了。

脾不统血证的表现，主症就是出血，包括便血、尿血、吐血、肌衄、月经过多、崩漏等。这些出血，具备一条就可以，不可能都具备的！兼症包括食少、便溏、腹胀和气虚的少气、乏力、自汗、舌淡、脉虚弱等。

刘老师强调了脾不统血证和脾气虚证的密切关系，指出脾不统血证是在脾气虚证的基础上发展而来的，以慢性出血的症状为主要特点。

（四）脾阳虚证

脾阳虚证指脾阳虚衰，失于温运，阴寒内生，以纳少、腹胀、腹痛、便溏及阳虚症状为主要表现的证。辨证要点：腹痛、腹胀、大便清稀与阳虚症状共见。

脾阳虚，是指脾阳虚弱，失于温运。一方面是温煦失职；第二方面是运化功能障碍。刘老师详细讲解了脾阳虚证的病机，重在分析脾阳与脾气的关系。

课堂精华实录

现在讲脾阳虚。脾阳除了温煦功能之外，还有帮助运化的作用。脾阳的温煦作用大家都明白。我主要讲一下脾阳是怎么帮助运化的。脾阳能使胃中的水谷得以加热，从而有助于胃"腐熟水谷"的作用。"阳虚则寒"，这是一般规律。所以，脾阳虚的病机，主要是温煦和运化的功能失常，阴寒由此而生。

脾阳虚证的形成大多由脾气虚的发展、寒伤中阳、肾阳不足三个方面因素引发。

第一方面，由脾气虚发展而来。脾阳虚和脾气虚有密切的关系，合则为一，分则为二。脾气虚发展形成脾阳虚，所以说，脾阳虚证包含脾气虚在内。

第二方面，寒伤中阳。中阳包括脾阳和胃阳，在这里主要指的是脾阳。这里的寒，可以是过食生冷，过用苦寒，也可以是外寒直中。我讲讲这个外寒。寒邪侵犯人体，很容易损伤人体的阳气，主要表现在两个方面，一是伤卫阳，二是伤中阳。寒伤中阳称作外寒直中。

第三方面，和肾阳虚有关。中医有一个重要的理论，"脾阳根于肾阳，肾阳温煦脾阳"。当肾阳不足的时候，脾阳的源泉匮乏，自然脾阳就不足了。

脾阳虚证的主症有腹痛、食少、腹胀、便溏。刘老师重点讲述了脾阳虚腹痛喜温、喜按和隐痛的特点，强调脾病多是以腹胀为常见症状，而脾阳虚证常以腹痛作为一个重要的主症。

课堂精华实录

腹痛，往往是脾阳虚证一个重要的主症。脾阳虚的腹痛有以下几个特点。

第一个特点是喜欢温。这种腹痛，得温则减，遇寒加重。所以，这样的患者不敢吃凉的东西，有的患者连水果都不敢吃，吃了以后引发腹痛加重。在腹痛的时候，用热敷的方法，温暖一下腹部，疼痛可以缓解。这就充分说明脾阳虚证患者存在着阳虚内寒的病理变化。

第二个特点是喜欢按。中医的理论里有一句话，拒按为实，喜按为虚。这个"按"，除了医生在诊断的时候有意识地去做腹部的按诊以外，患者自己都有感受的。例如，腹痛的时候喜欢趴着、挤压、蹲着，用腿和

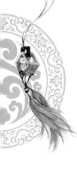

胳膊挤住腹部，疼痛可以缓解，这就称作喜按。

第三个特点是隐痛。隐痛就是痛得不厉害，能够忍受。这样的疼痛主虚。

前面刘老师讲过脾阳除了温煦作用以外，还有助于运化，所以脾阳虚温煦功能失职，运化无力，就可以出现不能吃饭，吃饭的量少，腹胀、便溏的症状。脾阳虚的便溏，也是完谷不化。而从便溏的程度、次数、病史来看，脾阳虚的便溏都比脾气虚的便溏严重，清稀程度也更重。

脾阳虚证还可以出现浮肿、小便不利、带下清稀等临床表现，这一组同学们一看就应该明白，这是由于水液停留所导致的一组症状。如果水液停留在肌肤，那我们就称浮肿，也称作水肿。如果脾运化的功能发生了障碍，水液停聚，不能从小便排除，就称作小便不利。水湿下注，形成了带下，这种带下的特点是清稀的。

脾阳虚证还有一组阳虚证的临床表现：畏寒肢冷、舌质淡嫩，脉沉迟无力。最后刘老师对辨证要点从应用角度进行了分析。

课堂精华实录

脾阳虚证的辨证要点，就是腹痛、食少、腹胀、便溏加阳虚的表现。

食少、腹胀、便溏、腹痛这几个症状都可以成为主症。主症可以是一个、两个，也可以是三个、四个。例如，有的患者是以不能吃饭作为主诉来看病，同时又有腹胀，还可以有腹痛、腹泻。有的患者以便溏作为一个主诉来看病，同时又有腹痛、腹胀、不能吃饭。还有的患者以腹痛为主诉来看病，那他的特点就应该喜欢温暖、喜欢按、隐痛，同时有可能不能吃饭、腹胀、拉肚子。

也就是说，这几个症状都可能兼有，但其中有一个或两个作为最主要症状，作为患者的主诉。最后一个问题就好理解了，脾阳虚就有阳虚的表现，如果没有阳虚的表现，那就很难诊断是脾阳虚了，可能是脾气虚了。

刘老师讲完脾病的 4 个虚证后，又强调了这 4 个证的鉴别的重要性。

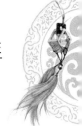

课堂精华实录

这4个脾的虚证，相同的地方都是脾气虚弱，运化失职。脾气虚弱是这4个证共有的最根本的病理变化。下面，我重点分析不同点。

首先看脾气虚证。脾气虚证重点在于运化失常，患者来看病的时候是以食少、便溏、腹胀这3个症状其中的1个或2个，或3个作为主诉来看病。我们再根据气虚的表现，就可以确定是脾气虚证。

再看脾阳虚证。脾阳虚证是虚寒内生的一个病理变化，和脾气虚的不同在于有没有寒。有寒的是阳虚，没有寒的不是阳虚。所以，脾阳虚证必须具备腹痛喜温、畏寒肢冷这样的表现。

脾虚气陷证主要的病理变化就是升举无力，内脏下垂。虽然也是脾气虚弱，但是突出一个病机特点，是升举无力，表现在内脏下垂这方面。所以，脾虚气陷证患者是以内脏下垂作为主症，或者是胃下垂、子宫下垂，或者是脱肛。

脾不统血证也以脾气虚为基础，表现在统血失职，不能统血，是以出血为主症。没有出血我们怎么诊断是脾不统血证？所以，这个证的主症非常简单了，就是出血这个症状。

这4个证都以脾气不足为基础，都有运化失职的临床表现，治疗时，都要以补脾气作为治疗基础。但是，这4个证在病机上又有不同，临床表现又各有特点，所以，在治疗用药上各有区别。刘老师结合具体药物拓展了思路，再次强调了鉴别诊断的重要性。

课堂精华实录

例如，治疗脾虚气陷证，要在治疗脾气虚的基础上，必须加上升举气机的药物。脾不统血证，要在治疗脾气虚的同时应该用止血的药物，要根据出血的部位不同，选择止血的药物。至于脾阳虚证的治疗，除了补脾阳，还必须补脾气。

好，脾虚的四大证，我就介绍完了。同学们应该下点功夫把这四大虚证掌握了。关键是掌握鉴别，包括病机的鉴别、症状的鉴别。如果你学了

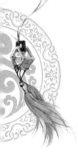

中药和方剂的话，再加上治疗方法、方剂、中药的异同点。如果学到这样一个程度，脾病虚证的辨证论治就基本掌握了。

（五）寒湿困脾证

寒湿困脾证指寒湿内盛，困阻脾阳，运化失职，以脘腹痞闷、纳呆、便溏、身重及寒湿症状为主要表现的证。辨证要点：脘腹痞闷、纳呆、便溏、身重与寒湿症状共见。

刘老师讲解了概念并分析了病机，强调了寒湿困脾证的病性。

课堂精华实录

我们从这个字面上分析一下，寒湿是这个证的原因，脾是这个证的病位，困是这个证的主要病机。那就是说，寒湿侵犯在脾，困阻了脾阳或脾气，所表现的一组证候就称作寒湿困脾证。

那么要恢复脾气、脾阳的功能，我们首先要把寒湿去掉。所以，同学们看这个证的主要矛盾，不是脾气、脾阳的不足，而是寒湿内盛，是以邪气盛为主要矛盾的实证。这和上面我们讲过的阳虚内寒是完全不同的。

寒湿从哪里来？一是外感，一是内生。外感寒湿有淋雨涉水，气候阴冷潮湿，居处潮湿等；内生寒湿主要是过食肥甘、生冷而致。下面结合脾的生理特点来理解。

我给同学们讲过，湿邪侵犯人体，容易伤脾。所以，中医有个理论称"脾恶湿"。所谓的"脾恶湿"就是脾非常容易受到湿邪的侵袭，而湿这种邪气最易伤脾。

另外，过食生冷。生冷又主要是冷、凉的，多吃凉性的东西，容易伤脾胃的阳气，容易使寒湿聚集，困住脾阳。

所以，我们在治疗脾病的时候往往要加一些燥湿的药物。据我观察，在治疗脾病的药物中，白术的出现率最高。这是因为白术既能健脾，又能燥湿，非常切合脾病多虚多湿的病机。

寒湿困脾证的临床表现，刘老师分为两部分讲解。第一组是寒湿困脾，运化失职的纳呆、食少、腹胀、便溏、泛恶欲吐、头身困重；第二组

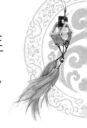

是其他症状；第三组是舌脉特征。首先，主症部分也就是第一组的讲解，刘老师强调了其定位和定性的重要作用。

课堂精华实录

同学们可以看一下，这里有你们非常熟悉的几个症状：纳呆、腹胀、便溏。那么你们回头想一下，在我们前面讲的脾病的四大虚证里是不是也都有这3个症状？都有的。那我们可以这样说，这是所有脾病最常见的3个症状，是脾病里最主要的症状，是判断脾病的主要依据。

下面一组症状是口中黏腻、泛恶欲吐、头身困重。泛恶欲吐，就是频频地恶心呕吐，患者还可以出现头身困重。这两个症状反映了湿邪致病的一个特点。湿邪在表的可以有，湿邪在脾也可以有，它说明湿邪致病阻碍了气机。

概括一下。这一组症状的病因是寒湿，病位在脾，病机是困阻脾阳，运化失职。临床上，这一组症状的出现可以少，也可以多，可以出现一两个，可以全部出现，患者和患者之间是有差别的。

寒湿困脾的患者可以出现阴黄。同学们想一下，什么称作阴黄？这个我在四诊做了介绍，我们中医把黄疸分为两种，一种是阳黄，另一种是阴黄。那么同学们还记得阴黄和阳黄各自的特征吗？皮肤发黄而鲜亮的是阳黄；皮肤发黄而晦暗的是阴黄。寒湿困脾的发黄是阴黄，古人比作如烟熏，形容发黑的一面。

寒湿困脾的患者还可以有浮肿、小便短少、带下清稀的症状。

寒湿困脾证的舌脉特征是舌淡胖、苔白腻、脉濡缓。这三条里，我认为舌苔白腻最重要，这一条出现率最高，也最有价值。白主寒，腻主湿，所以，舌苔白腻说明寒湿内盛。至于舌淡胖，单纯的看舌淡胖，主要是阳虚有湿，主要见于病久的患者。而寒湿困脾患者的病程比较短，出现舌淡胖的可能也不很大。所以，这一条不如舌苔白腻的临床意义大。

最后讲一讲寒湿困脾证的辨证要点，有纳呆、腹胀、便溏、身重，再加上寒湿的表现，特别是苔白腻，就可以诊断为寒湿困脾证了。

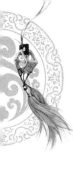

（六）湿热蕴脾证

湿热蕴脾证指湿热内蕴，脾失健运，以腹胀、纳呆、便溏及湿热症状为主要表现的证。辨证要点：腹胀、纳呆、便溏及湿热症状共见。

湿热蕴脾和前面讲的寒湿困脾相同的地方有很多，第一都是由湿所致，第二病位在脾，第三病机基本相同，都是导致了脾的运化功能失常。不同点在于一为热，一为寒。刘老师应用对举的方法进行了讲解。

课堂精华实录

湿热蕴脾的原因，第一个是外感湿热，湿热侵犯到脾；第二是过食肥甘，生湿化热。

湿热蕴脾临床表现，有一组与寒湿困脾完全相同，就是主症同寒湿困脾。这是为什么？是因为湿热蕴脾，也是导致了脾的运化功能失常。所以纳呆、食少、腹胀、便溏、泛恶欲吐、头身困重这一组是完全相同的。

所以，寒湿困脾证与湿热蕴脾证的区别不是靠主症，而是靠兼症。

第一个兼症是阳黄。刚才讲过，阳黄是皮肤发黄而鲜亮，古人比喻如橘色，这种黄疸的形成，主要的原因是湿热内盛，湿热蕴脾，肝胆疏泄失职，胆汁外溢。

第二个是小便短黄。也称作小便短赤。与寒湿困脾证的小便短少不同，一个色黄，一个色不黄，这是两者的主要区别。

另外，湿热下注女性患者也可以有带下黄稠，而寒湿困脾是带下清稀。

最后舌脉特征舌质是红的，舌苔黄腻，脉濡数。

所以湿热蕴脾证的主症，仍然是纳呆，腹胀，便溏，身重，还必须有一些湿热的表现。阳黄、小便短黄、带下黄稠、舌质红、舌苔黄腻、脉濡数这一组就是湿热的特征。

最后，刘老师要求同学们完成寒湿困脾与湿热蕴脾的鉴别，并且强调做好了这个鉴别就学好了寒湿困脾证和湿热蕴脾证，会了鉴别就会诊断了。我们可以通过下面的板书进行鉴别。

寒湿困脾证 } 纳呆，腹胀 { 阴黄、小便短少、带下清稀、舌淡、苔白腻、脉濡缓

湿热蕴脾证 } 便溏，身重 { 阳黄、小便短黄、带下黄稠、舌红、苔黄腻、脉濡数

总结刘老师的讲解，脾病共有 6 个证，4 个虚证和 2 个湿证，就是虚和湿两方面。所以，我们治疗脾病的时候，一方面是健脾补虚，一方面是燥湿化湿。

下面刘老师开始了对胃病辨证的讲解，首先强调了脾与胃的关系。

课堂精华实录

胃主受纳，腐熟水谷，主降。脾主运化，主升。脾和胃相反相成，一升一降，一纳一运，共同完成水谷的消化和水谷精微的吸收，成为后天之本。那么胃病和脾病的关系也比较密切，所以我们经常说脾胃病，脾胃气虚，脾胃阳虚。在治疗的时候也往往是脾胃同治。

由于胃的功能是主受纳，腐熟水谷；主通降，使水谷和气机下降。所以胃病病理变化主要有两个方面，一方面表现在消化方面，一方面表现在通降方面。胃病常见的临床表现有脘腹痛、食少和呕吐、恶心、嗳气、呃逆等胃气上逆的表现。这些症状可以帮助我们定位于胃。

（七）胃气虚证

胃气虚证指胃气虚弱，胃失和降，以纳少、胃脘痞满、隐痛及气虚症状为主要表现的证。辨证要点：胃脘痞满、隐痛喜按、纳少与气虚症状共见。

课堂精华实录

胃气虚证的主症，可以分为三类。

一类是腐熟功能低下，气机不畅的表现，主要有胃脘痞满、隐隐作痛、食欲不振等。胃脘痞满，一般是饭后加重；胃脘隐痛，应该是按则痛减；食欲不振，往往伴有口淡无味。

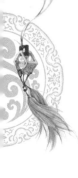

一类是胃气不足，胃气上逆的表现，包括恶心、呕吐、呃逆、嗳气。这4个症状出现任何一条都反映了胃气上逆的病理存在。

除了这些主症以外，胃气虚的患者要兼有气虚类的表现，气虚的表现同学们应该都记住了，今天不再重复。

（八）胃阳虚证

胃阳虚证指胃阳不足，胃失温养，以胃脘冷痛及阳虚症状为主要表现的证。辨证要点：胃脘冷痛及阳虚症状共见。

课堂精华实录

阳虚和气虚的不同点，就在于机体失去了温煦。所以，阳虚证又称作虚寒证。胃阳虚证的主症首先是胃脘出现疼痛。这个疼痛是冷痛，得温缓解，遇冷加重。这样的患者吃凉东西会引发腹痛加重，吃温热的饭以后可以缓解。第二组是食少，脘胀。这是胃的消化能力下降了的表现。第三组就是胃气上逆的表现，呕吐清水，呕吐物是清稀的，或者夹有不消化的食物。

因为是阳虚证，所以一定要有阳虚的临床表现，也就是虚寒证的临床表现，这一组症状包括畏寒肢冷，面色淡黄，舌质淡嫩，脉沉迟无力。

好，这个证的诊断要点是，胃脘冷痛，或呕吐清稀，同时又有阳虚证的表现，这样就可以确定是胃阳虚证了。

胃阳虚和胃气虚相似症状较多，都有胃脘隐痛喜按、食欲不振等表现。要进行鉴别，主要靠有没有阳虚的特征，也就是有没有虚寒的症状。胃阳虚的患者是脘部冷痛，突出一个"冷"字。根据是不是怕冷，是不是肚子发凉，脉象与舌象是不是有寒的征象，这样去鉴别。概括一句话，就是胃气虚和胃阳虚的主要区别就是有没有寒象，有寒象的是胃阳虚，没有寒象的诊断为胃气虚。

（九）胃阴虚证

胃阴虚证指胃阴亏虚，胃失濡润、和降，以胃脘隐隐灼痛、饥不欲食及阴虚症状为主要表现的证。辨证要点：胃脘隐隐灼痛、饥不欲食与阴虚症状共见。

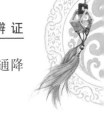

胃阴虚证是胃失去了阴液的滋养，一是受纳腐熟障碍；二是胃的通降功能发生了异常。刘老师强调了两个方面的症状。

课堂精华实录

先讲胃阴虚证的主症。

第一是胃脘嘈杂。什么称作嘈杂？按患者的话说就是胃脘部很难受，怎么个难受？有似饥非饥，似痛非痛，难以名状之感。

第二是胃脘隐隐灼痛。隐痛是虚，加上灼痛是热，所以分析是胃中阴虚有热。

第三是饥不欲食。这是个很特殊的症状，其病机不太好解释。所谓的饥不欲食，就是患者有饥饿感，但是不想吃饭，或者是吃不多。这是由于阴虚内热引起的。内热则饥，即所谓"热则消谷"；阴虚则胃失于滋润，故又不欲食。

还有就是干呕、呃逆，这一组是胃气上逆的表现。那么我在前面反复地强调过，胃的功能是主降的，这个降需要胃气、胃阳，也需要胃阴。所以胃气虚也好，胃阳虚也好，胃阴虚也好，都可以引起胃气上逆。

胃阴虚可以出现口咽干燥，大便干结。这两个症状在胃阴虚里表现得比较明显，有时候可以成为主诉。例如，有的患者来看病的主诉就是大便干结，我们通过分析，通过辨证得出一个结论，这个大便干结是由于胃阴虚引起的。那同学们看，这种患者的主要矛盾是大便干结，它就成为胃阴虚的一个主症。

按照刘老师的组合式教学法的思路，胃阴虚证应该具备典型的阴虚表现，但是胃阴虚证并没有潮热、盗汗、颧红、五心烦热的症状，只是有舌红少津，脉细数。刘老师对这个问题做出了讲解。

课堂精华实录

胃阴虚证的表现还有舌红少津、脉细数，特别是舌红少津，表现得更为突出。而没有潮热、盗汗、颧红、五心烦热这些阴虚内热的表现。前面讲过的五脏的阴虚证，都有潮热、盗汗、颧红、五心烦热、舌红少苔、脉

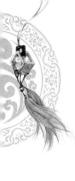

细数这些阴虚内热的表现；而六腑的胃阴虚证和大肠阴虚证，只有舌红少津、脉细数，而不出现其他阴虚内热的表现。这是个特殊的地方，希望同学们要特别注意。

总结刘老师的讲解，胃阴虚的辨证要点是脘腹嘈杂灼痛、饥不欲食，再加上阴液亏虚的表现。阴液亏虚表现最突出的是口咽干燥、大便干结、舌红少苔、脉细数这几条。

（十）寒滞胃脘证

寒滞胃脘证指寒邪犯胃，阻滞气机，以胃脘冷痛、恶心呕吐及实寒症状为主要表现的证。辨证要点：胃脘冷痛、恶心呕吐与实寒症状共见。

课堂精华实录

顾名思义，这个证的病因是寒，病位在胃，病机是凝滞，病性上来看是一个实寒证。我们下一节还将学到寒滞肝脉证。寒滞肝脉证在病机上和寒滞胃脘证是一样的，但是病位不同，所以临床表现就不一样，治疗也不能用相同的药物。

寒滞胃脘证的形成主要有两个原因，一方面是过食生冷，也就是多吃了寒凉的食物，包括冰糕、冰冷的汽水、冰镇西瓜等；另一个方面是受凉，脘腹部受凉，这个很常见，冬天有，夏天更多。为什么？夏天特别在睡觉的时候，我们的汗孔开放，肚脐的周围很容易受寒邪的侵袭。

寒滞胃脘证的主要表现有 3 个。

第一个主症是胃脘冷痛剧烈。这是寒滞胃脘的特征性症状，有重要的诊断意义，所以要展开讲一讲。

寒滞胃脘引起的胃脘痛具有以下几个特点。一个是发病急，病程短。第二个是疼痛得比较厉害。第三个是遇寒加重，得温则减。就是吃凉东西或受凉，疼痛会加重，进温热的饮食或热敷局部，疼痛会缓解。胃脘冷痛的形成，是由于寒邪侵袭肠胃，凝滞了气机，不通则痛。《黄帝内经》说："痛者，寒气多也，有寒故痛也"。指出了疼痛和寒邪的关系最密切。

这里要注意与胃阳虚的脘腹冷痛进行鉴别。胃阳虚证的脘腹冷痛，发病比较缓，时间比较久，痛得比较轻，是隐痛。

第二个主症是呕吐。胃病都可以出现胃气上逆，胃寒也不例外。寒滞胃脘呕吐的特点是呕吐清水，因为这个证属于寒证，寒证就出现清稀的排泄物。

除此之外，这种患者还可以有恶寒、肢冷、舌苔白润、脉弦或沉紧，这一组实寒证的表现。

总结刘老师的讲解，寒滞胃脘证的辨证要点为脘腹冷痛、恶心呕吐加实寒症状。以脘腹痛作为一个最主要的症状。这样的患者治疗起来比较容易，因为这个证以邪气盛为主要矛盾，所以我们遵循《黄帝内经》所讲的"寒者热之"的原则，用热性药物去治疗。

（十一）胃热炽盛证

胃热炽盛证指火热壅滞于胃，胃失和降，以胃脘灼痛、消谷善饥及实热症状为主要表现的证。辨证要点：胃脘灼痛、消谷善饥与实热症状共见。

此证属实热证，应注意与前面所学脏腑实热证的联系。刘老师首先分析了主症。

课堂精华实录

第一个症状是胃脘灼痛。就是胃脘部疼痛而且有灼热感。这是火热壅滞于胃府，灼伤胃络引起的。

第二个症状是消谷善饥。这个症状也称作多食易饥，吃得多、容易饿。和我前面刚刚讲过的饥不欲食是两个不同的概念。饥不欲食也有饥饿感，但是不想吃饭或者说吃饭比较少，那是胃阴虚。消谷善饥是饿得慌，饥饿感很明显，饭量又很大。前者属于阴虚，后者属于胃火，两者病机不同。中医有一句话称作"热则消谷"，有热就消化得比较快，所以患者饥饿感比较明显。

胃热炽盛常见口气秽臭、牙龈红肿疼痛、溃烂或者出血。这一组症状比较重要，有时候可以成为患者的主诉。例如有的就是来看牙龈肿痛的。胃病为什么出现口腔、牙龈的病变？第一，口通过食道通于胃。第二，足阳明胃经到达牙龈。胃火通过食道，或者是通过胃的经络，上炎于口腔与

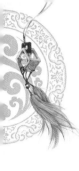

牙龈，所以就出现了口臭、牙龈红肿疼痛、溃烂、出血的症状。

按照组合式学习的思路，胃热炽盛证应该有一组发热面赤、口渴、便干、尿黄、舌红、苔黄、脉数的实热症状。刘老师结合临床实际进行了分析。

课堂精华实录

实热证，在胃火里最主要的表现就是大便干结，排便困难。这是因为胃和大肠是相通的，所以胃火就容易引起大便干结，排便困难。同时，胃火的患者，口渴往往明显。刚才讲过胃通于口，胃火的患者伤津，还表现在口渴比较明显。再一组就是舌苔，舌红苔黄在胃火里表现得也非常突出。至于发热、面赤这两个症状，往往表现得不够突出。胃热的患者出现发热的比较少见，患者不发热，面赤也不会明显。

胃热炽盛证的辨证要点，第一，要有胃脘部的灼痛；第二，可以出现消谷善饥；第三，口臭、牙龈肿痛，当然还会有实热证的表现。但是刘老师还常强调一点，胃热炽盛证的 3 个主症不会同时出现，例如患者有胃脘灼痛，没有消谷善饥；同样有消谷善饥，也不会有牙龈肿痛。最后，刘老师讲了一个胃热问诊的例子来说明这个问题。

课堂精华实录

医生问："您哪里不舒服？""我牙痛"，患者回答。"痛得厉害吗？"医生又问。"你看看，痛得都肿起来了。"患者指着自己的牙龈回答。医生望诊后，确定是胃热。接着问："胃痛吗？""我是来看牙痛的，跟胃痛有关系？"患者对医生的问诊有些不理解。医生又想到胃热则消谷善饥，于是问道："你吃饭很多吧"？听了这个，患者有些生气地回答："我牙龈肿痛得连食欲都没有，怎么能吃很多饭？"

问诊失败了，失败的原因是什么？教条！没有摆脱教材，照着教材去问诊，而患者却不会按教材写的去生病，这是问题所在。所以，我一直认为，中医教学成功的关键，是把教材教活，让学生学活，临床才能用活。

（十二）食滞胃脘证

食滞胃脘证指饮食停积胃脘，以胃脘胀满疼痛、拒按、嗳腐吞酸、泻下臭秽及气滞症状为主要表现的证。辨证要点：胃脘胀满疼痛、拒按、嗳腐吞酸、泻下臭秽与气滞症状共见。

刘老师经常通俗地解释为，食滞胃脘证就是吃得太多，撑到肚子痛，可以呕吐，还可以发展为拉肚子。下面首先分析的就是病因病机。

课堂精华实录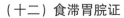

食滞胃脘证，从字面上来看，引起该证的原因和吃饭有关。由于饮食不当，食物停滞了。停滞在哪里？停滞在胃，也就是病位在胃，原因是食滞，这个很好理解。

食物为什么会滞而不化？一个是饮食不节，另一个是脾胃虚弱。暴饮暴食比较好理解，因为过多的饮食超过了脾胃正常的消化功能，所以就停留在胃；第二条是先由于脾胃虚弱，本来脾胃就不足，所以消化能力就不足，所以一般的饮食量也消化不了，就导致了食滞胃脘。

食滞胃脘证的临床表现，首先是胃痛、厌食，其次可以有呕吐或是腹泻的症状出现，并且呕吐物和大便皆酸腐难闻。

第一组表现，胃脘胀满疼痛、厌食。同学们想，食物停留在胃部，停留在肠中，就堵塞了气机，气机不通，不通就痛，这个道理很好理解。因为是实证，所以拒按。这个厌食，就是不想吃饭，厌恶吃饭。这是伤食的一个重要特点。

第二组表现，嗳腐吐酸或呕吐酸馊食物。首先请同学们看一下吐出来食物的特点，就是酸腐气味。有酸味也有腐味，也就是食物腐败的气味，这说明了食物不能消化，导致了胃气上逆。而吐完之后，气机暂时通畅，所以胀痛减轻。

第三组表现，腹胀腹痛，泻下不爽。也就是说还可以引起拉肚子。这个拉肚子的特点，第一是排便不爽，第二是粪便比较臭，臭得和坏鸡蛋一样，臭如败卵。食物不能消化，不能吸收，在肠道腐败、腐烂，所以就出现了这一种腹泻。

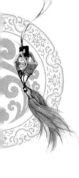

另外，舌苔厚腻，脉滑或者是沉实。舌苔厚腻是伤食的一大特点，这是由于食物不能消化，在胃肠形成浊气，这个浊气上升于舌苔，就导致了舌苔厚腻。

总结刘老师的讲解，若是患者以胃脘痛为主症，兼有嗳腐吐酸，那说明食物主要在胃；如果患者以腹泻为主，说明病位主要在肠。这时病位还是有区别的。总之，食滞胃脘证的诊断比较容易，而除了刚才腹痛、呕吐、腹泻以外，伤食的病史，特别是暴饮暴食对于我们诊断食滞胃脘证也非常有意义。

课后思考

1. 脾病主要临床表现的生理病理基础是什么？
2. 便溏在脾病不同证候中的具体表现有何不同？
3. 胃病主要临床表现的生理病理基础是什么？

四、肝与胆病辨证

要点提示

肝病变化较为复杂，辨证较为困难，注意结合肝与胆的生理功能及部位、官窍、经络等分析病理表现，需重点掌握的有：一是肝与胆病各证的概念、临床表现及辨证要点；二是注意肝血虚证与肝阴虚证、肝火炽盛证与肝阳上亢证、肝风四证等相似证的鉴别。

虽然肝的生理功能主要有疏泄和藏血，但肝的生理功能往往影响很多方面。刘老师首先对肝的生理功能进行了分析。

课堂精华实录

之所以说肝的生理功能复杂，是因为肝的生理功能表现在多个方面，也就是说人的生命活动有多方面是由肝主管的，那么主管的越多，形成的病证就越复杂，我们辨证的时候就越觉得困难。

第一，肝主疏泄。首先调节气的升降出入；其次是调节水液代谢；三是促进饮食消化；四是调畅精神情志；五是促进男子排精和女子月经排出。那么这5个方面都和肝的疏泄有关，所以肝的疏泄一旦失职，这5个方面就可以发生病变。

第二，肝主藏血。肝主藏血包括贮藏血液，调节血量。这2个方面都和血有关，所以肝藏血的功能不是很复杂。

肝病的病理变化虽然复杂，但也有规律可循。可以把肝的病理特点概括为郁、虚、亢、动、变5个字，由此可帮助理解肝病的变化规律及证候辨识。

郁，是指肝气很容易郁结。同学们再往下想，肝气一旦郁结，会导致什么再郁？首先导致血瘀，另外还导致情志抑郁等，所以说"气郁是诸郁之本"。那么肝郁也是诸郁之本。中医有六郁、五郁之说，不管是六郁还是五郁，大部分都和肝有关，就是这个道理。所以，我们在治疗各种郁证的时候，疏肝是最主要的原则之一。

虚，是指肝阴易虚，其次是肝血易虚。而肝气、肝阳不容易虚。那么在肝病的形成过程当中，为什么容易导致肝阴虚、肝血虚？我想有这么几个原因，第一，由肝本身的生理特点所决定的。因为肝主动，主升发，又是刚烈之脏，所以容易伤阴、伤血。第二，肝病的患者肝阳上亢、肝火上炎的比较多，那么阳热都伤血、伤阴。第三，肝病的治疗，用疏肝理气的药物比较多，而这些药物大多都有耗伤阴血的不良反应，所以，肝阴、肝血就容易出现亏虚。

亢，是向上亢逆。什么亢逆？是肝阳上亢，是肝气上逆，在其他脏器里很难见到亢逆的现象。所以，我们潜阳的药物都是平肝的，通过平肝去潜阳，我们称作平肝潜阳药。

动，就是动风。肝主动，风主动，风气通于肝，肝病容易出现动的症状，例如四肢抽搐、手足颤动、摇头不止、半身不遂、口眼歪斜等。这些都是肝病的症状，所以说"诸风掉眩，皆属于肝"。

变，指肝病的变化多端，表现有两个方面。一为肝病本身变化多端，

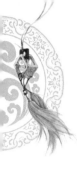

如肝气郁结可以化火，肝火可以伤阴形成了肝阴虚，肝阴不足就导致肝阳上亢，肝阳上亢就可以导致肝风内动。这是肝病本身的变化，很容易发生。二为肝病容易侵犯到其他脏腑而发病，如肝病可以影响到肺，形成肝火犯肺证，称木火刑金；可影响到脾，形成肝郁脾虚证，称作木郁乘土；还可以影响到胃导致肝胃不和等。

在肝病还没有发生这些演变的时候我们应该采取措施，防止这些变化，这才是高明的医生应该做的。例如肝病在没有乘脾的时候，应该想办法防止乘脾；在肝郁没有化火的时候，应该采取措施防止化火；在肝火没有伤阴的时候，应该采取措施防止伤阴等。这样的一些措施，对于防止疾病的演变有重要的作用，这就是我们中医治未病的一些具体的体现。

肝病的临床表现较多，学习较为困难。为此，刘老师把复杂的肝病症状概括为4个方面，共8个字，分别为胀痛、郁怒、掉眩、脉弦。这8个字基本上包括了肝病的临床表现。下面是刘老师的详细分析。

课堂精华实录

掌握下面这8个字对肝病的辨证非常有用。

第一组是胀痛。这里的胀痛包括三方面的症状，一是胀，二是痛，三是胀和痛都有。哪些地方胀痛属于肝病？头目、乳房、胁肋、少腹、睾丸这些地方的胀痛，我们都可以考虑是肝病。

第二组是郁怒。郁和怒的概念有所不同。郁是内向的，怒是外向的。郁主要是精神抑郁，闷闷不乐。怒主要指的是烦躁易怒，大发雷霆，发脾气。这些都是肝调节情志功能失常的表现。

第三组是掉眩。这个"掉"，代表动风的症状，包括手足颤动、手足蠕动、四肢抽搐、口眼歪斜、半身不遂等。这个"眩"，代表头晕目眩、耳鸣这样一组症状。掉眩这两个字最早见于《黄帝内经》，在病机十九条，其中有一条称作"诸风掉眩，皆属于肝"，明确回答了"掉眩"与肝的关系。

最后一组是脉弦。我在脉诊讲到，弦脉的主病主要概括为"弦脉主要见于肝胆病，肝胆病几乎都出现弦脉"，强调了弦脉与肝胆病的密切关系。

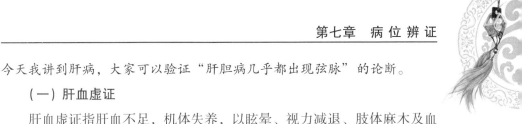

今天我讲到肝病，大家可以验证"肝胆病几乎都出现弦脉"的论断。

（一）肝血虚证

肝血虚证指肝血不足，机体失养，以眩晕、视力减退、肢体麻木及血虚症状为主要表现的证。辨证要点：眩晕、视力减退、肢体麻木与血虚症状共见。

课堂精华实录

下面我们用组合式教学法来学习肝血虚证。大家一定还记得血虚证的①、②、③三组症状，这里的肝血虚证，就是①+③，我们简单复习一下。

①代表着血虚的共有症状，包括头晕眼花，以及面色、口唇、舌、指甲淡白。

③代表着肝血虚的主症，包括肢体麻木，经少或者闭经，眼睛发涩。麻木是由于肝血虚而筋脉失养；经少或者闭经，是肝血虚而经血化生不足；目涩，是肝血虚而眼睛失养。

总结刘老师的讲解，辨证要点要突出失养这两个字，其中筋脉和眼睛的失养是肝血虚的特点；另外再加上血虚的表现，综合起来判断就是肝血虚证了。

（二）肝阴虚证

肝阴虚证指肝阴不足，虚热内生，以眩晕、目涩、胁痛及虚热症状为主要表现的证。辨证要点：眩晕、目涩、胁痛与虚热症状共见。

刘老师首先对肝阴虚证的病因做了逐条分析。

课堂精华实录

肝阴虚是怎么形成的？第一，肝郁化火伤阴。刚刚讲到肝郁可以化火，而不管是外来的火热还是内生的火热，都可以伤阴，这是个规律。第二，热病后期伤阴。热病的过程当中，最突出的病理变化，就是耗伤阴液。所有的热病，到后期都是阴虚或者气阴两虚的病理变化。第三，肾阴不足。肾阴虚为什么会导致肝阴不足？我想这个道理大家都很清楚。首先肾阴是五脏阴液的根本，也就是五脏的阴液都取决于肾；其次肝和肾关系

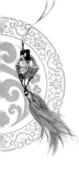

密切，在五行里，肾属于水，肝属于木，水能涵木，也就是说肾阴能够滋养肝阴，所以肾阴不足可以导致肝阴不足。第四，有些患者是因为服用过多温燥的药物而伤及肝阴。

肝阴虚证的临床表现主要有3个方面，一是头目失养表现，即头晕眼花、目涩、视物不清；二是胁肋隐隐灼痛；三是阴虚表现。首先注意肝和头目的关系。

肝阴虚的主症是头晕眼花、目涩、视物不清。肝阴不足，头目失去了滋养就可以出现这些症状。

我在四诊给大家讲过一个"五轮学说"，就是把眼睛分成五个部位，每个部位和五脏相对应。五脏的生理病理都可以表现在眼睛不同的部位。但是中医还有另一种理论，就是"肝开窍于目"。这两种理论是不冲突的。怎么去理解？我总结出一句话来回答这个问题，这句话就是"眼睛和五脏都有关系，其中和肝的关系最密切。"这就是说，眼睛的病，包括眼花、目涩、视力下降等，主要和肝有关。

因肝血虚的患者也可以出现头晕眼花目涩、视物不清等头目失养的表现。所以用这个症状很难区分是血虚还是阴虚，必须用下面两组症状来鉴别。刘老师先分析的是胁肋隐隐灼痛。

课堂精华实录

首先看部位，胁肋和肝的关系非常密切。不但肝就在胁肋下，而且肝的经络布两胁，所以胁肋属于肝。因此，胁肋出现疼痛，属于肝病，其次属于胆病。

再看疼痛性质，是隐隐灼痛。隐痛说明是虚证，灼热的感觉说明有热。既有虚又有热，那就是阴虚内热了。所以，这个症状充分反映了肝阴不足，虚火内生，肝络失养的病理变化。

肝阴虚的兼症和心阴虚、肺阴虚的兼症是相同的，包括潮热、盗汗、颧红、五心烦热、舌红苔少、脉细数。出现其中的两三条，就可以了。我刚才讲过，弦脉是肝病的主要脉象，所以这里应该是一种相兼脉，弦细数脉。我们可以这样分析，弦脉主肝病，细脉主阴虚，数脉主热。那肝阴虚有热，脉就应该弦细数。

总结刘老师的讲解，肝阴虚证用来定位的主症有头晕眼花、目涩、视力下降、胁肋隐隐灼痛，而患者具备其中的一条或者一组，再加上阴虚的表现就可以确诊为肝阴虚证了。例如患者的主诉是胁肋疼痛，如果是胁肋隐痛灼热，再加上潮热、盗汗、颧红、五心烦热、舌红少苔、脉细数其中的几条，我们就可以诊断是肝阴虚证。

有关肝血虚和肝阴虚的鉴别，刘老师的板书如下：

肝血虚证 ⎫
　　　　　⎬头晕目眩、视力减退 ⎧肢体麻木，经少经闭，血虚症状
肝阴虚证 ⎭　　　　　　　　　　⎨
　　　　　　　　　　　　　　　⎩胁肋灼痛，目涩，阴虚内热症状

最后，刘老师分析了以头晕眼花、目涩等为主诉时的临床辨证思路，从学用结合上培养中医思维。

课堂精华实录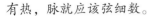

如果患者来看眼睛干涩，头晕眼花，这个时候有两个可能，一个是肝阴虚，一个是肝血虚。那么怎么区别是肝阴虚和肝血虚？很简单。如果这种患者眼睛发干、头晕眼花兼有面色淡白、口唇淡白、舌体淡白等这些血虚的特征，那就可以诊断肝血不足证。如果患者兼有潮热、盗汗、颧红、五心烦热、舌红苔少等阴虚的这些症状，就诊断是肝阴虚证。

（三）肝郁气滞证

肝郁气滞证指肝失疏泄，气机郁滞，以情志抑郁，胸胁、少腹胀痛及气滞症状为主要表现的证。辨证要点：情志抑郁，胸胁、少腹胀痛，脉弦与气滞症状共见。

肝郁气滞证，又称作肝气郁结证，也称作肝气郁滞证。刘老师强调这个证既是临床常见证，又是肝病中最常见的一个证，还是其他肝病的病理基础。

课堂精华实录

上次给同学们讲到一个问题，肝病变化多端。肝气郁结这个证，变化

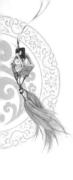

就比较多。首先气郁可以化火，形成肝火炽盛证；第二，肝郁可以乘脾；第三，肝气可以犯胃，形成肝胃不和证；另外肝郁的患者还可以导致血瘀、痰阻。所以，肝郁气滞证很重要，一是因为非常多见，二是因为可以演变成多种其他证。

首先看病因病机，肝主疏泄是最重要的一条，是能够使人体的气机，也就是气的升降出入维持正常。当肝的疏泄功能失常就会导致人体之气的升降出入异常，出现气机郁滞。

肝郁气滞证的原因很简单，主要是因为情志不遂。我们在《中医基础理论》里学过，肝主情志。那么，肝为什么能够主情志？是因为肝主疏泄，调畅气血，气血调畅，情志就可以正常，保持愉悦。肝的疏泄失常可以导致情志方面的病变。反过来讲，情志归属于肝，情志不遂可以导致肝的疏泄失常。所以，情志和肝的关系非常密切。

再来分析一下肝郁气滞证的主要症状。

第一个主症就是郁，具体表现为精神抑郁，善太息。该患者的突出表现是精神抑郁、闷闷不乐，可出现善太息。善太息就是叹气，是肝气郁结的特征性症状。

第二个主症是胀痛。在这里要提醒大家特别注意，从部位来讲，胀痛主要在胁肋、少腹、乳房。这里还要提示两点：一是头目胀痛不是肝气郁结，是肝火上炎和肝阳上亢；二是从性质来看，肝气郁结的胀痛是以胀为主，可以有胀无痛，但不可只痛不胀。

第三个症状就是脉弦。肝病的不同证，出现的弦脉也不同。例如，肝阴虚是弦细数，肝血虚是弦细，肝火上炎是弦数等。那么，肝气郁滞就是弦为主，其他相兼脉象不明显。

肝气郁滞进一步可以导致水液和血液运行障碍，可以生痰生瘀，从而出现咽部异物感、瘿瘤、瘰疬、胁下癥块、痛经、闭经、月经不调等病症。刘老师也逐条进行了分析。

课堂精华实录

首先看咽部异物感。患者觉得咽喉部有一个东西堵塞，想吐吐不出来，想咽咽不下去，但是吃饭不碍事，越闲着越觉得有碍事。这种病症称作梅核气。

再看瘿瘤和瘰疬。这两个都长在颈部。瘿瘤长在结喉的两旁，瘰疬长在颈侧颌下。我在望诊讲到过，这是两种病，是由于肝气郁结，气与痰结或者气与血相结合而导致的。

还有胁下癥块。这里主要是指肝脾肿大，按诊可以诊得到。

在妇女可以出现痛经、闭经、月经不调。血的运行靠气的推动，如果肝气郁滞，气机不畅，就会影响血的运行，气滞血瘀导致痛经、闭经、月经不调。

但上述几个症状不是必有症状而是或有症状，有没有都可以。所以，主症和兼症的关系我们要把握好。肝郁气滞证的辨证要点是情志抑郁，胸胁、少腹、乳房任一个地方的胀痛。这两个症状有一个特点，都和情志活动相关。情志舒畅的时候，这两个症状可以减轻；情志不畅的时候，这些症状可以加重。所以，了解患者的症状和情志因素的关系，非常有利于这个证的诊断。

（四）肝火炽盛证

肝火炽盛证是指火热炽盛，内扰于肝，气火上逆，以头痛、胁痛、烦躁、耳鸣及实热症状为主要表现的证。辨证要点：头目胀痛、胁痛、烦躁、耳鸣与实热症状共见。

前面已经学习了心火炽盛证、肺热炽盛证，下面要讲的是肝火炽盛证，应注意实热证的共同表现。刘老师强调了肝火炽盛证学习中的 2 个重要问题：一是和肝气郁结的关系；二是肝火炽盛的主症如何分析。刘老师从肝火炽盛证的病因病机开始。

课堂精华实录

肝火炽盛证主要病机是火热炽盛，内扰于肝，导致了气火上逆。气火为什么上逆？第一，我们在五行里讲过，火热炎上，也就是说火的性质是往上走的。肝火炽盛证有时候也称作肝火上炎。第二，我在肝的病理特点给同学们讲过，肝病容易亢逆，什么亢逆？肝阳上亢、肝火上炎、肝气上

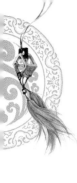

递。这两个原因，就导致了肝之气火上逆的病机特点。

那么，什么原因导致肝火？第一，是肝郁化火。这一条我在前面已经强调过两次。第二，是外热。自然界的火热内侵，也就是感受了火热之邪。

肝火炽盛证的临床表现，刘老师分 3 组进行分析。

课堂精华实录

肝火炽盛证的病机特点是气火上逆，所以，这个证的主症首先表现在头面部。

大家在学习经络的时候知道了，足厥阴肝经到达头顶，所以气火上逆可以引起头晕胀痛，面红目赤，口苦咽干。胆经走到耳前，肝胆相表里，经络相通，所以肝火可以上炎至耳，导致突发的耳鸣、耳聋或是耳内流脓。所以，第一组是头面表现：头目胀痛、眩晕、面红目赤、口苦咽干。

再看第二组表现，胁肋灼痛、急躁易怒、失眠多梦。胁肋灼痛的分析比较简单，肝居于胁下，肝的经络分布于两胁，而热可以导致灼痛，所以肝火炽盛可以出现胁肋灼痛。

急躁易怒，是指这种患者烦躁，容易发脾气。中医讲，怒属于肝。怒为什么属于肝？怒是情志变化的一种表现，肝主情志，所以，怒就属于肝。从另一个方面说，怒生于肝，怒伤肝，临床观察怒伤及内脏主要是伤肝。

失眠多梦，在肝火上炎的患者也很常见。有的同学认为心主神明，所以失眠多梦应该属于心，其实不然。失眠多梦可以说以心为主，但是和肝有关系，和肾也有关系，和多个脏腑有关系。

所以，我们治失眠的时候，单纯的治心是不够的。今天我们讲到的属于肝火亢盛，那肝火亢盛为什么会引起失眠多梦？首先要明白一个理论，中医学认为心主神，肝藏魂。神魂是一体的，《黄帝内经》讲"随神往来者谓之魂"，就是说神和魂很难分开。所以，肝火能使魂不安，魂不安神就不安。

第三组症状是和肺热、心火相同的，也就是实热证的表现，包括发热、面赤、口渴、大便干、小便黄、舌红、苔黄等。由于肝病多弦脉，所以注意在脉象上多为弦数脉。

总结刘老师的讲解，肝火炽盛证的辨证要点是头目胀痛、耳鸣、急躁易怒、胁肋灼痛和实热症状。其中用来定位于肝的主症稍多，不必悉具。刘老师举例说明了这个问题，并且强调了灵活运用辨证要点的重要性。

课堂精华实录

我举一个例子，如果患者的主诉是胁肋部灼热疼痛，那么他再出现实热证的两三条，例如舌红、苔黄、脉弦数，我们就可以诊断为肝火炽盛证了。

再例如，患者的主诉是头目胀痛、口苦，那么再加上实热证里的任何两三条，我们也可以诊断是肝火炽盛。这就是辨证的灵活性。

我讲这些，是想告诉同学们在临床上要灵活运用。患者不可能按书本讲的去生病，书上写着的而患者可能没有，患者有的而书上可能没写。临床只有灵活运用，才能体现中医辨证论治的精神。

（五）肝阳上亢证

肝阳上亢证指肝肾阴亏，阴不制阳，阳亢于上，以眩晕耳鸣、头目胀痛、面红烦躁、腰膝酸软等上盛下虚症状为主要表现的证。辨证要点：头目胀痛、眩晕耳鸣、急躁易怒、腰膝酸软、头重脚轻等上盛下虚症状共见。

课堂精华实录

肝阳上亢证为多种因素造成的肝肾阴亏于下，肝阳亢扰于上的证。高血压患者的中医辨证，多数为肝阳上亢证。那同学们知道高血压患者在临床上比较多，所以，肝阳上亢证就成为常见的一个证，是大家学习的重点。

肝阳上亢证和肝火上炎证看上去差不多，一个是阳，一个是火，都属阳热。一个是亢，一个是炎，都是往上。看着相似，其实是有严格区别的。肝火上炎证是实热证，而肝阳上亢证的本质是肝肾阴亏，由于肝肾阴

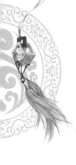
亏不能潜阳，导致阳气上浮。所以，肝阳上亢证的实质就是上盛而下虚的虚实夹杂证。虚是本，实是标。

肝阳上亢证的临床表现，头目胀痛，面红目赤，急躁易怒，失眠多梦这一组与肝火上炎相同，而有一组是肝阳上亢特有的，特别是腰膝酸软和头重脚轻这两个症状。刘老师重点分析两证的不同点。

课堂精华实录

我们前面分析过，肝火上炎出现头目胀痛，面红目赤，是因为火热上炎，而肝阳上亢出现这些症状是由于阳气浮越。肝火上炎出现急躁易怒，失眠多梦是由于火热扰乱神魂。肝阳上亢出现急躁易怒，失眠多梦是由于肝阳扰动神魂，从这个意义上讲两者差不多。

而头重脚轻这个症状可以说是肝阳上亢的特异性症状，只要具备了头重脚轻这个症状，就可以考虑是肝阳上亢。肝肾阴亏，腰膝失养就出现腰膝酸软。除此之外，眩晕是本证常见的一个主症，眩晕往往成为肝阳上亢证患者就诊的主诉。如果患者来看眩晕，同时又有头重脚轻，那肝阳上亢就可以确诊。

（六）肝风内动证

肝风内动证指以眩晕、抽搐、震颤、麻木等"动摇不定"的症状为主要表现的证。临床常见有热极生风、肝阳化风、阴虚动风、血虚生风四证。

1. 热极生风证

临床表现：高热神昏，谵语，颈项强直，四肢抽搐，角弓反张，牙关紧闭，舌质红绛，苔黄燥，脉弦数。

课堂精华实录

热极生风证，是由于热盛伤津，津液少了，筋脉失养了，出现了风动。

这么多症状，能不能找几个最关键的？完全可以。我觉得这里面必须有的几个症状。一个是高热，没有高热不称作热极。第二个就是四肢抽

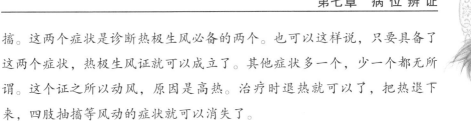

搐。这两个症状是诊断热极生风必备的两个。也可以这样说，只要具备了这两个症状，热极生风证就可以成立了。其他症状多一个，少一个都无所谓。这个证之所以动风，原因是高热。治疗时退热就可以了，把热退下来，四肢抽搐等风动的症状就可以消失了。

2. 肝阳化风证

临床表现：眩晕欲仆，头摇而痛，言语塞涩，手足震颤，肢体麻木，步履不正；或卒然昏倒，口眼歪斜，半身不遂，喉中痰鸣；舌红苔腻，脉弦。

课堂精华实录

肝阳化风证的诊断依据，就是平常有肝阳上亢，突然出现了风动的一些症状。肝阳上亢是病理基础，肝阳化风证是肝阳上亢发展的结果。所以，两者既有联系，又有区别。

其主要区别就是有没有动风的症状。动风症状又有轻重之分，仅头摇、手颤、步履不稳者为轻症；若出现半身不遂、口眼歪斜则为重症。无论轻症、重症，其形成机制是一致的，都是阴虚阳亢、阳亢化风而形成。所以，在治疗上，都是以滋阴潜阳息风为主要治法。

3. 阴虚动风证

临床表现：手足震颤或蠕动，眩晕耳鸣，两目干涩，视物模糊，五心烦热，潮热盗汗，舌红少苔，脉弦细数。

课堂精华实录

从字面上，我们看出来这个风是因为阴虚，是由于肝肾阴虚，主要是肝阴虚，筋脉失养。因为肝主筋，当肝阴不足的时候，筋脉失养，就出现了动的症状。所以，肝阴不足是本，动风是标。我们看得见的是动风，但是这个风的背后是阴虚。

我讲这个问题，是希望同学们通过现象看到本质，我们在处理阴虚动风证的时候要抓住阴虚这样一个本质。

阴虚动风证患者可以有手足颤动，也可以有手足蠕动，我在四诊时讲

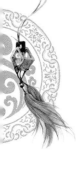
过这两个症状。光有这两个症状还不够，这两个症状必须和阴虚内热的症状并见，要有口渴、舌红、苔少、脉细数等。

蠕动和颤动这两个相比是以蠕动为主，所以这个证的辨证要点就是手足蠕动与阴虚证并见。另外，热病的后期，由于热盛伤津，可以出现阴虚动风。在卫气营血辨证、三焦辨证都有阴虚生风的病证。对这些病证的处理主要的办法就是滋阴，其次是清除余热，这样就可以纠正风动的现象。

4. 血虚生风证

临床表现：手足震颤，肌肉𥆥动，肢体麻木，头晕眼花，面色无华，爪甲不荣，舌淡苔白，脉细或弱。

课堂精华实录

血虚生风证，是肝血不足，筋脉失养所致。我们刚刚复习了肝主筋，肝阴、肝血养筋脉，所以肝血虚，筋脉会失养。这和阴虚生风证原理是类似的。

血虚生风证的表现，轻者肢体麻木，重者动风，出现颤动为主的症状。还可见肢体麻木不仁，古人就讲过麻木属于血虚、气虚比较多。

还有一组血虚的症状，同学们应该非常熟悉。其中有一个是爪甲不荣。具体表现是爪甲为淡白色，没有光泽，高低不平或比较脆弱。中医学认为肝藏血，血养甲，所以指甲的生理病理都要找肝。

所以，血虚生风的诊断要点就是动风的症状加上血虚的表现。

肝风内动证中4个风的鉴别，刘老师用下面的表格进行了总结。

肝风四证的鉴别

	病机	临床表现	
肝阳化风	肝肾阴虚，肝阳亢逆	眩晕、肢颤；半身不遂	上盛下虚
热极生风	热邪伤津，燔灼筋脉	手足抽搐，颈项强直	热盛症状
阴虚动风	肝阴亏虚，筋脉失养	手足震颤、蠕动	阴虚症状
血虚生风	肝血亏虚，筋脉失养	手足震颤、麻木，肌肉𥆥动	血虚症状

（七）寒滞肝脉证

寒滞肝脉证指寒邪侵袭，凝滞肝经，以少腹、前阴、巅顶冷痛及实寒症状为主要表现的证。辨证要点：少腹、前阴、巅顶冷痛与实寒症状共见。

寒滞肝脉证，寒是病因；肝脉就是肝的经脉，是病位；滞就是凝滞，是病机。所以，证名反映了病因、病位、病机这几方面的要素。

课堂精华实录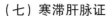

我们看一下概念，是寒邪侵袭，凝滞肝经所导致的证。寒滞肝脉证一般来讲都是外邪所致，就是感受了自然界的寒邪，所以，这个证属于实寒证的范畴。

第一个主症是少腹冷痛。小腹的两旁称作少腹，同学们应该记得，足厥阴肝经走少腹而不走小腹。少腹是肝经行走的部位，所以，这个证出现的是少腹痛。痛又是怎么个痛法呢？是冷痛！所谓的冷痛，就是发凉，喜欢温热，得温痛减，遇寒痛甚。因寒邪凝滞伤阳，所以出现冷痛。

第二个主症是阴器收缩。所谓的阴器收缩就是阴囊收缩，阴茎短缩，在女子就是外阴部往里收的一种感觉。为什么出现阴器收缩？这个更好理解，寒邪的特点是收引，寒邪侵犯人体以后使筋脉收引，就出现了筋脉拘挛、内收这些特点。

第三个症状是巅顶冷痛。巅顶冷痛要考虑两个问题。一是肝的经络到头顶，所以肝经有病则巅顶痛。另外，同样因为寒邪属阴伤阳，所以出现冷痛。

巅顶冷痛可以单独的出现，但是少腹冷痛与阴器收缩是并见的。三者的病机都是寒邪侵袭了肝经。寒滞肝脉证还有一组实寒症状，恶寒肢冷，面色苍白，舌苔白，脉沉紧或沉弦。

寒滞肝脉证在临床上不是很常见，一旦见到辨证也不困难。刚才讲过这个证的原因就是寒邪，那在治疗上我们就祛寒；病位在肝经，那我们就疏通肝经。遵循这样的原则，就可以处方用药了。中医有一个方子

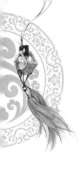

称作暖肝煎，听这个名字，暖和的暖，肝脏的肝，煎药的煎。这个方子就是治疗寒滞肝脉证的。还有一个天台乌药散，可以结合这两个方子进行治疗。

总结刘老师对肝病的讲解内容，肝病一共有 7 个证。肝病比较复杂，掌握起来也比较困难。刘老师强调，因为肝病在临床上非常多见，所以只有将肝病的辨证掌握好，将来在临床上才能运用这些理论去指导肝病的辨证。

（八）胆郁痰扰证

胆郁痰扰证指痰热内扰，胆气不宁，以胆怯易惊、心烦失眠及痰热症状为主要表现的证。辨证要点：胆怯易惊、心烦失眠与痰热症状共见。

课堂精华实录

胆郁痰扰证，病因是痰热，病位在胆，病机是胆主决断的功能失常，主要是由于情志不遂引起的。情志不遂，胆气郁结，气郁了又可以生痰化火，痰火影响了胆气的宁静而形成。

胆郁痰扰证的表现掌握一个要点，就是主诉往往是失眠，而特点是容易害怕，容易受惊。所以，易惊和失眠，是胆郁痰扰证的主症。胆郁痰扰证的患者舌苔是黄腻的，表明是有痰热。临床上有一个名方叫黄连温胆汤，就是治疗胆郁痰扰型失眠的。

课后思考

1. 肝的病变主要表现在哪些方面？其生理基础是什么？

2. 如何理解肝郁气滞、肝火炽盛、肝阳上亢三证的关系？

3. 胆病中的失眠与心病中失眠的比较。

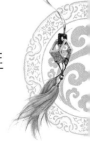

五、肾与膀胱病辨证

要点提示

注意结合肾与膀胱的生理功能及部位、官窍、经络等分析病理表现，需重点掌握的有：一是肾与膀胱病各证的概念、临床表现及辨证要点；二是注意肾阴虚证与肾精不足证等相似证的鉴别。

肾的生理功能有肾藏精、肾主水和肾主纳气，刘老师对此进行了重点分析。

课堂精华实录

肾藏精是说精藏于肾。肾主封藏，封藏的什么？封藏的是精。先天之精和后天之精都藏于肾，我们就称作肾精。如果是肾藏精不足，可以出现发育不良，不孕不育，月经病及牙齿、头发、骨骼方面的病；还可以出现阳痿、遗精、早泄等病症，所以，肾藏精这个功能影响到全身的多个方面。

肾主水。从这个"主"字可以看出，在水液代谢的过程中，肾是最主要的。肾主水是通过两方面去完成的。第一，肾主气化。通过肾的气化，将肺和脾排下来的浊水一分为二，清者保留继续利用，浊者下输于膀胱，变成尿液。第二，就是通过肾阳的作用，对脾主运化、肺主通调水道起到一个促进作用，间接影响到水液代谢。肾主水功能失常就表现在水液代谢方面的病变如水肿、小便短少、小便清长等。

肾主纳气。因为肾在下焦，肾主纳气是说肾将肺吸入的清气，摄纳到下焦。我们经常讲肺主气，肾纳气；肺为气之主，肾为气之根，肺和肾相互配合，完成呼吸的运动。肾主纳气的功能失常，主要表现在呼吸方面。患者会出现咳喘，而咳喘的特点是呼多吸少。

肾病常见证有肾阳虚、肾阴虚、肾精虚、肾气虚四方面。刘老师分

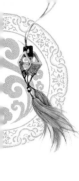
析，在五脏里面，有四个方面虚证的只有两个脏，一个是肾，一个是心。两者的不同：心病的虚证有心血虚，没有心精的概念，而肾病有肾精虚，没有肾血的概念。

（一）肾阳虚证

肾阳虚证指肾阳亏虚，机体失其温煦，以腰膝酸冷、性欲减退、夜尿多及阳虚症状为主要表现的证。辨证要点：腰膝酸冷、性欲减退、夜尿多与虚寒症状共见。

肾阳虚证在临床上很常见，中医疗效也比较好，刘老师强调这个证是我们学习的重点。

课堂精华实录

我在前面给大家讲过，阳和气的主要区别就在于阳具有温煦的功能。那么肾阳不足，必然就导致温煦失职，而且要比心阳不足、脾阳不足的影响广泛。这是为什么？因为肾阳是脏腑阳气的根本，肾阳能够温煦所有的脏腑。肾阳一旦虚衰可以影响到全身，甚至影响到五脏六腑发生疾病，所以在临床非常多见。

肾阳虚的形成原因较多。

首先久病可以导致肾阳虚。我们有一句话称作久病伤肾，也称作久病及肾。那么久病伤肾，伤的是什么？可以伤肾阳，伤肾阴，伤肾精，伤肾气。肾阳只是其中的一方面。例如腹泻日久、痢疾日久、水肿日久，这些病时间长了，都会损伤肾的阳气，而出现肾阳不足证。

第二是年纪大的人，肾阳逐渐衰退，出现肾阳虚证。

第三是先天不足，这一点也很重要。有的人生来肾阳就不足，所以就很容易出现肾阳虚证。

第四是后天耗伤过多，包括房劳、过劳等。这些因素使肾阳受到损伤导致了肾阳虚证。

肾阳虚的临床表现，刘老师分为定位症状和定性症状两部分，以主症定位，兼症定性。对于主症的分析，刘老师分三方面进行，分别是腰膝、生殖和二便的病症。

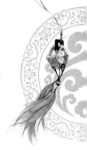

课堂精华实录

第一个主症是腰膝酸软冷痛。

首先，注意疼痛部位的理解，不要把膝单纯地理解为膝盖。这里的膝代表腿，所以腰膝疼痛，也可以称作腰腿疼痛。那么肾病为什么会出现腰膝疼痛？因为腰为肾之府，而且肾主骨，所以肾阳虚可以导致腰痛，也可以导致腿痛。

再来理解怎么个痛法？一个是酸痛，一个是冷痛。酸痛，也称作酸软而痛，酸和软是同一个意思，痛得不很厉害，可以忍受。这是肾虚腰痛的特点。肾阴虚，肾阳虚都是酸软而痛。冷痛，就是腰腿部发凉而痛，得热可缓解，遇冷就加重。肾阳虚就突出表现在这个"冷"字上，由肾阳亏虚，腰膝失温所致。

第二个主症是性功能和生殖功能的衰退。

男子可以出现阳痿、早泄、精冷。其中阳痿、早泄在前面已经做了讲解，这里解释一下什么是精冷？所谓的精冷，就是指精液清稀。这是肾阳虚衰，精室失温的缘故。

在女子可以出现性欲减退、宫寒不孕。什么称作宫寒？这个症状是代表小腹部、子宫发凉、怕冷、喜温热。这一组就是肾阳亏虚，生殖功能减退所导致的。

第三个方面表现在二便异常，有久泻、五更泻，小便频数、夜尿多。二便在中医理论里与五脏六腑都有关系，其中与肾的关系最密切，都是肾阳不足，固摄失职所导致的。

肾阳虚的主症很多，可以见于不同的病证中，那么见到多少条可以诊断？刘老师举例进行了分析。

课堂精华实录

需要给大家提示一下，今天讲的肾阳虚证，见于多种疾病，不论哪一个患者，都不可能会出现这所有的主症，只要具备其中的一两条就可以了。举个例子说明，如果患者的主症是腰膝酸软冷痛，具备这一条，再加

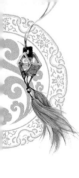

下面要讲的兼症其中的两三条，我们就可以诊断这个是肾阳虚证了。如果患者主诉是阳痿，兼有畏寒肢冷等，那就可以考虑是肾阳虚证。

肾阳虚的兼症也是虚寒的症状，除了我们熟悉的虚寒表现畏寒、肢冷、面色㿠白、舌淡胖嫩、脉沉迟无力之外，还要注意一些肾阳虚特有的表现。

首先注意肾阳虚的畏寒，可以是全身怕冷，也可以是腰部发凉，还可以是手足发凉，但以腰、膝、足发凉为主。另外，同学们看，阳虚的患者面色一般是㿠白的，但是肾阳虚的患者也可以出现黧黑。所谓的黧黑就是黄中见黑，黑黄并具。脉象方面，尺部这个脉特别的沉细，这是肾虚的一个特点。

肾阳虚证的辨证要点为生殖功能减退、腰膝酸冷痛、夜尿多等再加上阳虚的表现。最后，刘老师结合治疗再次强调，肾阳虚证在临床见于多种疾病。

课堂精华实录

肾阳虚证可见于多种疾病，如慢性腹泻、慢性痢疾、阳痿、不孕等。同是肾阳虚证，由于疾病不同，主症不同，用药也不相同。例如，有的药是治疗肾阳虚阳痿的，有的药是治疗肾阳虚腹泻的，有的药是治疗肾阳虚尿频的。这充分说明了论治的灵活性及其重要性。

（二）肾虚水泛证

肾虚水泛证指肾的阳气亏虚，气化无权，水液泛溢，以浮肿腰以下为甚、尿少及肾阳虚症状为主要表现的证。辨证要点：浮肿腰以下为甚、尿少与肾阳虚症状共见。

肾虚水泛证的根本原因就是肾阳不足。刘老师从肾虚水泛证和肾阳虚证的关系开始分析。

课堂精华实录

先给大家说明一个情况。从概念上看，肾虚水泛证的本质是肾阳亏虚。肾阳虚表现在水液代谢障碍，以水肿为主症的病证，就称作肾虚水泛证。肾阳虚引起腰痛、阳痿、腹泻等，就称为肾阳虚证。所以，肾阳虚证与肾虚水泛证的本质是一致的。可以这样理解，肾虚水泛证实际上也是肾阳虚证的一个部分，只是在强调水饮之邪较盛。因为肾阳虚的水肿在临床上非常多见，所以现在的教材就把它单列了。

肾虚水泛证的突出表现就是水肿和小便短少。就是刘老师在津液辨证中讲过的阴水。阴水具有下半身肿甚，按之没指的特点。刘老师结合治疗分析了水肿和小便短少的关系。

课堂精华实录 ✿✿✿✿✿✿✿

肾虚水泛的主症是水肿和小便短少。

先讲水肿，这是阴水。腰以下肿得厉害，用手去按一下，肌肤凹陷，不能随着手的抬起而恢复，我们称作按之没指。因肾阳不足，气化无力，水液就停留，溢于肌肤而形成了水肿。

再讲小便短少。小便短少的原因是因为水肿。由于津液停留变成了水肿，小便化源不足，导致了小便短少。水肿与小便常常并见。因此，我们治疗水肿的时候，最常用的法则就是利尿。小便通利了，尿量增多了，水肿就消退了。

肾虚水泛证还可以出现心悸气短、咳喘痰鸣的表现，都是肾虚水泛比较严重的病变。

为什么会出现心悸气短呢？这个问题不太好理解。从临床来看，这个症状往往是比水肿还严重。水饮内停影响到心的功能，特别是心阳的功能，就出现了心悸气短，这叫水气凌心。这里心悸气短的主要矛盾不在心而在肾，是肾阳不足。

再看咳喘痰鸣，这属于肺的病变，那么肾虚水泛为什么会出现这个症状？其实还是因为肾阳虚衰，水饮内停，影响到肺的宣降而引起的。这叫水寒射肺。最根本的原因还是肾阳不足。

肾虚水泛证还有一组阳虚的共有症状，包括畏寒肢冷、舌淡胖嫩、苔白滑、脉沉迟无力，以及不但能够定性，还能够定位的腰膝酸冷疼痛。最后，刘老师强调这个证仍然属于肾阳虚的一个分支。

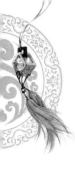
课堂精华实录

肾虚水泛证的诊断要点，第一水肿要有，第二要有虚寒表现，如果有腰膝酸痛，就更全面了。关于心悸气短，咳喘痰鸣，没有这两个症状，我们照样诊断肾虚水泛，一旦出现了比较明显的心悸气短，那我们可以换一个名字，诊断为心肾阳虚证。所以单纯的肾虚水泛证可以没有这两个症状，心悸、咳喘都可以没有。

讲到这个地方，同学们应该清楚了，肾虚水泛证是以水肿为主症，是以肾为主要病位，是以阳虚气化无力为主要病机。所以，这个证仍然属于肾阳虚，是肾阳虚的一部分。从治疗看也说明了这一点，肾虚水泛证最主要的一个原则就是温补肾阳，在温补肾阳的基础上去利尿。

（三）肾阴虚证

肾阴虚证指肾阴亏损，失于滋养，虚热内扰，以腰酸而痛、遗精、经少、头晕耳鸣及阴虚症状为主要表现的证。辨证要点：腰酸而痛、遗精、经少、头晕耳鸣与阴虚症状共见。

刘老师首先分析了肾阴虚证的成因。

课堂精华实录

肾阴亏虚，一方面机体得不到滋养，另一方面阴虚则内热，往往出现两方面的病理变化。大家知道有一个名方叫六味地黄丸，是治疗肾阴虚证的主方。在各个药店里都有，销售量也非常大。由此说明，肾阴虚证是比较多的。

分析一下肾阴虚证是怎么形成的。一是久病及肾，伤耗了肾阴；二是年老体弱；三是先天不足；四是过服温燥的药物。温燥的药物是伤津的，也是伤阴的。所以，中医在开方的时候首先要分清是寒证还是热证，是阴虚还是阳虚。然后，我们在用药的时候要搞清楚这个药，是寒性的？凉性的？还是热性的？温性的？这样才能符合辨证论治的精神。

肾阴虚的表现，涉及病症也较多。第一个主症就是腰膝酸软而痛，上一节课刘老师讲到腰为肾之府，肾主骨，肾阴亏虚，腰膝失养，所以出现

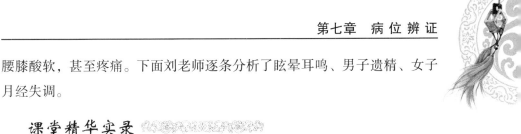

腰膝酸软，甚至疼痛。下面刘老师逐条分析了眩晕耳鸣、男子遗精、女子月经失调。

课堂精华实录

肾阴亏虚，脑、耳窍失养，患者可以出现眩晕、耳鸣的表现。但仅靠这一组症状很难确定是在肾还是在肝，因为肝病也可以出现。那怎么办？要结合其他症状全面分析，才能做出判断。

再看男子可以阳强易举、遗精、早泄。这一组症状，在临床上也很常见。肾阴虚证的本质属于阴虚，阴虚就阳亢。中医学认为阳主动，阳亢就好动，阳强易举就是好动的一种表现。为什么遗精、早泄？阴虚则内热，火热扰动了精室，也就是藏精的地方，所以这个精液就不固，就出现遗精或早泄。

在女子出现经少、经闭或崩漏。经少和经闭是指月经量少，甚至月经不来。崩漏恰恰相反，是来了不走，流血过多。所以这里要特别注意，同是肾阴虚，为什么会有闭经和崩漏这样完全相反的两个症状？病机有什么不同？下面我给大家讲一下。

首先讲为什么出现经少、闭经。肾阴亏虚了，经血就不足了，所以就出现了月经少，甚至是闭经。再看为什么会有崩漏？这是由于阴虚火旺，虚火迫使血液妄行，血液冲出脉络，就形成了崩漏。

最后一组就是我们非常熟悉的一组阴虚内热的表现，潮热、盗汗、颧红、五心烦热、舌红少苔、脉细数。最后刘老师强调了肾阴虚证的辨证要点。

课堂精华实录

肾阴虚证的辨证要点，一是腰膝酸痛，二是眩晕耳鸣，三是男子遗精，女子月经失调。当这些症状和虚热症状并见，就可以考虑是肾阴虚证了。

（四）肾精不足证

肾精不足证指肾精亏损，脑髓与骨髓失充，以小儿生长发育迟缓，成

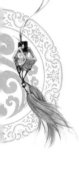

人生殖功能低下、早衰等为主要表现的证。辨证要点：小儿生长发育迟缓或成人生育功能低下、早衰。

课堂精华实录

肾精不足证的成因，一是先天不足，这是主要原因；二是后天失养；三是长期生病和过劳耗伤，都可以导致肾精不足。

肾精不足证在小儿和成人的表现不同。小儿表现为生长发育迟缓，而成人表现为生育功能低下以及早衰。

在小儿，肾精不足往往是先天性的，在小孩的表现就是生长发育迟缓，主要表现在两个方面，一是体格方面，二是智力方面。必须强调的是，患儿必须是与同龄的，同性别，甚至是同地区的，同种族的儿童相比较。

具体来讲，孩子个子比较矮，发育比较慢，囟门迟闭，一岁半的孩子囟门仍然不闭合。这个孩子智力比较低下，从说话和表情反映都能看出来。

古人对小儿的生长发育迟缓，概括为五迟、五软。五迟，指的是站立迟、行走迟、说话迟、头发和牙齿长得迟。五软，包括头软，就是囟门不闭合；手软，就是手的握力不行；口软，就是吸力不行；肉软，就是肌肉松弛；还有颈软，就是颈项软弱。

肾精不足证在成年人主要表现为生殖功能的衰退以及早衰。刘老师结合经典论述对具体表现进行了分析。

课堂精华实录

下面讲讲肾精不足在成年人的表现。

第一个方面表现在生殖功能的衰退。男子精少不育，女子经闭不孕。也就是不育和不孕，我们可以考虑是肾精不足。当然了，不孕和不育还可以见于肾阳虚和肾阴虚。

第二个方面的表现是早衰。人的衰老是一个必然过程，《黄帝内经》做了全面的概述。从七八岁开始，这一生的变化，包括生、长、壮、老、已5个阶段，都做了详细的论述。例如，正常情况下，女子是五七阳明脉衰，也就是说从35岁左右阳明脉开始衰；男子五八开始衰，这是一个规律。有的人可能稍晚一些，有的人可能稍早一些，如果患者提前出现了衰老，看上去与年龄不相符就称作早衰，表现有脱发、牙齿松动、健忘、恍惚、动作迟缓等。出现这些症状，说明肾精衰退。

肾精不足证和肾阴不足证都是机体失养而出现的一系列症状，而这两个证又有不同。所以，刘老师强调要注意掌握肾精不足和肾阴不足这两个证的鉴别。

课堂精华实录

肾精不足证和肾阴不足证，最关键的不同是有没有内热。肾阴虚证内热很明显，潮热盗汗，颧红，舌红少苔，脉细数，这些症状都很明显，一看就是阴虚内热。肾精虚这个证，没有内热的表现，也没有虚寒的表现。我们前面讲过了，肾阳虚必须具备阳虚的特点——寒；肾阴虚必须具备阴虚的特点——热；肾精虚的特点是——既没有寒也没有热。

（五）肾气不固证

肾气不固证指肾气亏虚，失于封藏、固摄，以腰膝酸软，小便、精液、经带、胎气不固及肾虚症状为主要表现的证。辨证要点：腰膝酸软，小便频数清长、滑精、滑胎、带下量多清稀与肾气虚症状共见。

前面学习过，气的固摄功能表现在多个方面，而肾气不固证是指肾气亏虚，失于固摄而出现的证。刘老师强调从固摄功能讲起。

课堂精华实录

肾气的固摄可以表现在哪些方面？我们一起回顾一下吧。

一是固摄精液，二是固摄大小便，三是固摄经带，四是固摄胎元。

从肾气固摄的生理，可以推出肾气不固的病理及临床表现。

精液不固的表现是滑精、早泄。中医把遗精分为两种，如果是白天精液不自主的流出，我们称作滑精。如果在睡中，在梦中精液射出，我们称作梦遗。梦遗属于阴虚，滑精属于气虚不固。早泄，可以发生在肾阴虚，

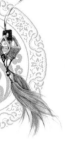

也可以发生在肾气不固，这个要根据其他兼症去判断是气虚还是阴虚。

小便不固的表现，有遗尿、尿频、尿失禁。这3个症状都是比较严重的病变，治疗起来都非常困难。因为肾气一旦不固，再让它恢复功能是比较困难的。

月经和带下不固，首先表现为月经过多，还可以表现为崩漏。崩漏有血热引起的，有瘀血引起的，有气虚不固引起的。气虚不固里又分为脾气虚不固和肾气虚不固两方面。而带下量多，有一个特点是清稀的。

如果胎元不固，轻者胎动不安，重者滑胎。连续的两三次以上流产，我们称作滑胎。这种情况下大部分患者都属于肾气不固。

肾气不固证还有一组临床表现，腰膝酸软和气虚兼症，刘老师把其作为兼症稍做分析之后，对肾气不固证进行了小结。

课堂精华实录

第一个兼症是腰膝酸软。因为是肾虚，所以腰膝酸软的出现率还是比较高的。出现腰膝酸软也是诊断肾病的一个依据，很重要。

第二组就是气虚的表现。气虚的表现大家也很熟悉，包括少气、乏力、自汗、懒言、舌淡、脉虚这些症状。当这些与肾气不固的主症并见，我们就可以考虑是肾气不固证。这个证诊断起来不困难，但是治疗起来不是很容易。

（六）肾不纳气证

肾不纳气证指肾气亏虚，纳气无权，以久病咳喘、呼多吸少、动则尤甚及肾气虚症状为主要表现的证。辨证要点：久病咳喘、呼多吸少、动则尤甚与肾气虚症状共见。

刘老师从肾主纳气的生理到病理逐步讲解。

课堂精华实录

前面我们复习了肾的生理功能，其中有一条是肾主纳气。所谓肾主纳气，就是肾将肺吸入的清气摄于下焦的功能。从这个角度看，肾主纳气和肺主吸气是互为前提。只有肺把自然界的清气吸进来，肾才能纳下去。同样，只有肾将清气纳入下焦，肺才能不断地把清气再吸进来。一吸一纳，相互配合，完成呼吸运动。

所以，在病理上肾不纳气与肺吸气的功能失常是密切相关的。一般来讲，先有肺的病变，主要是久咳久喘，长期的咳喘，不但伤肺气，也伤肾气，导致肾不纳气。所以，肾不纳气证的患者，并不是单纯的肾气虚，也有肺气虚，肺肾两虚。也可以这样说，肾不纳气证是在肺气虚的基础上形成的。这一点，从肾不纳气证的表现就能看出来。

肾不纳气证的表现主要有久病咳喘，呼多吸少，动则喘甚，自汗神疲，声音低微，易受邪感冒，舌淡，脉沉弱。刘老师深入分析了这些症状的病机，重点强调呼多吸少和动则喘甚的临床意义。

课堂精华实录

从这些症状可以看出，既有肾气虚，也有肺气虚。先从病程看，肾不纳气证不会突然出现，而是由于长期咳喘才形成的。长期咳喘，病位主要在肺，提示肺气虚。再看自汗神疲、声音低微、易受邪感冒这几个症状。特别是自汗、易感冒，充分说明肺气不足。因为肺主皮毛，自汗、易感冒都是肺气不足、皮毛不固所致。

在这些症状中，最有诊断意义的是呼多吸少和动则喘甚这两个症状。呼多吸少，就是患者纳气特别困难，气不接续，不能到达下焦，造成吸气的时间短，呼气的时间长这种状态。而且患者不敢活动，活动则喘息加重，甚则气息短促，痛苦不堪。这些都反映了肾气虚而不能纳气的病理，是诊断肾不纳气证的主要依据。如果没有这两条，那就不是肾不纳气证。

肾病辨证，概括起来看有肾阴虚、肾阳虚、肾精虚、肾气虚4个方面。这4个方面表现不同却又相互联系。在《中医基础理论》里我们学过了，气生于精，气又包括阴阳两个方面，所以关系非常密切。最后，刘老师对肾病进行了总结。

课堂精华实录

肾病辨证大家要注意下面几个问题。第一，肾病的证之间关系密切；

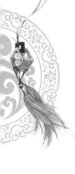

第二，肾是五脏六腑的根本，肾虚往往不是局部的症状，而是出现全身的一些症状；第三，其他脏腑的病变，时间一长，往往可以影响到肾，这就是我们讲的"久病及肾"；第四，肾病都有可能和先天不足有关。还有一个特点和年龄有关，年龄大一些就容易出现肾病。而且肾病都是虚证，治肾病都是以补肾为主。所以有"肾无实证"和"肾无泻法"之说。

（七）膀胱湿热证

膀胱湿热证指湿热侵袭，蕴结膀胱，以小便频急、灼涩疼痛及湿热症状为主要表现的证。辨证要点：尿频、尿急、尿道灼痛、尿短黄与湿热症状共见。

膀胱的主要功能为贮存和排泄尿液。但是，有些小便的病症往往还要从肾论治，刘老师首先对这个问题进行了分析。

课堂精华实录

膀胱是藏尿的，排尿的。但前面讲过的遗尿、尿失禁一些病症，我们不找膀胱，而是找肾。这是为什么？《黄帝内经》说得很明白，"膀胱者，州都之官，津液藏焉，气化则能出矣"。这句话是告诉我们膀胱虽然是藏尿的，排尿的，但是必须在肾的气化作用下才能排出来。也就是说膀胱的功能取决于肾的气化。所以，小便方面的病变，有一部分我们找膀胱，大部分还要找肾。这也是中医辨证以五脏为中心的体现。

一般来说，有这样一个规律，小便异常属于湿热的我们找膀胱，属于虚寒的，我们找肾。今天讲的膀胱湿热证就属于湿热的，是膀胱的病变。湿热大部分是外界的湿热侵犯到膀胱，也可以与饮食有关。

下面是刘老师对膀胱湿热证的主症和兼症进行了分析。

课堂精华实录

主症包括尿频、尿急、尿痛、尿灼热。尿频是小便的次数特别的多；尿急是急于排尿；尿痛是小便的时候尿道疼痛，而且有灼热的感觉。具备尿频、尿急、尿痛这3个症状，就可以考虑是膀胱湿热证了。如果单纯的尿频、尿急，没有痛和热的特点，那不一定是膀胱的病，也可能是肾气不固。

兼症方面。小便的颜色是黄的，可以是浑浊；湿热灼伤血络还可以尿中带血；还可以是带砂石的，这是湿热煎熬津液生成了结石；还可以有小腹部和腰部胀痛。

最后一组是发热、口渴、舌红、苔黄腻、脉滑数，说明体内存在着湿热的病变。其中舌苔黄腻，是最典型的湿热特征。

总结一下，膀胱湿热的诊断要点为：尿频、尿急、排尿有灼痛感，再加上湿热的任何一两条就可以诊断为膀胱湿热证。这个诊断起来很容易的，我们方剂学有一个名方八正散，是治疗膀胱湿热证疗效很好的方子。而这种患者又可以出现尿血、结石等表现，有或没有都不影响这个证的诊断。

课后思考

1. 肾的病变主要表现在哪些方面？其生理基础是什么？

2. 男女老幼不同肾精不足证表现有何差异？

3. 肾阴虚证、肾阳虚证、肾精不足证、肾气不固证四证中生殖功能异常有何不同？

六、脏腑兼病辨证

要点提示

脏腑兼病就是两个或者两个以上的脏腑的病证并见，注意结合脏腑之间的关系分析病理表现，需重点掌握的有：一是明确证候中的脏腑定位与定性；二是分清脏腑兼病中各脏腑之间的先后、因果、主次、并列等相互关系；三是注意相似证的鉴别。

临床上脏腑兼病比较多见，刘老师用整体观念对脏腑兼病的原因进行

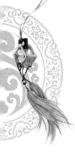
了分析，并再次强调了整体观念的重要性。

课堂精华实录

中医学认为人体是个有机的整体。脏腑之间的关系非常密切，在经络上相互络属，在生理上相互为用，在病理上又相互影响。所以，当一个脏腑有病的时候，可以引起其他脏腑的病变，这样就形成了脏腑兼病。最主要的一个理论就是整体观念。整体观念是中医学的指导思想，学习中医的生理和病理，还有诊断和治疗，都必须在整体观念的指导下去进行。

脏腑兼病辨证一共有 13 个证，刘老师对其进行了分类讲解。首先可以分为虚实两大类，虚证又分为气虚、血虚、阴虚、阳虚。而从虚实的多少来看，脏腑兼病主要为虚证。

（一）气虚类证

气虚类证包括心肺气虚证和脾肺气虚证。两个证都和肺有关，都有肺气虚的表现。为什么气虚类的证都和肺有关？刘老师从《黄帝内经》的有关论述开始，首先对这个问题进行了分析。

课堂精华实录

《素问·通评虚实论》说："气虚者，肺虚也。"这是因为肺主一身之气，因此，气虚就是以肺虚为主。肺气虚兼有心气虚的称作心肺气虚。肺气虚兼有脾气虚的称作肺脾气虚。

所以，我们把这两个证放在一块儿给大家讲解。这种教学方法称作归纳比较法。把类似的东西放在一起进行归纳，进行比较，找出它们的共同点，记住它们的不同点，这样我们学习起来就比较容易了。

心肺气虚证和脾肺气虚证，既有相同点也有不同点，相同点就是都有肺气虚的表现；不同点，前者有心气虚的主症，后者有脾气虚的主症。

板书如下：

$$\left.\begin{array}{l}\text{心肺气虚证}\\\text{脾肺气虚证}\end{array}\right\}\text{肺气虚表现}\left\{\begin{array}{l}\text{心悸，胸闷}\\\text{食少、便溏、腹胀}\end{array}\right.$$

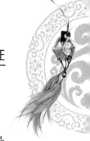

课堂精华实录

　　肺气虚证的表现我们在五脏的辨证里学过了，包括咳喘无力、吐痰稀白、神疲乏力、少气懒言、舌淡脉虚这些症状。心肺气虚证和肺脾气虚证，都会出现肺气虚证的这一组表现，这是他们的共同点。

　　我们再看看不同点。心肺气虚证，不但有肺气虚证的表现，还有心气虚证的主症，就是心悸、胸闷，以心悸最为重要；再看脾肺气虚证，除了肺气虚表现以外，一定要有脾气虚的主症，包括食少、便溏、腹胀等。那么，这些主症具备两三条，甚至是一两条就可以考虑是脾气虚了，那么脾气虚加上肺气虚不就是肺脾气虚吗？

（二）血虚类证

　　脏腑兼病的血虚类证只有一个证，心肝血虚证。刘老师在气血辨证中讲过，把血虚证表现分为3组：①头晕眼花，面、唇、睑、舌、爪甲淡白，脉细无力；②心悸失眠，多梦健忘；③肌体发麻，月经量少、色淡，或闭经，眼涩。其中①代表血虚类的共有症状，②代表心血虚，③代表肝血虚，那么①②③组合，就是心肝血虚证的临床表现了。这也是刘老师组合式教学法的应用典范。板书如下：

　　①+②+③＝心肝血虚证

（三）气血两虚类证

　　脏腑兼病里的气血两虚类证指的是心脾两虚证。这个证既有气虚，也有血虚，关系到心和脾两个脏。板书如下：

$$\boxed{\text{心血虚证}}+\boxed{\text{脾气虚证}}=\boxed{\text{心脾两虚证}}$$

课堂精华实录

　　现在要搞明白一个问题，就是气虚和血虚是在心还是在脾？也就是说是心气虚还是心血虚，是脾血虚还是脾气虚？这个证实际上是心血虚和脾气虚的组合，既有心血不足，又有脾气不足。这样两组症状并见就称作心脾两虚证。

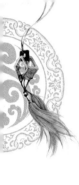

心血虚证和脾气虚证我们都刚复习过，不再重复了。心脾两虚证在临床上也非常多见，有的患者以失眠为主诉，同时伴有不能吃饭，腹胀或者是腹泻，那我可以诊断是心脾两虚证。有的患者是以不能吃饭为主症，伴有失眠、多梦、健忘，我们也可以诊断心脾两虚证。

患者来看病的主诉是不同的，有时候以脾的主症为主诉，有时候以心的主症为主诉。从临床这个角度来看，心脾两虚证，往往是以心血虚作为主症来看病的比较多。也就是说以失眠多梦、心悸，这一类的病症作为主诉来就诊的比较多。

（四）阴虚类证

阴虚类证有心肾不交证、肺肾阴虚证、肝肾阴虚证 3 个。其中心肾不交证也称作心肾阴虚证。这 3 个阴虚证，都有肾阴不足的表现。从这个意义上看，阴虚类的证是以肾阴虚作为基础的。刘老师首先分析了这一点。

课堂精华实录

这个道理也好理解。中医学认为，肾为五脏六腑之根，肾阴是五脏六腑之阴的根本。肺阴虚、肝阴虚、心阴虚都和肾阴虚有一定的联系，这取决于生理上的联系。那反过来说，肾阴虚也可以导致心阴虚，还可以导致肺阴虚，更可以导致肝阴虚，这样就形成了心肾阴虚、肺肾阴虚、肝肾阴虚这样的证。

这 3 个证都有肾阴虚的表现，肾阴虚的表现我们在肾病辨证学过，有腰膝酸软疼痛、梦遗、头晕耳鸣、潮热、盗汗、颧红、五心烦热、舌红少苔、脉细数。刘老师重点分析了这 3 个证的不同点。板书如下：

心肾不交证 ╲　　　　　　┌心烦，心悸，失眠，多梦
肺肾阴虚证 ├肾阴虚表现┤咳嗽痰少而黏，或痰中带血，或声音嘶哑
肝肾阴虚证 ╱　　　　　　└胁部隐痛，目涩

课堂精华实录

心肾不交证，应该有心阴虚的主症，包括心悸、失眠、多梦；肺肾阴

虚证，应该有咳嗽、痰少、痰黏等肺阴虚的主症；肝肾阴虚证，可以有胁部隐痛、目涩、容易生气等肝阴虚的主症。

（五）阳虚类

阳虚类包括心肾阳虚证和脾肾阳虚证。

1. 心肾阳虚证

临床表现：心悸怔忡，腰膝酸冷，肢体浮肿，小便不利，形寒肢冷，神疲乏力，精神萎靡或嗜睡，唇甲青紫，舌胖，淡黯或青紫，苔白滑，脉弱。

课堂精华实录

这组症状同学们看一下，哪些属于心阳虚？哪些属于肾阳虚？

心悸怔忡，就是心病的主症。

肢体浮肿，小便不利是肾病的主症。

唇甲青紫，淡黯或青紫是气血运行不畅的表现。

形寒肢冷，神疲乏力，精神萎靡或嗜睡，这都是阳虚的表现了。

我们诊断心肾阳虚的主症有两个，一是水肿，二是心悸。如果具备这两个主症，我们就可以考虑病变在心和肾。另外如果具备了畏寒肢冷这样的虚寒证，我们就可以确定心肾阳虚证。

2. 脾肾阳虚证

临床表现：腰膝、下腹冷痛，久泄久痢，或五更泄泻，完谷不化，便质清冷，或全身浮肿，小便不利，形寒肢冷，面色㿠白，舌淡胖，苔白滑，脉沉迟无力。

课堂精华实录

脾肾阳虚证的主症包括脾阳虚主症和肾阳虚主症两个方面。

脾阳虚的主症是泄泻、腹痛，脾阳虚泄泻的特点是久泻，完谷不化；脾阳虚的腹痛是冷痛，喜欢按，喜欢温。肾阳虚的主症在这里是水肿，腰膝冷痛。

具备了肾阳虚和脾阳虚的主症，我们就可以确定是脾肾的兼病，如果

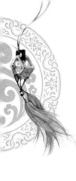

再加上一组形寒肢冷、面色㿠白、舌淡胖苔白滑、脉沉迟无力阳虚的表现，我们就可以诊断为脾肾阳虚证。

讲完阴虚类证和阳虚类证，刘老师用下图来说明肾中阴阳与五脏的关系。

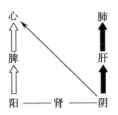

课堂精华实录

这个图是告诉大家，肾和五脏六腑的关系。肾中有肾阴和肾阳，肾阳能够温煦脾阳、心阳；肾阴可以滋养肝阴、肺阴。另外，肾阴还可以上济心火，称作心肾相交。

这个图还可以看出，肾阴虚关系到肝、肺和心。肾阳虚关系到脾和心。所以，阳虚有脾肾阳虚、心肾阳虚；阴虚里有肺肾阴虚、肝肾阴虚，还有心肾阴虚，就是这样来的。

（六）肝气类证

肝气类证，包括肝郁脾虚证、肝胃不和证、肝火犯肺证3个证。这3个证都和肝有关。

肝郁脾虚证⎫
肝胃不和证⎬肝郁（火）症状⎧食少，腹胀，便溏
肝火犯肺证⎭   ⎨脘胀痛，呃逆，嗳气，吞酸嘈杂
                    ⎩咳嗽，痰黄稠，甚则咳血

课堂精华实录

脾、胃、肺这几个脏腑最容易受到肝病的影响而发生病变。

肝郁脾虚、肝胃不和、肝火犯肺3个证都有肝病的症状。其中肝郁脾虚证和肝胃不和证，都有两胁胀痛、精神抑郁、善太息、脉弦等肝气郁结的表现。肝气、肝火犯肺证则有胁肋胀痛、烦躁易怒、脉弦数等肝火的

表现。

肝郁脾虚证，除了肝郁症状以外一定要有腹胀、食少、便溏等脾虚的症状。而最常见的肝郁脾虚证的主诉是"痛泻"，患者在情绪的影响下肚子痛，想上厕所，拉完肚子就好了，这就是痛泻，是肝郁脾虚证的特异性症状。

肝胃不和，必须有胃气不降的表现，包括胃脘胀痛、嗳气、恶心、呕吐等。这种患者的主诉往往是胃部的不适感。肝火犯肺必须要有咳嗽、吐黄痰等肺热的表现。

由此可见，这一组证的最根本的问题在肝，所以我们在治疗这组证时，就要解决肝失疏泄的问题。就是说使肝气条达，是治疗这些证的最关键问题。

在讲肝的病理特点时，刘老师总结为 5 个方面——郁、虚、亢、动、变。最后一个"变"字，包含两层含义，一是肝病证候之间常发生相互转化；二是肝病易侵袭他脏而发病。今天刘老师讲的这 3 个证，就属于第二种情况。刘老师强调这些证在临床上容易误诊，这就要求我们对病症进行全面的分析。

（七）肝胆湿热证

肝胆湿热证指湿热内蕴肝胆，肝胆疏泄失常，以身目发黄、胁肋胀痛及湿热症状为主要表现的证。主要病因：外感湿热；过食肥甘；湿浊内生，郁而化热。辨证要点：胁肋胀痛、身目发黄及湿热症状共见。

肝胆湿热证的病位，在一个脏和一个腑，而且这两者之间是互为表里关系。肝和胆关系很密切，在经络上相互络属，在生理上相互为用，在病理上相互影响。因为相表里的关系，肝有湿热，或者是胆有湿热都会影响到对方，所以我们往往统称肝胆湿热证。

课堂精华实录

肝胆湿热证的原因就是湿热，那我们首先要知道，这个湿热是哪里来的？第一是感受了自然界的湿热。第二是饮食引起的，过食肥甘容易产生

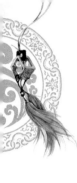

湿热。也可以是先产生湿浊，然后郁而化热，出现湿热。

肝胆湿热证的表现是比较多的，下面我们进行分析。

第一，胁肋胀痛。肝胆湿热为什么会胁肋胀痛？这要从湿的特性去考虑。大家知道，湿邪的特性是重浊黏腻的，湿邪侵犯人体就容易阻碍气机，气机郁滞不畅就出现胀痛。除了胀痛以外，这种患者往往有灼热的感觉，也就是热乎乎的感觉。这就和单纯的肝气郁滞有区别了。如果说胁肋胀痛没有热的感觉，那可能是肝气郁滞；如果说胁肋胀痛再有灼热的感觉，那就是肝胆湿热证。

第二，厌食油腻。这种患者厌食，主要不愿意吃油腻的食物，而且吃了以后容易恶心，呕吐，胀肚子。这组症状，是由于湿热导致肝胆失于疏泄，而影响到了脾胃的升降所致。

第三，黄疸。黄疸我们分两种，一种是阴黄，一种是阳黄。这里是阳黄，因为这个黄疸的样子是鲜明的，其病机是湿热蕴结，胆汁外溢。

第四，外阴症状。阴囊湿疹，外阴部瘙痒，带下黄稠。肝胆湿热为什么会出现前阴部的一些症状？这是因为肝的经络循行在前阴部，当湿热蕴结到肝经，就可以循着肝经往下，到达前阴部，形成这样一些症状，我们称之为肝经湿热下注。

最后一组，发热、口渴、小便短赤、舌红苔黄腻、脉弦数或滑数，都是湿热的表现。特别是小便短赤、舌红苔黄腻，这两个症状是湿热的主要特征。其中舌苔黄腻又是湿热最重要的特征。另外，我们看脉象，脉弦数或者是滑数。脉弦主肝病，脉数主热，脉滑主湿热。

总结一下，胁肋胀痛、厌食油腻、黄疸、外阴瘙痒、带下黄臭表现在肝胆或肝的经络，所以我们定位在肝胆；小便短赤、舌红苔黄腻这些湿热特征明显，所以我们定性为湿热；综合判断就称作肝胆湿热证。在方剂学有一个名方，称作龙胆泻肝汤。这个方子有三个作用，一是疏肝，二是清热，三是利湿，切合肝胆湿热证的病机，是治疗这个证的有效方剂。

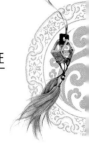

课后思考

1. 心肾不交证的发病机制及主要表现。

2. 肝胆湿热证与湿热蕴脾证如何辨别？

3. 肝肾阴虚证与肝阳上亢证如何辨别？

4. 脏腑辨证中可出现咯血的证候有哪些？

第二节　六　经　辨　证

六经辨证，是以太阳、阳明、少阳、太阴、少阴和厥阴共六经所系经络、脏腑的生理病理为基础，将外感病归纳为太阳病、阳明病、少阳病、太阴病、少阴病和厥阴病六类，用以指导临床的诊断和治疗的辨证方法。

课堂精华实录

首先同学们要知道，六经辨证是汉代的医学家张仲景创建的一种辨证方法。张仲景著了一本书《伤寒杂病论》。在这本书里张仲景把外感病划分为六大类，分别称作太阳病、阳明病、少阳病、太阴病、少阴病和厥阴病。划分这六大类的目的就是为了作为论治的依据。

张仲景根据这六大类病证，创造了六大类方剂。例如，太阳病有麻黄汤、桂枝汤；少阳病有柴胡汤；阳明病有大承气汤、白虎汤等。这样，张仲景就将外感病的辨证论治，形成了一套理论，并把这个理论写入了《伤寒论》。我们今天要学的主要是六经辨证的提纲。六经辨证的一些具体内容，特别是六经辨证的论治，我们这里并不讲。同学们如果感兴趣的话，可以尝试读一读《伤寒论》。

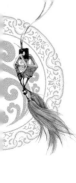
一、辨六经病证

要点提录

　　六经病证中既包括六经的病证，更包括脏腑的病证。其中三阳病证以六腑病变为基础；三阴病证以五脏病变为基础。需重点掌握太阳经证、太阳腑证、阳明经证、阳明腑证、少阳病证、太阴病证、少阴寒化证、少阴热化证、厥阴病证的临床表现及辨证要点。

（一）太阳病证

太阳主一身之表，太阳病证指外感病初期所表现的证。刘老师首先详细而通俗地讲解了基本概念。

课堂精华实录

　　太阳病证是一个什么样的概念，这是同学们首先应该明白的。太阳是指什么？太阳是指体表。那体表为什么称作太阳？在人体当中体表属阳，体表的阳气最多，所以称作太阳。

　　太阳病就是体表感受了外邪，也就是说外邪侵犯了体表而引起的病证，称作太阳病。这是六经病的第一阶段，也就是外感病的初期。这一阶段属于八纲中的表证。

　　太阳病分为太阳经证和太阳腑证。正邪抗争于肌表浅层所表现的证，为太阳经证；若太阳经证不愈，病邪循经入腑，成为太阳腑证。

　　1. 太阳经证

　　太阳经证指六淫之邪侵袭人体肌表，正邪相争，营卫失和所表现的证。太阳经证分两类，太阳中风证和太阳伤寒证。这两个证病位都是体表，但所感受的邪气不同，太阳中风证是感受了风邪为主，太阳伤寒证是感受了寒邪。

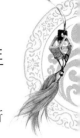

（1）太阳中风证

太阳中风证指以风邪为主的风寒之邪侵袭太阳经脉，致使卫强营弱所表现的证。临床表现：发热，恶风，头痛，自汗出，脉浮缓。或见鼻鸣、干呕。

课堂精华实录

讲到太阳中风证，首先要知道，这个中风和口眼歪斜、半身不遂的中风是不同的。这里的中风倒过来看，就是风邪中于体表。就是外感风邪、营卫失调、腠理疏松、卫外不固的病证，称为太阳中风证。

从这个概念我们可以看出来，太阳中风证的病因是风邪，病位在腠理皮毛，病机是营卫失调，腠理疏松，卫外不固。

下面分析一下太阳中风证的临床表现。

先分析发热。外邪袭表，正邪相争于体表，所以患者发热。中医学认为发热就是正邪斗争的一个结果，正邪斗争得越激烈，发热温度可能就越高。

再分析恶风。太阳中风证患者有一个特点就是怕风，一受风就感到不舒服，或者怕冷了。这种情况就说明腠理疏松了，汗孔开放了。

再分析自汗出。汗出，是太阳中风的特点。为什么这么说？因为，风为阳邪，其性开泄，能使腠理疏松，所以出汗。而寒邪凝滞，使汗孔闭塞，所以不出汗。

还有脉浮缓，这是营卫不和的一个表现。

另外，鼻鸣、干呕，这是影响到了肺胃之气的下降所引起的。临床上可以有，也可以没有，大部分患者不出现。

（2）太阳伤寒证

太阳伤寒证指以寒邪为主的风寒之邪侵袭太阳经脉，使卫阳被遏，营阴郁滞所表现的证。临床表现：恶寒，发热，头项强痛，肢体疼痛，无汗而喘，脉浮紧。

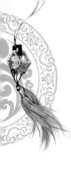
课堂精华实录

太阳伤寒，就是体表伤于寒。是以寒邪为主的病邪侵犯到体表使卫阳被束所导致的这样一组症状。下面我们来分析太阳伤寒的临床表现。

恶寒，因为感受邪气是寒邪，所以太阳伤寒证往往以恶寒为特点，有轻微的发热。为什么怕冷，就是外邪侵犯体表卫阳被郁，阳气郁遏，肌表失温，所以就怕冷。发热的病机刚才解释了，就是正气和邪气做斗争的结果。

头项强痛，就是邪气于体表，太阳经气不利所导致的。

不出汗，是这个证的一个特点，因为寒邪是凝滞收引的，所以寒邪侵犯体表不会引起出汗。

太阳伤寒和太阳中风最关键的区别，就是有没有汗出，有汗为太阳中风，无汗为太阳伤寒。

2. 太阳腑证

（1）太阳蓄水证

太阳蓄水证指太阳经证不解，邪气内传足太阳膀胱腑，邪与水结，膀胱气化失司，水液停蓄所表现的证。临床表现：发热，恶寒，小腹满，小便不利，口渴，或水入则吐，脉浮或浮数。

课堂精华实录

先讲一下蓄水证的形成。蓄水证是太阳病的变证，由太阳病发汗而形成。所以说，发汗是形成蓄水证的诱因，邪与水互结，水液排泄不利是主要病机。

再来分析一下蓄水证的症状。

先看主症。蓄水证的主症是小便不利。为什么？因为小便不利反映了本证的病机，只有出现小便不利，才说明邪与水结，水的排泄有问题。所以它是主症。

主症还有口渴，入水则吐。口渴，是因为邪与水结，水液输布障碍，津液不能上承于口所致。之前在问诊里讲过，不难理解。关键是口渴为什么又入水则吐呢？这是水液停蓄的表现，而且充分说明水液停蓄已达到外水不能再入的程度。

小腹满，说明病变在膀胱，邪与水结于膀胱，气机不利，就在小腹出现胀满的感觉。

发热，恶寒，脉浮，这是表证的症状。蓄水证形成，说明邪气入里与水相结，但表证并未完全解除，所以还有发热、恶寒、脉浮这些症状。不过这些症状只是轻微的，不是主要问题。

（2）太阳蓄血证

太阳蓄血证指太阳经证未解，邪热内传，邪热与瘀血互结于少腹所表现的证。临床表现：少腹急结或硬满，如狂或发狂，善忘，大便色黑如漆，小便自利，脉沉涩或沉结。

课堂精华实录

蓄血证的形成过程与蓄水证类似。是由于表证不解，太阳经的邪热，入于下焦，结于血分而形成。

下面我们来分析蓄血证的临床表现。

主症是小腹拘急或硬满。小腹拘急，就是患者觉得小肚子紧缩而痛。是热入下焦，与血相结的主要表现。若病情进一步发展，就会出现小腹硬满，而不仅仅是拘急了，这说明瘀血已经形成。

蓄血证还可以出现发狂，这也是热与血结的原因。也就是《黄帝内经》载有"血并于阴，气并于阳，故为惊狂"的缘故。

讲到小便自利，这里要展开讲一下。小便自利，是与小便不利相对的，就是小便通利，也就是小便正常。这个症状看上去没有什么意义，有没有都可以。其实不然，《伤寒论》关于蓄血证的论述共有4条，其中3条有小便自利。这是为什么？实际上张仲景是用它来做鉴别诊断的。下面我给大家进一步分析一下。

蓄水证和蓄血证都是太阳病腑证，都是太阳经之邪陷入下焦，与水或血相结，所以都有小腹满这个症状。那么，怎么辨别腹满是蓄水还是蓄血呢？张仲景的办法是以小便利与不利作为鉴别要点。如果小便不利，说明

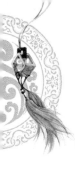

邪与水结，病在膀胱，是蓄水证；若小便自利，说明邪与血结，病不在膀胱，是蓄血证。

（二）阳明病证

阳明病证指外感病发展过程中，病邪内传阳明而致，多系阳热亢盛，胃肠燥热所表现的证。特点是阳热炽盛，属于实热证的范围，分为阳明经证和阳明腑证。

1. 阳明经证

阳明经证指邪热亢盛，充斥阳明之经，弥漫于全身，而肠中糟粕尚未结成燥屎所表现的证。临床表现：身大热，汗出，口渴引饮，或心烦躁扰，气粗似喘，面赤，苔黄燥，脉洪大。

课堂精华实录

阳明经证，就是热邪亢盛，没有影响到脏腑，没有出现大便干结，这时称作阳明经证。

阳明经证的主症，就是著名的四大症——大汗、大热、大渴、脉洪大，也就是我们经常说的白虎汤证。这种患者诊断起来非常容易。通过这四大症我们就可以肯定这种患者体内有阳热亢盛、耗伤津液的病理变化，就可以选用白虎汤为主方进行治疗。

2. 阳明腑证

阳明腑证指邪热内炽阳明之腑，并与肠中糟粕相搏，燥屎内结，阻滞肠道所表现的证。临床表现：日晡潮热，手足漐然汗出，腹满硬痛拒按，大便秘结不通，甚则谵语、狂乱、不得眠，舌苔黄厚干燥或起芒刺，甚至苔焦黑燥裂，脉沉迟而实，或滑数。

课堂精华实录

阳明腑证也称作阳明腑实证，这个证不但能影响到经，而且能影响到腑。阳明的腑就是胃和肠，所以这个证的病变部位主要在胃肠。病理变化主要是热和胃肠当中的食物、粪便相结合，形成了胃肠不通的病理变化。

阳明腑证的临床表现很好记，记几个主症就可以。第一个主症是大便不通，突然出现大便不通。第二个主症是腹痛拒按。大便不通和腹痛这两个症状是联系起来的，大便不通，不通则痛，所以腹痛是不通的一个结果。大便不通是主要矛盾，这是两个主症。第三个主症就是出现潮热，到下午3~5点钟左右，发热加剧，体温升高。这种情况我们就可以考虑是阳明病。

（三）少阳病证

少阳病证指邪犯少阳，正邪纷争，枢机不利，胆火内郁，经气不畅的表现。临床表现：寒热往来，口苦，咽干，目眩，胸胁苦满，默默不欲饮食，心烦喜呕，脉弦。

课堂精华实录

少阳病，就是病邪侵犯到少阳，也就是半表半里。既不在太阳，也不在阳明，那在少阳。既不在表也不在里，所以这个证，我们又称作半表半里证。

少阳病最典型的一个表现，是寒热往来。少阳病这个寒热往来是不定时的，一天当中有多次的寒热往来发生。为什么会寒热往来？邪气在半表半里，正气和邪气做斗争。阳气被邪气郁闭，患者就怕冷；阳气一旦通发出来患者就发热，所以一郁一通，一寒一热，这样就交替出现了。

胸胁苦满，就是患者以胸胁胀满为痛苦，这是少阳胆经经气不利的一个表现。

心烦喜呕、默默不欲饮食，是由于气机不利，影响到胃气下降的一个结果。

口苦、咽干、目眩，这一组是由于少阳被郁，郁而化火形成的。

脉弦，少阳病为什么出现弦脉？我在脉诊给同学们讲过，弦脉主要主肝胆病，肝胆病几乎都出现弦脉。胆为少阳之府，所以少阳病也是以弦脉作为一个主脉的。

（四）太阴病证

太阴病证指脾阳虚弱，邪从寒化，寒湿内生所表现的证。临床表现：腹满而吐，食不下，口不渴，自利，时腹自痛，四肢欠温，脉沉缓而弱。

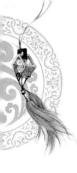

课堂精华实录

太阴病，主要是外感病影响到脾的一些病理变化，表现为脾虚有湿的，就称作太阴病。太阴病有几个主症，一个是腹满而吐，有时候肚子疼，不想吃饭，口不渴，腹泻，四肢不温，舌淡苔白腻，脉缓弱。这一组症状都是脾虚湿盛的症状。例如不能吃饭，拉肚子，这都是脾虚的典型表现；肚子胀满，舌苔白腻，口不渴，这一些都说明了体内有湿，所以脾湿加上脾虚就出现这些症状。

（五）少阴病证

少阴病证指伤寒六经病变的后期阶段出现心肾亏虚，全身性阴阳衰惫所表现的证。病邪从阴化寒为少阴寒化证，从阳化热为少阴热化证。

1. 少阴寒化证

少阴寒化证指病邪深入少阴，心肾阳气虚衰，从阴化寒，阴寒独盛的表现。临床表现：无热恶寒，但欲寐，四肢厥冷，下利清谷，呕不能食，或食入即吐，脉微，或身热反不恶寒，甚则面赤。

课堂精华实录

大家知道，在五脏里一个是手少阴心经，一个是足少阴肾经，所以少阴病，主要影响到心、肾两个脏。所谓的少阴寒化证就是心肾阳虚，心肾的阳气受损，阳虚产生了寒象就称作少阴寒化证。特点是怕冷，阳虚就怕冷。但是，最具有特点的是"脉微细，但欲寐"。"但欲寐"就是我们四诊讲过的嗜睡，患者光想睡觉，没有精神，脉象很微弱，很细小。这是少阴寒化证的特点，具备这两条就可以诊断。除此之外还有一些肾阳虚的表现，例如怕冷、拉肚子等。

2. 少阴热化证

少阴热化证指病邪深入少阴，心肾阴虚，从阳化热所表现的虚弱证。临床表现：心烦不得眠，口燥咽干，或咽痛，舌尖红少苔，脉细数。

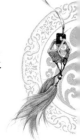

课堂精华实录

少阴热化证和少阴寒化证性质不同，性质相反。少阴寒化证是阳虚内寒，少阴热化证是阴虚内热。在疾病的过程当中消耗了心肾的阴液，心肾的阴液不足，阳热亢盛，这称作少阴热化证。患者心烦不得卧，这里的不得卧就是失眠。这种患者以心烦失眠作为主症，而口燥咽干，舌红脉细数，这一组症状都是阴虚阳亢的表现。所以在外感病过程中，只要出现了以心烦、失眠为主症，兼有阴虚内热症状，就考虑是少阴热化证。

（六）厥阴病证

厥阴病证指疾病发展传变到较后阶段，所出现的阴阳对峙、寒热交错、厥热胜复等表现的证。临床表现：消渴，气上撞心，心中疼热，饥而不欲食，食则吐蛔。

课堂精华实录

我们首先复习一下厥阴脏腑有哪些，第一个是手厥阴心包经，第二是足厥阴肝经，所以厥阴病主要影响两个脏腑，一个是心包，一个是肝。厥阴病是伤寒病发展到后期，出现的比较复杂的病理变化。所谓的复杂就是既有寒，也有热，寒热错杂的这么一种病变。那么，寒热错杂表现在哪些方面？主要表现在上热下寒，就是人体的上半部属于热，下半部属于寒。

那我们怎么知道是上热下寒？这要通过患者的临床表现来确定。

第一是消渴。这里的消渴不是指糖尿病，是患者口渴，喝水比较多。

第二是气上撞心。就是有一股气从人体的下腹部或者是腹部往上撞，这是一股什么气？这是肝气上逆，肝气上冲引起的这么一种感觉。

第三是心中疼热。这个症状反映的是病位在心包，病性是热。心包有热，所以又痛又热。这是上热的一个特点。

第四是饥不欲食。这种患者有饥饿感，但是他又不想吃饭，我们在胃阴虚那里讲过，就是胃阴不足可以有这种症状。今天我们在这里又讲到了，这和前面讲过的胃阴虚证的饥不欲食，机制不相同。胃阴虚出现饥不欲食是由于胃阴不足，虚热内扰。在这个地方出现是由于有热则饥，有寒

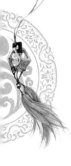
就不想吃饭，这是上热下寒的一个结果。

还有一条是食则吐蛔。所谓食则吐蛔，就是患者本来不想吃饭，一旦吃饭可能蛔虫要吐出来。这种症状出现的几率比较小，第一他必须要有这种病机，第二患者的体内必须有蛔虫。蛔虫在哪里？蛔虫在肠道，那平常为什么吐不出来？因为必须具备这个病，再具备肠道存在蛔虫，这两个相结合才有可能见到这个症状。

课后思考

1. 六经辨证的临床意义？
2. 比较说明三阳病的主要脉症与病机。
3. 比较说明三阴病的主要脉症与病机。

二、六经病证的传变

要点提示

六经病证遁着一定的趋向发展，在一定的条件下发生转变，谓之传变。主要掌握六经病证传变中的传经、直中、合病、并病四种方式的基本概念。

课堂精华实录

张仲景把外感病分为六个阶段，分别称作太阳病、少阳病、阳明病、太阴病、少阴病还有厥阴病。而这六个方面的病变是动态的，不是一成不变的。也就是说病邪侵犯到太阳，称作太阳病，那么太阳病要传到哪里去？可以传到阳明。阳明传到哪里去？所以这个动态的过程我们要掌握。掌握了这个动态的过程，我们对外感病的传变，对六经病传变就做到了心中有数，这样，我们就处于主动的地位，对于预测和控制疾病的发展是很有益的。

（一）传经

病邪从外侵入，由表及里，或正气来复，由里出表，由某一经病证转变为另一经病证，称为传经。

课堂精华实录

传经，病邪由一经转变为另一经就称作传经。同学们特别注意转变这两个字。举一个例子，太阳病转变为阳明病，那太阳病是否还存在？不存在了，因为这里是转变，所以不存在了。那么怎么往里传的，一般来讲，太阳病传给阳明病，继续按照少阳病、太阴病、少阴病、厥阴病这样依次相传称作循经传。还有一种就是隔一经或者隔两经称作越经传。例如太阳病传到太阴，太阳病隔着少阳和阳明传到太阴，这称作越经传。还有的是表里相传，例如太阳病传到少阴。大家知道，肾和膀胱相表里，肾的经络称作足少阴肾经，膀胱的经络足太阳膀胱经，所以太阳传到少阴这称作表里相传。

(二) 直中
凡外感病邪不从阳经传入，而直接侵袭阴经者，称之直中。

课堂精华实录

所谓的直中就是伤寒病外邪直接侵犯到三阴，就是伤寒这个邪气在三阳没有留下，不发生太阳病，也不发生少阳病，也不发生阳明病，直接得三阴病，这种情况称作直中。为什么会直中？第一邪气太盛，第二人体太虚，所以邪气直接达到三阴。

(三) 合病
凡疾病发病之初，两经或三经的病证同时出现，称之为合病。

课堂精华实录

合病，就是六经病不经过传变，两经或三经病同时出现。同学们特别注意"同时出现"这几个字，也就是说发病没有先后之分。举一个例子，如果患者出现了发热，恶寒，头身疼痛，那大家想这个病在哪里？对，病在太阳，那如果患者同时又出现了口渴心烦，病就在阳明，这就是太阳和阳明合病。

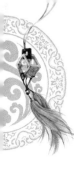

（四）并病

疾病凡一经之证未罢，又出现另一经病证，两经病证合并出现，称为并病。

课堂精华实录

最后一个是并病，就是一经病没有治好，又出现另一经的病，这称作并病。例如，昨天是太阳病，今天又出现了阳明病，太阳病没有愈，又出现了阳明病，太阳病与阳明病并存，这种情况就称作并病。

课后思考

1. 如何理解六经病证的传经次序？
2. 太阳中风与太阳伤寒的病机有何区别？

第三节　卫气营血辨证

卫气营血辨证，是清代医家叶天士创立的一种论治外感温热病的辨证方法。温热病是一类由外感温热病邪所引起的热象偏重，并具有一定的季节性和传染性的外感疾病。卫气营血辨证是在六经辨证基础上发展起来的，是外感温热病的辨证纲领。

要点提示

卫气营血辨证把外感病由表入里、由轻到重分为四个阶段，分别为卫分证、气分证、营分证、血分证。主要掌握卫分证、气分证、营分证、血分证的临床表现及传变规律。

课堂精华实录

卫气营血辨证就是把外感热病分为四个阶段，或者说分为四大类型，然后进行论治，是叶天士在温病方面的巨大贡献。这种辨证方法，到目前为止仍然是临床上常用的外感热病的辨证方法。

叶天士曾经这样说："温邪上受，首先犯肺，逆传心包，肺主气属卫，心主血属营""大凡看法，卫之后方言气，营之后方言血"。这段话的意思是告诉大家，温病首先犯肺，先得卫分证，然后再得气分证，再然后可以得营分证，营分证之后是血分证，他大体指出了外感热病的传变规律。

下面我们看一下卫气营血和脏腑的关系，学习这一部分，有助于我们分析卫气营血四个证的病理变化。卫分证主要主表，外邪侵犯在肺和皮毛，叶天士称作卫分证。气分证主里，病在肺、在胸膈、在胃、在肠、在胆等这些脏腑的称作气分证。气分证的病位比较多，在肺的称作气分证，在胸膈，在胃、肠、胆的都可以称作气分证。营分证，病位在心和包络。血分证，是病位在心、在肝、在肾这样的规律。

一、辨卫气营血证

（一）卫分证

卫分证常见于外感热病的初期，是温热病邪侵袭肌表，卫气功能失常所表现的证。临床表现：发热，微恶风寒，头痛，口干微渴，舌边尖红，苔薄黄，脉浮数。或伴有咳嗽，咽喉肿痛。

因肺能敷布卫气达于周身体表，外与皮毛相合，主一身之表，且肺位最高，与口鼻相通，因而卫分证属表，病位浅。

课堂精华实录

张仲景把外感病的初期称作太阳病，主要指的是风寒所致的外感病。叶天士的卫分证是温热病邪，侵犯在肺卫，这里的肺卫包括体表、腠理、皮毛。这个证是温病过程中最初的阶段，病情是最轻的。所以，太阳病和卫分证虽病变部位都在体表，但由于感受的邪气不同，两者的性质就不同。

卫分证的表现就是以感冒的症状为主，就是我们平常说的以风热感冒的症状为主。大家看一下，本证发热与恶寒都有，但以发热为主。微恶风寒，就是怕风寒的这种感觉比较小。咳嗽说明了肺气不能宣发。咽喉肿痛

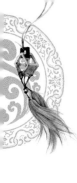

的患者感受的邪气，主要是热邪。口干微渴，说明感受的外邪是热，热邪伤津。舌边尖红，红主热，但是这个热又在体表，所以红是在舌尖、舌边，所以出现脉浮数。脉浮数，脉浮主表，脉数主热，从脉症分析这个证是一个表热证。

（二）气分证

气分证是温热病邪内传脏腑，正盛邪炽，阳热亢盛的里实热证。临床表现：发热（不恶寒，反恶热），汗出，口渴，尿黄，舌红苔黄，脉数有力。或见咳喘，胸痛，咳痰黄稠；或见心烦懊憹，坐卧不安；或见日晡潮热，便秘腹胀，痛而拒按，甚或谵语狂乱，苔黄干燥甚则起刺，脉沉实；或见口苦咽干，胸胁满痛，心烦，干呕，脉弦数。

气分证病变比较广泛，刘老师强调病邪侵犯到肺、胃、胸膈、肠、胆这些部位所出现的症状是不相同的。

课堂精华实录

气分证和卫分证相比，邪气已经入里了，所以称作里证。病理变化是阳热亢盛，正气不衰，正邪斗争剧烈所表现的实热证。共同的症状就是发热，汗出，口渴，尿黄，舌红苔黄，脉数有力。这一组就是我们在八纲里讲过的实热证。由于邪热侵犯的部位不同，气分证的表现也有多种。

第一种是热邪犯肺。这种患者的主症是咳喘，胸痛，吐黄稠的痰。临床上常见的就是肺炎，中医称为肺热证。

第二种是热扰胸膈。出现心烦，坐立不安，这一组症状是热扰了心神，心神不安而致。

第三种是热结肠胃。热邪侵犯到胃肠，热与肠胃的粪便、宿食相结合。出现大便干结，腹满痛，潮热。这一组症状很熟悉了，实际上就是阳明腑实证，在卫气营血辨证当中，称作气分证。同样的症状，证名不同而已。

第四种是邪结肝经。这种患者就出现口苦，胁痛，干呕，心烦，脉弦数。我们在四诊里学过了，口苦主热，特别是主肝胆有热；胁痛主肝胆的病。这说明病位在肝胆，而脉弦主肝胆病，脉数主热。

这个病的诊断要点是实热证的特征必须要具备,进一步再结合脏腑的主症诊断气分证是在哪一个脏腑。例如,咳喘为气分证在肺;大便干结,为气分证在肠胃;有胁痛为气分证在肝胆。

（三）营分证

营分证为温热病邪深入阴血,导致动血、动风、耗阴所表现的一类证。病位多在心与心包络,是病情深重阶段。临床表现:营热阴伤者,症见身热夜甚,口干而不甚渴饮,心烦不寐,甚则神昏谵语,或见斑疹隐隐,舌质红绛,脉象细数。

课堂精华实录

营分证,比气分证更加严重了,是在卫气营血病变过程当中比较重的证。下面分析临床表现。

第一个特点是身热夜甚。这个症状是和气分证相比而言,气分证是大热,白天夜间都是大热。一旦到了营分证,这个热是晚上热得比较明显,白天相对较轻。

第二个特点是口渴不甚。这也是比较而言的,与气分证的大渴引饮相比,营分证的口渴就不那么明显了。

除了这些以外,可以出现斑疹隐隐,就是皮下出血。但是皮下出血不够典型,可以隐隐约约地见到。

舌象的特点,是由红转为绛。营分证的舌质发生了明显改变,是由红向绛的方向发展了,呈现红绛舌,这说明了病邪由气分转入营分。

脉象的特点,是由洪大转为细脉。细脉在气分证里是不可能见到的。脉细主虚,主什么虚？在这里主阴虚,说明了营阴不足已成为这个证的主要矛盾。所以,这是叶天士辨别营分证的主要依据之一。

（四）血分证

血分证指温热病邪深入阴血,导致动血、动风、耗阴所表现的证。血分证是温热病发展过程中最为深重的阶段。刘老师主要讲解的是血分实热证。临床表现:身热夜甚,躁扰不宁,甚者神昏谵狂,舌质深绛,脉弦数;或见斑疹显露、色紫黑,或吐血、衄血、便血、尿血;或见四肢抽

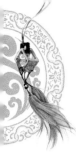
搐，颈项强直，角弓反张，两目上视，牙关紧闭。

课堂精华实录

血分证，在卫气营血辨证的过程当中，是最严重的一个阶段。我们分析一下病理变化。第一动血，就是导致了出血；第二动风，出现了热极生风；第三耗阴，出现了细脉。血分证伤阴，营分证也伤阴，气分证也伤阴，这是温热病各阶段都具有的一个特点。所以，血分证最具有代表性的病理变化，就是动血和动风。

血分证的病理特点是，动风和动血，而其他的与营分证是基本一致的。所以临床表现首先具备了营分证的一些症状，例如身热夜甚，口渴不甚，等。不同的是，在营分证的基础上，又出现了出血和动风的这些表现。

血分证的出血可以表现在多个方面。例如皮下出血，我们前面刚刚学过了，营分证的出血是斑疹隐隐，就是隐隐约约地出现一些出血点。到了血分证，那出血点就非常的典型了，明显的皮下出血，还有一些其他出血也都可以出现。

血分证可以出现四肢抽搐，角弓反张，两眼上视，这是热极生风的表现。

血分证的舌象也有了变化，由红绛变为深绛，说明病邪由营分进入血分。

总结一下温病过程中舌象的变化。病在卫分，舌尖红，舌苔薄黄；到了气分，整个舌质变红，舌苔更黄了；一旦到了营分，舌质由红向绛这个方向发展，或者是已经发展为绛，或者是红和绛兼有；深入到了血分，舌质就由红绛变为深绛。舌象的变化对温病的辨证和论治都有重要意义。

二、卫气营血证的传变

卫气营血证的传变规律，第一个是顺传，顺传说的是从卫分证开始，然后传到气分，然后传到营分，然后再传到血分，按照卫、气、营、血的顺序传变。

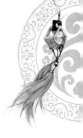

如果不按照此顺序传变，从卫分证直接传到营分证，或者是血分证，称作逆传。这种情况说明邪气较甚，正气较虚，病情比较严重。

课后思考

1. 卫气营血四证的证候特证有哪些？

2. 卫分证与气分证有何不同？

3. 营分证与血分证有何不同？

4. 卫气营血辨证与六经辨证有何关系？

第四节 三 焦 辨 证

三焦辨证是清代著名医家吴鞠通创立的一种诊治温热病的辨证方法，是在阐述三焦所属脏腑病理变化及其临床表现的基础上，将外感温热病分别纳入上焦病证、中焦病证、下焦病证，由此阐明温病初、中、末三个不同阶段的病理变化、临床表现、证候特点及其传变规律。

要点提示

上焦病证包括手太阴肺和手厥阴心包的证，手太阴肺经证为初起，病情轻浅。手厥阴心包经证为肺经温热邪气内陷心包之证。中焦病证包括足阳明胃、足太阴脾及手阳明大肠的病变，为温病中期阶段，病情较重。足阳明胃主燥，易从燥化，多为里热燥实证；足太阴脾主湿，易从湿化，多为湿温病证。下焦病证包括足少阴肾和足厥阴肝的病变，属温病末期阶段，多表现为肝肾阴虚之证，病情深重。

课堂精华实录

吴鞠通著了一本书《温病条辨》，专门论述温热病的论治。他把外感热病划分为三大类，即上焦病证、中焦病证和下焦病证。也就是说吴鞠通

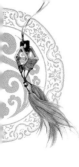

把外感热病划分为上、中、下三焦病证，作为论治的依据，这就创立了三焦辨证。

同样都是外感热病，吴鞠通和叶天士辨证的理论不同，辨证的方法也不同，所形成的证也不一样。这是从不同的角度去认识，用不同的辨证方法去辨证的结果。我们在临床运用的时候可以相互的参考，取长补短。

一、辨三焦病证

（一）上焦病证

上焦病证指温热病邪侵袭手太阴肺和手厥阴心包所表现的证。临床表现：发热，微恶风寒，微汗出，头痛，咳嗽，鼻塞，口渴，舌边尖红，脉浮数；或但热不寒，多汗，烦躁口渴，咳嗽，气喘，苔黄，脉数；甚则高热神昏，谵语，舌謇，肢厥，舌质红绛。

课堂精华实录

我们在《中医基础理论》学过，中医把人体分为上、中、下三焦。上焦指的是什么？上焦指的是肺与心包。看这些症状发热、汗出、口渴、舌红、脉数都是外感病的特征。如果发热，有怕冷，舌尖红，而不是整个舌头红，脉是浮的，这说明病证在体表，在肺卫这样一个病位。如果出现发热不怕冷，患者气喘、舌苔黄、脉数这种情况，那么我们一看就知道也是个热病，但不在体表，在肺，这是肺热。

同学们可以想一下，我刚才讲到的一个气分证，讲到的肺热，叶天士在卫气营血辨证里把它定位在气分证，而吴鞠通把这个肺热定位在上焦病证。可见，同是一个肺热，吴鞠通称作上焦病证，叶天士称作气分证，这就是理论和方法的不同，结果就不同。然后如果这种患者出现高热、神昏、谵语、舌质红，这是热到了心包，也是上焦病。

（二）中焦病证

中焦病证指温热之邪侵犯中焦脾胃，从燥化或从湿化所表现的证。临床表现：身热气粗，面红目赤，腹满便秘，渴欲冷饮，口干咽干，唇裂舌焦，小便短赤，大便干结，苔黄燥或焦黑，甚则神昏谵语，脉沉实有力；

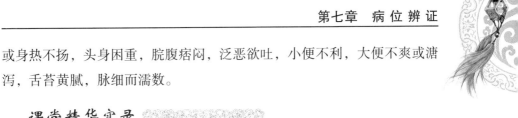

或身热不扬，头身困重，脘腹痞闷，泛恶欲吐，小便不利，大便不爽或溏泻，舌苔黄腻，脉细而濡数。

课堂精华实录

脾胃属中焦的部位，热邪侵犯到中焦脾胃，就称作中焦病证。大家知道脾属于湿，胃属于燥，这个证可以出现两种不同的病理变化，侵犯到脾可以出现湿，侵犯到胃可以出现燥。

先看阳明燥热的表现，患者发热、面赤、大便干、口渴、舌苔黄燥等。

再看湿热蕴脾的表现，主要有身热不扬、头身困重、胸闷、大便黏、舌苔黄腻等。

可见，中焦病证包括两个性质不同的病证，一个是阳明燥热，一个是太阴湿热。一个燥，一个湿，性质相反。这时因为脾胃是两个性质相反的脏腑所决定的。脾为太阴，邪从湿化；胃为阳明，邪从燥化。所以，病邪侵犯到中焦，可以出现两个不同的病证。

（三）下焦病证

下焦病证指温热之邪犯及下焦，以劫夺肝肾之阴为主所表现的证。临床表现：身热，手足心热甚于手足背，颧红，口舌干燥，神倦，耳聋，舌红少苔，脉虚大；或见手足蠕动，或瘛疭，心中憺憺大动，神倦，脉虚，舌绛苔少，甚或时时欲脱。

课堂精华实录

下焦是肝肾的部位，中医把肝肾划分为下焦。当外感热邪侵犯到肝肾，出现肝肾的病证的时候，吴鞠通就称作下焦病证。

首先，颧红，手足心发热，口干咽燥，舌红少苔这些都是阴虚的特点。

第二，有一些动的表现。那我们说，如果出现手足蠕动，这个风动的症状肯定和肝有关系，这个理论我在前面讲过。

第三，下焦的病证属于温病的后期，邪气未净，阴液亏虚，就是属于

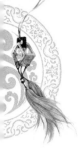
邪气还没有完全地去掉，正气已经亏虚了的状态。所以，这种患者身体比较虚弱，你看可以出现神疲、脉虚、舌绛、苔少这样的一些虚的表现，这就是下焦的病证。

二、三焦病证的传变

三焦病的传变取决于病邪的轻重和机体正气的强弱。

课堂精华实录

第一个是顺传，刚刚给同学们讲了卫气营血病的顺传，三焦病证的顺传怎么个传法？一般的规律是先由上焦开始传到中焦，再由中焦传到下焦，就是上、中、下这个顺序传下来，这称作顺传。这表示疾病是由浅入深，标志着病情由轻加重。

第二个是逆传，是说病邪从肺卫一下子传到心包，说明病邪比较盛，病情危重。这种情况下就是热邪太盛，正气抵挡不了，直接达到心包了。患者出现神昏等这样的病症。

刘老师把六经辨证、卫气营血辨证和三焦辨证，给大家做了简单的介绍。这三种辨证方法，不属于《中医诊断学》学习的重点，所以刘老师讲的速度比较快，讲的也都是提纲性的内容，只是让大家做一个大概的了解。如果要进一步地学习这三种辨证方法，我们需要深入学习《伤寒论》和《温病学》两门课程。

最后，刘老师谈了自己的教学感受，并寄语学生要多读书、多思考、多临床。

课堂精华实录

同学们，我的授课即将结束，在这段教学的日子里，我感受到了教与学的快乐，特别是看到你们更加热爱中医，更加愿意学习中医，而且更加懂得怎样学习中医，我倍感欣慰。下面给大家讲最后一个问题。许多同学问我学中医的诀窍是什么？我认为，多读书、多思考、多临床，是学中医的必由之路。其中，多读书是获取知识的主要途径。学习中医要读的书很多，教材要读，经典要读，历代医家的医论医案要读，中医现代研究进展文献也要读。"学而不思则罔"，多思考就是在多读书的基础上，发现问题进而运用中医的思维方法思考问题，只有多思考，才能把书读活，只有把书读活了，临床才能灵活运用。中医的理论源于临床实践，学习中医的目的就是给患者看病，所以学中医不能脱离临床。只有多临床，才能积累经验，才能不断提高诊疗水平。好啦，就到这里吧。祝同学们学业成功！

课后思考

1. 如何理解三焦传变特点？
2. 比较三焦辨证与卫气营血辨证的异同。